内科疾病诊治与公共卫生管理

赵　健　孙玉敏　董　刚　樊宏英　主编

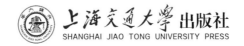
上海交通大学出版社
SHANGHAI JIAO TONG UNIVERSITY PRESS

内容提要

本书共6章。对心内科常见病、呼吸内科常见病、消化内科常见病、肾内科常见病和内分泌科常见病的内容做了全面阐述，包括其病因、病理、发病机制、临床表现、辅助检查等，重点对各种常见病及多发病的诊断方法和治疗策略进行了详细的论述；就公共卫生管理相关内容展开论述，详细介绍了公共卫生的任务和职能、体系，以及突发公共卫生事件的处理。本书结合了公共卫生与临床内科疾病诊疗，可供内科与相关科室医师借鉴与参考。

图书在版编目（CIP）数据

内科疾病诊治与公共卫生管理 / 赵健等主编. --上海 ：上海交通大学出版社，2022.10
ISBN 978-7-313-26070-3

Ⅰ．①内… Ⅱ．①赵… Ⅲ．①内科-疾病-诊疗②公共卫生-卫生管理 Ⅳ．①R5②R1

中国版本图书馆CIP数据核字（2021）第254825号

内科疾病诊治与公共卫生管理
NEIKE JIBING ZHENZHI YU GONGGONG WEISHENG GUANLI

主　　编：赵　健　孙玉敏　董　刚　樊宏英
出版发行：上海交通大学出版社　　　　　地　　址：上海市番禺路951号
邮政编码：200030　　　　　　　　　　　电　　话：021-64071208
印　　制：广东虎彩云印刷有限公司
开　　本：710mm×1000mm 1/16　　　　经　　销：全国新华书店
字　　数：235千字　　　　　　　　　　印　　张：13.5
版　　次：2023年1月第1版　　　　　　　插　　页：2
书　　号：ISBN 978-7-313-26070-3　　　印　　次：2023年1月第1次印刷
定　　价：198.00元

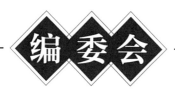

编委会

主编简介

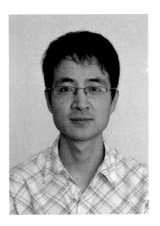

◎赵 健

　　男，1973年生，副主任医师。毕业于大连医科大学内科学专业，现就职于山东第一医科大学第二附属医院心内科，现任山东省心功能研究会首届体外反搏专业委员会委员，泰安市中医药学会首届络病专业委员会委员。曾多次获"先进个人""优秀工作者"等荣誉称号。发表论文6篇。

前言
FOREWORD

公共卫生是预防和控制疾病、维护和促进健康、提高生活质量、延长寿命的科学与实践;是以群体为对象,通过有组织的社会活动达到其目的的科学与艺术。当今社会,内科疾病是严重威胁人类健康的常见病和多发病,其发病率呈逐年上升趋势,已成为主要的死亡原因,越来越引起社会各界特别是医学界的关注和重视。内科学是一门涉及面广和整体性都很强的学科,是临床医学各科的基础学科,其范畴是在整个医学的历史发展中形成,并且不断更新变化的。随着医学科学技术的发展,人们从实践中逐渐对人体各系统、各器官的疾病在病因和病理方面获得了比较明确的认识,加之诊断方法和技术不断改进,以循证医学证据为指导的医学模式渐渐改变了以往以经验为主的医疗模式,以介入治疗为代表的新的治疗手段打破了传统内科疾病以单一药物治疗的格局。

为了将近年来内科学领域的新知识和新技术应用于临床,提高我国内科疾病的诊疗水平,同时也为了使广大医务工作者们拥有一本规范、新颖、全面、实用的临床工作参考书,编者们结合多年临床工作经验,根据最新医学进展,编写了《内科疾病诊治与公共卫生管理》一书。

本书共 6 章。在内容编排上,一方面,对心内科常见病、呼吸内科常见病、消化内科常见病、肾内科常见病和内分泌科常见病的内容做了全面阐述,包括其病因、病理、发病机制、临床表现、辅助检查等,重点对各种常见病及多发病的诊断方法和治疗策略进行了详细的论述。另一方面,就公共卫生管理相关内容展开论述,详细介绍了公共卫生的任务和职能、体系,以及突发公共卫生事件的处理。本书结合了公共卫生与临床内科疾病诊疗,各章节结构清晰、明确,详略得当,简明实用,有助于临床医师对疾病较快做出明确诊断,并及时给予恰当的处理,可供临床和内科医师借鉴与参考。

由于编者写作方式和文笔风格不一,又加上时间有限,书中难免存在疏漏和不足之处,望广大读者提出宝贵意见和建议。

《内科疾病诊治与公共卫生管理》编委会

2021 年 8 月

目录 CONTENTS

第一章

心内科常见病

第一节 稳定型心绞痛

稳定型心绞痛是由于劳力引起心肌耗氧量增加,而病变的冠状动脉不能及时调整和增加血流量,从而引起可逆性心肌缺血,但不引起心肌坏死。这是由于心肌供氧与耗氧之间暂时失去平衡而发生心肌缺血的临床症状,是在一定条件下冠状动脉所供应的血液和氧不能满足心肌需要的结果。本病多见于男性,多数患者年龄在40岁以上,常合并高血压、糖尿病、脂质代谢异常、吸烟等心血管疾病危险因子。稳定型心绞痛大多数为冠状动脉粥样硬化导致血管狭窄引起,还可由主动脉瓣病变、梅毒性主动脉炎、肥厚型心肌病、先天性冠状动脉畸形、风湿性冠状动脉炎、心肌桥等引起。

一、发病机制

心肌内没有躯体神经分布,因此机械性刺激并不引起疼痛。心肌缺血时产生痛觉的机制仍不明确。当冠状动脉的供氧与心肌的氧耗之间发生矛盾时,心肌急剧的、暂时的缺血、缺氧,导致心肌的代谢产物如乳酸、丙酮酸、磷酸等酸性物质,以及一些类似激肽的多肽类物质在心肌内大量积聚,刺激心脏内自主神经传入纤维末梢,经第1~5胸交感神经节和相应的脊髓段,传至大脑,产生疼痛感觉。因此,与心脏自主神经传入处于相同水平脊髓段的脊神经所分布的区域,如胸骨后、胸骨下段、上腹部、左肩、左上肢内侧等部位可以出现痛觉,这就是牵涉痛产生的可能原因。由于心绞痛并非躯体神经传入,所以常不是锐痛,不能准确定位。

心肌产生能量的过程需要大量的氧供,心肌耗氧量的增加是引起稳定型心绞痛发作的主要原因之一。心肌耗氧量由心肌张力、心肌收缩强度和心率所决定,常用心率与收缩压的乘积作为评估心肌耗氧程度的指标。在正常情况下,冠状循环有强大的储备力量。在剧烈运动时,其血流量可增加到静息时的 6～7 倍;在缺氧状况下,正常的冠状动脉可以扩张,也能使血流量增加 4～5 倍。动脉粥样硬化而致冠状动脉狭窄或部分分支闭塞时,冠状动脉对应激状态下血流的调节能力明显减弱。稳定型心绞痛患者虽然冠状动脉狭窄,心肌的血液供应减少,但在静息状态下,仍然可以满足心脏的需要,故安静时患者无症状;当心脏负荷突然增加,如劳力、激动、寒冷刺激、饱食等,使心肌张力增加(心腔容积增加、心室舒张末期压力增高)、心肌收缩力增加(收缩压增高、心室压力曲线最大压力随时间变化率增加)或心率增快,均可引起心肌耗氧量增加,引起心绞痛的发作。

在其他情况下,如严重贫血、肥厚型心肌病、主动脉瓣狭窄或主动脉瓣关闭不全等,由于血液携带氧的能力下降,或心肌肥厚致心肌氧耗增加,或心排血量过少/舒张压过低,均可以造成心肌氧供和氧耗之间的失平衡,心肌血液供给不足,遂引起心绞痛发作。在多数情况下,稳定型心绞痛常在同样的心肌耗氧量的情况下发生,即患者每次在某一固定运动强度的诱发下发生症状,因此症状的出现很具有规律性。当发作的规律性在短期内发生显著变化时(如诱发症状的运动强度明显减低),常提示患者出现了不稳定型心绞痛。

二、病理和病理生理

一般来说,至少 1 支冠状动脉狭窄程度＞70％才会导致心肌缺血。

(一)心肌缺血、缺氧时的代谢与生化改变

在正常情况下,心肌主要通过脂肪氧化的途径获得能量,供能的效率比较高。但相对于对糖的利用供能来说,对脂肪的利用需要消耗更多的氧。

1.心肌的缺氧代谢及其对能量产生和心肌收缩力的影响

缺血、缺氧引起心肌代谢的异常改变。心肌在缺氧状态下无法进行正常的有氧代谢,从三磷酸腺苷(adenosine triphosphate,ATP)或磷酸肌酸产生的高能磷酸键减少,导致依赖能源的心肌收缩和膜内外离子平衡发生障碍。缺血时由于乳酸和丙酮酸不能进入三羧酸循环进行氧化,因此无氧糖酵解增强,乳酸在心肌内堆积,冠状静脉窦乳酸含量增高。由于无氧糖酵解供能效率较低,而且乳酸的堆积限制了无氧糖酵解的进行,心肌能量产生障碍及乳酸积聚引起心肌内的乳酸性酸中毒,均可导致心肌收缩功能的下降。

2.心肌细胞离子转运的改变对心肌收缩及舒张功能的影响

正常心肌细胞受激动而除极时,细胞内 Ca^{2+} 浓度增高,Ca^{2+} 与原肌球蛋白上的肌钙蛋白 C(TnC)结合后,解除了肌钙蛋白 I(TnI)的抑制作用,促使肌动蛋白和肌质球蛋白合成肌动球蛋白,引起心肌收缩。当心肌细胞缺氧时,细胞膜对 Na^+ 的渗透性异常增高,细胞内 Na^+ 增多及细胞内的酸中毒,使肌质网内的 Ca^{2+} 流出障碍,细胞内 Ca^{2+} 浓度降低并妨碍 Ca^{2+} 与肌钙蛋白的结合,使心肌收缩功能发生障碍。缺氧也使心肌松弛发生障碍,可能因心肌高能磷酸键的储备降低,导致细胞膜上 Na^+-Ca^{2+} 交换系统功能的障碍及肌质网钙泵对 Ca^{2+} 的主动摄取减少,因此 Ca^{2+} 与肌钙蛋白的解离缓慢,心肌舒张功能下降,左心室顺应性减低,心室充盈的阻力增加。

3.心肌缺氧对心肌电生理的影响

肌细胞受缺血性损伤时,Na^+ 在细胞内积聚而 K^+ 向细胞外漏出,使细胞膜在静止期处于部分除极化状态。当心肌细胞激动时,由于除极不完全,从而产生损伤电流。在心电图上表现为 ST 段的偏移。由于心腔内的压力,在冠状动脉血供不足的情况下,心内膜下的心肌更容易发生急性缺血。受急性缺血性损伤的心内膜下心肌,其静息电位较外层为高(部分除极化状态),而在心肌除极后其电位则较外层为低(除极不完全)。因此,在左心室表面记录的心电图上出现 ST 段的压低。当心肌缺血发作时,主要累及心外膜下心肌,心电图可以表现为 ST 段抬高。

(二)左心室功能及血流动力学改变

缺血部位心室壁的收缩功能,在心肌缺血发生时明显减弱甚至暂时完全丧失,而正常心肌区域代偿性收缩增强,可以表现为缺血部位收缩期膨出。当存在大面积的心肌缺血时,可影响整个左心室的收缩功能,心室舒张功能受损,充盈阻力增加。稳定型心绞痛患者的各种心肌代谢和功能障碍是暂时、可逆性的,心绞痛发作时患者自动停止活动,使缺血部位心肌的血液供应恢复平衡,从而减轻或缓解症状。

三、临床表现

稳定型心绞痛通常为劳力性心绞痛,其发作的性质通常在 3 个月内并无改变,即每天和每周疼痛发作次数大致相同,诱发疼痛的劳力和情绪激动程度相同,每次发作疼痛的性质和部位无改变,用硝酸甘油后,也在相同时间内产生疗效。

(一)症状

稳定型心绞痛的发作具有其较为特征性的临床表现,对临床的冠状动脉粥样硬化性心脏病(简称冠心病)诊断具有重要价值,可以通过仔细的病史询问获得有价值的信息。心绞痛以发作性胸痛为主要临床表现,疼痛的特点有以下几点。

1.性质

心绞痛发作时,患者常无明显的疼痛,而表现为压迫、发闷或紧缩感,也可有烧灼感,但不尖锐,非针刺样或刀割样痛,偶伴濒死、恐惧感。发作时,患者往往不自觉地停止活动,直至症状缓解。

2.部位

疼痛主要位于心前区、胸骨体上段或胸骨后,界限不清楚,约有手掌大小。常放射至左肩、左上肢内侧达无名指和小指、颈、咽或下颌部,也可以放射至上腹部甚至下腹部。

3.诱因

常由体力劳动或情绪激动(如愤怒、焦急、过度兴奋等)、饱食、寒冷、吸烟、心动过速等诱发。疼痛发生于劳力或激动的当时,而不是在劳累以后。典型的稳定型心绞痛常在类似活动强度的情况下发生。早晨和上午是心肌缺血的好发时段,可能与患者体内神经体液因素在此阶段的激活有关。

4.持续时间和缓解因素

心绞痛出现后常逐步加重,在患者停止活动后 3～5 分钟症状逐渐消失。舌下含服硝酸甘油症状可在2～3分钟内缓解。如果患者在含服硝酸甘油后 10 分钟内无法缓解症状,则认为硝酸甘油无效。

5.发作频率

稳定型心绞痛可数天或数周发作 1 次,也可 1 天内发作多次。一般来说,发作频率固定,如短时间内发作频率较以前明显增加,应该考虑不稳定型心绞痛(恶化劳力性)。

(二)体征

稳定型心绞痛患者在心绞痛发作时常见心率增快、血压升高。通常无其他特殊发现,但仔细的体格检查可以明确患者存在的心血管病危险因素。体格检查对鉴别诊断有很大的意义,例如在胸骨左缘闻及粗糙的收缩期杂音,应考虑主动脉瓣狭窄或肥厚梗阻型心肌病的可能;在胸痛发作期间,体格检查可能发现乳头肌缺血和功能失调引起的二尖瓣关闭不全的收缩期杂音;心肌缺血发作时可能出现左心室功能障碍,听诊时有时可闻及第四或第三心音奔马律、第二心音逆分裂或交替脉。

四、辅助检查

(一)心电图检查

心电图检查是发现心肌缺血、诊断心绞痛最常用、最便宜的检查方法。

1.静息心电图检查

稳定型心绞痛患者静息心电图多数是正常的,所以静息心电图正常并不能除外冠心病。一些患者可以存在 ST-T 改变,包括 ST 段压低(水平型或下斜型),T 波低平或倒置,可伴有或不伴有陈旧性心肌梗死的表现。单纯、持续的 ST-T 改变对心绞痛并无显著的诊断价值,可以见于高血压、心室肥厚、束支传导阻滞、糖尿病、心肌病变、电解质紊乱、抗心律失常药物或化疗药物治疗、吸烟、心脏神经官能症患者。因此,单纯根据静息心电图诊断心肌缺血很不可靠。虽然冠心病患者可以出现静息心电图 ST-T 异常,并可能与冠状动脉病变的严重程度相关,但绝对不能仅根据心电图存在 ST-T 的异常即诊断冠心病。

心绞痛发作时特征性的心电图异常是 ST-T 较发作前发生明显改变,在发作以后恢复至发作前水平。由于心绞痛发作时心内膜下心肌缺血常见,心电图改变多表现为 ST 段压低(水平型或下斜型)0.1 mV 以上,T 波低平或倒置,ST 段改变往往比 T 波改变更具特异性;少数患者在发作时原来低平、倒置的 T 波变为直立(假性正常化),也支持心肌缺血的诊断。虽然 T 波改变对心肌缺血诊断的特异性不如 ST 段改变,但如果发作时的心电图与发作之前比较有明显差别,发作后恢复,也具有一定的诊断意义。部分稳定型心绞痛患者可以表现为心脏传导系统功能异常,最常见的是左束支传导阻滞和左前分支传导阻滞。此外,心绞痛发作时还可以出现各种心律失常。

2.心电图负荷试验

心电图负荷试验是对怀疑有冠心病的患者,通过给心脏增加负荷(运动或药物)而激发心肌缺血来诊断冠心病。运动试验的阳性标准为运动中出现典型心绞痛,运动中或运动后出现 ST 段水平或下斜型下降$\geq$1 mm(J 点后 60～80 毫秒),或运动中出现血压下降。心电图负荷试验检查的指征:临床上怀疑冠心病,为进一步明确诊断;对稳定型心绞痛患者进行危险分层;冠状动脉搭桥及心脏介入治疗前、后的评价;陈旧性心肌梗死患者对非梗死部位心肌缺血的监测。禁忌证:急性心肌梗死;高危的不稳定型心绞痛;急性心肌炎、心包炎;严重高血压[收缩压 $\geq$ 26.7 kPa(200 mmHg)和(或)舒张压 $\geq$ 14.7 kPa(110 mmHg)];心功能不全;严重主动脉瓣狭窄;肥厚型梗阻性心肌病;静息状态下有严重心律失常;主动脉夹层。负荷试验终止的指标:ST-T 降低或抬高 ≥0.2 mV;心绞痛发作;收缩压超过 29.3 kPa(220 mmHg);血压较负荷前下降;室性心律失常(多源性、连续3个室性期前收缩和持续性室性心动过速)。

通常运动负荷心电图的敏感性可达到约 70%,特异性达 70%～90%。有典型心绞痛并且负荷心电图阳性,诊断冠心病的准确率达 95% 以上。运动负荷试验为诊断冠心病最常用的方法,运动方式主要为分级踏板或蹬车,其运动强度可逐步分期升级。目前,通常是以达到按年龄预计的最大心率或 85%～90% 的最大心率为目标心率,前者为极量运动试验,后者为次极量运动试验。运动中应持续监测心电图、血压的改变并记录,运动终止后即刻和此后每 2 分钟均应重复心电图记录,直至心率恢复运动前水平。

Duke 活动平板评分是可以用来进行危险分层的指标。

Duke 评分＝运动时间(min)－5×ST 段下降(mm)－(4×心绞痛指数)。

心绞痛指数:0.运动中无心绞痛;1.运动中有心绞痛;2.因心绞痛需终止运动试验。

Duke 评分≥5 分为低危,1 年病死率为 0.25%;－10～＋4 分为中危,1 年病死率为1.25%;≤－11 为高危,1 年病死率为 5.25%。Duke 评分系统适用于 75 岁以下的冠心病患者。

3.心电图连续监测(动态心电图)

连续记录 24 小时的心电图,可从中发现心电图 ST-T 改变和各种心律失常,通过将 ST-T 改变出现的时间与患者症状对照分析,从而确定患者症状与心电图改变的意义。心电图中显示缺血性 ST-T 改变而当时并无心绞痛发作者称为无痛性心肌缺血。诊断无痛性心肌缺血时,ST 段呈水平或下斜型压低 ≥0.1 mV,并持续 1 分钟以上。进行 12 导联的动态心电图监测对心肌缺血的诊断价值较大。

(二)超声心动图检查

稳定型心绞痛患者的静息超声心动图检查大部分无异常表现,但在心绞痛发作时,如果同时进行超声心动图检查,可以发现节段性室壁运动异常,并可以出现一过性心室收缩与舒张功能障碍的表现。超声心动图负荷试验是诊断冠心病的手段之一,可以帮助识别心肌缺血的范围和程度,敏感性和特异性均高于心电图负荷试验。超声心动图负荷试验按负荷的性质可分为药物负荷试验(常用多巴酚丁胺)、运动负荷试验、心房调搏负荷试验及冷加压负荷试验。根据负荷后室壁的运动情况,可将室壁运动异常分为运动减弱、运动消失、矛盾运动及室壁瘤。

(三)放射性核素检查

^{201}Tl-静息和负荷心肌灌注显像:^{201}Tl(铊)随冠状动脉血流很快被正常心肌所摄取。静息时铊显像所示灌注缺损主要见于心肌梗死后瘢痕部位,而负荷心肌灌注显像可以在运动诱发心肌缺血时显示出冠状动脉供血不足导致的灌注缺损。不能运动的患者可做双嘧达莫试验,静脉注射双嘧达莫使正常或较正常的冠状动脉扩张,引起冠状动脉窃血,产生狭窄血管供应的局部心肌缺血,可取得与运动试验相似的效果。近年来,还用腺苷或多巴酚丁胺做药物负荷试验。近年来用^{99m}Tc-MIBI做心肌显像取得良好效果,并已推广,它在心肌内分布随时间变化相对固定,无明显再分布,显像检查可在数小时内进行。

(四)多层计算机体层显像或电子束计算机体层显像平扫

多层计算机体层显像(CT)或电子束CT平扫可检出冠状动脉钙化并进行积分。人群研究显示钙化与冠状动脉病变的高危人群相联系,但钙化程度与冠状动脉狭窄程度却并不一致。因此,不推荐将钙化积分常规用于心绞痛患者的诊断。

CT血管成像(CTA)为显示冠状动脉病变及形态的无创检查方法,具有较高的阴性预测价值,若CTA未见狭窄病变,一般无须进行有创检查。但CTA对狭窄部位病变程度的判断仍有一定局限性,特别当存在明显的钙化病变时,会显著影响狭窄程度的判断,而冠状动脉钙化在冠心病患者中相当普遍。因此,CTA对冠状动脉狭窄程度的显示仅能作为参考。

(五)左心导管检查

左心导管检查主要包括冠状动脉造影和左心室造影,是有创性检查方法,前者目前仍然是诊断冠心病的金标准。左心导管检查通常采用穿刺股动脉、肱动脉或桡动脉的方法。选择性冠状动脉造影将导管插入左、右冠状动脉口,注射造影剂使冠状动脉主支及其分支显影,可以较准确地反映冠状动脉狭窄的程度和部位。左心室造影是将导管送入左心室,用高压注射器将造影剂以12~15 mL/s的速度注入左心室以评价左心室整体收缩功能及局部室壁运动状况。心导管检查的风险与疾病的严重程度及术者经验直接相关,并发症大约为0.1%。根据冠状动脉的灌注范围,将冠状动脉分为左冠状动脉优势型、右冠状动脉优势型和均衡型。优势型是指哪一支冠状动脉供应左心室间隔和左心室后壁,其中85%为右冠状动脉优势型;7%为右冠状动脉和左冠状动脉的回旋支共同支配,即均衡型;8%为左冠状动脉优势型。

五、危险分层

危险分层可定义出发生冠心病事件的高危患者,对此类患者采取个体化治疗、改善长期预后具有重要意义。根据以下各个方面对稳定型心绞痛患者进行危险分层。

(一)临床评估

患者病史、症状、体格检查及实验室检查可为预后提供重要信息。严重的冠状动脉病变、有外周血管疾病、心力衰竭者预后不良。心电图有陈旧性心肌梗死、完全性左束支传导阻滞、左心室肥厚、二度至三度房室传导阻滞、心房颤动、分支阻滞者,发生心血管事件的危险性也增高。

(二)负荷试验

Duke活动平板评分可以用来进行危险分层。此外,运动早期出现阳性(ST段压低>1 mm)、试验过程中ST段压低>2 mm、出现严重室律失常时,预示患者高危。超声心动图负荷试验有很好的阴性预测价值,年死亡率或心肌梗死发生率<0.5%。静息时室壁运动异常、运动引发更严重的室壁运动异常者高危。

核素检查显示运动时心肌灌注正常则预后良好,年心源性猝死、心肌梗死的发生率<1%,与正常人群相似;运动灌注明显异常提示有严重的冠状动脉病变,预示患者高危,应动员患者行冠状动脉造影及血运重建治疗。

(三)左心室收缩功能

左心室射血分数<35%的患者,年病死率>3%。男性稳定型心绞痛伴心功能不全者,5年存活率仅58%。

(四)冠状动脉造影

冠状动脉造影显示的病变部位和范围决定患者预后。有资料显示正常冠状动脉12年的存活率为91%,单支病变率为74%,双支病变率为59%,三支病变率为50%,左主干病变预后不良,左前降支近端病变也能降低存活率,但血运重建可以降低病死率。

六、诊断和鉴别诊断

(一)诊断

根据典型的发作特点,结合年龄和存在的其他冠心病危险因素,除外其他疾病所致的胸痛,即可建立诊断。发作时典型的心电图改变为以 R 波为主的导联中,ST 段压低,T 波平坦或倒置,发作过后数分钟内逐渐恢复。心电图无改变的患者可考虑做心电图负荷试验。发作不典型者,诊断要依靠观察硝酸甘油的疗效和发作时心电图的变化,如仍不能确诊,可以考虑做心电图负荷试验或 24 小时的动态心电图连续监测。诊断困难者,可考虑行超声心动图负荷试验、放射性核素检查和冠状动脉 CTA。考虑介入治疗或外科手术者必须行选择性冠状动脉造影。在有 CTA 设备的医院,单纯进行冠心病的诊断已经很少使用选择性冠状动脉造影检查。

(二)鉴别诊断

稳定型心绞痛尤其需要与以下疾病进行鉴别。

1.心脏神经官能症

患者胸痛常为短暂(几秒钟)的刺痛或持久(几小时)的隐痛,胸痛部位多在左胸乳房下心尖部附近,部位常不固定。症状多在劳力之后出现,而不在劳力的当时发生。患者症状多在安静时出现,体力活动或注意力转移后症状反而缓解,常可以耐受较重的体力活动而不出现症状。含服硝酸甘油无效或在十几分钟后才见效,常伴有心悸、疲乏及其他神经衰弱的症状,常表现为叹息性呼吸。

2.不稳定型心绞痛和急性心肌梗死伴不稳定型心绞痛

不稳定型心绞痛和急性心肌梗死伴不稳定型心绞痛包括初发型心绞痛、恶化劳力性心绞痛、自发性心绞痛等。通常疼痛发作较频繁,持续时间延长,对药物治疗反应差,常伴随出汗、恶心、呕吐、濒死感等症状。

3.肋间神经痛

本病疼痛常累及 1～2 个肋间,沿肋间神经走向,疼痛性质为刺痛或灼痛,持续性而非发作性,咳嗽、用力呼吸和身体转动可使疼痛加剧,局部有压痛。

4.其他疾病

其他疾病包括主动脉严重狭窄或关闭不全、冠状动脉炎引起的冠状动脉口狭窄或闭塞、肥厚型心肌病等疾病均可引起心绞痛,要根据其他临床表现来鉴别。此外,还需与胃食管反流病、食管动力障碍、食管裂孔疝等食管疾病,以及消化性溃疡、颈椎病等鉴别。

七、治疗

治疗有两个主要目的:一是预防心肌梗死和猝死,改善预后;二是减轻症状,提高生活质量。

（一）一般治疗

症状出现时立刻休息，在停止活动后 3～5 分钟症状即可消除。应尽量避免各种确定的诱发因素，如过度的体力活动、情绪激动、饱餐等，冬天注意保暖；调节饮食，特别是 1 次进食不宜过饱，避免油腻饮食，禁烟酒；调整日常生活与工作量；减轻精神负担；同时治疗贫血、甲状腺功能亢进症等相关疾病。

（二）药物治疗

药物治疗的目的是预防心肌梗死和猝死，改善生存率；减轻症状和缺血发作，改善生活质量。在选择治疗药物时，应首先考虑预防心肌梗死和死亡。此外，应积极处理心血管病危险因素。

1.预防心肌梗死和死亡的药物治疗

（1）抗血小板治疗：冠状动脉内血栓形成是急性冠心病事件发生的主要特点，而血小板的激活和白色血栓的形成，是冠状动脉内血栓的最早期形式。因此，对于冠心病患者，抑制血小板功能对于预防突发事件、降低心血管疾病病死率具有重要意义。

阿司匹林：通过抑制血小板环氧合酶从而抑制血栓素 A_2 诱导的血小板聚集，防止血栓形成。研究表明，阿司匹林治疗能使稳定型心绞痛患者心血管不良事件的相对危险性降低 33％，在所有缺血性心脏病的患者中，无论有无症状，只要没有禁忌证，应常规、终身服用阿司匹林 75～150 mg/d。阿司匹林不良反应主要是胃肠道症状，并与剂量有关。阿司匹林引起消化道出血的年发生率为1‰～2‰，其禁忌证包括过敏、严重未经治疗的高血压、活动性消化性溃疡、局部出血和出血体质。因胃肠道症状不能耐受阿司匹林的患者，在使用氯吡格雷代替阿司匹林的同时，应使用质子泵抑制剂（如奥美拉唑）。

腺苷二磷酸受体阻滞剂：通过腺苷二磷酸受体抑制血小板内 Ca^{2+} 活性，从而发挥抗血小板作用，主要抑制腺苷二磷酸诱导的血小板聚集。常用药物包括氯吡格雷和噻氯匹定，氯吡格雷的应用剂量为 75 mg，每天 1 次；噻氯匹定为250 mg，1～2 次／天。由于噻氯匹定可以引起白细胞、中性粒细胞和血小板计数减少，因此要定期做血常规检查，目前已经很少使用。在使用阿司匹林有禁忌证时，可口服氯吡格雷。稳定型心绞痛患者，目前尚无足够证据推荐联合使用阿司匹林和氯吡格雷。

（2）β受体阻滞剂：β受体阻滞剂对冠心病病死率影响的荟萃分析显示，心肌梗死后患者长期接受 β 受体阻滞剂治疗，可以使病死率降低 24％。而具有内在拟交感活性的β受体阻滞剂心脏保护作用较差,故推荐使用无内在拟交感活性的β受体阻滞剂(如美托洛尔、比索洛尔、阿罗洛尔、普萘洛尔等)。β受体阻滞剂的使用剂量应个体化,从较小剂量开始,逐级增加剂量,以达到缓解症状、改善预后的目的。β受体阻滞剂治疗过程中,以清醒时静息心率不低于50次/分为宜。

β受体阻滞剂长期应用可以显著降低冠心病患者心血管事件的患病率和病死率,为冠心病二级预防的首选药物,应终身服用。必须停药时,应逐步减量,突然停用可能引起症状反跳,甚至诱发急性心肌梗死。对慢性阻塞性肺疾病/支气管哮喘、心力衰竭、外周血管病患者,应谨慎使用β受体阻滞剂;对显著心动过缓(用药前清醒时心率<50次/分)或高度房室传导阻滞者,不用为宜。

(3)他汀类药物:他汀类药物通过抑制胆固醇合成,在治疗冠状动脉粥样硬化中起重要作用,大量临床研究和荟萃分析均证实,降低胆固醇(主要是低密度脂蛋白胆固醇)治疗与冠心病病死率和总病死率的降低有明显的相关性。他汀类药物还可以改善血管内皮细胞的功能、抑制炎症反应、稳定斑块、促使动脉粥样硬化斑块消退,从而发挥调脂以外的心血管保护作用。稳定型心绞痛的患者(高危)应长期接受他汀类药物治疗,建议将低密度脂蛋白胆固醇降低至2.6 mmol/L以下,对合并糖尿病者(极高危),应将低密度脂蛋白胆固醇降低至2.1 mmol/L以下。

(4)血管紧张素转化酶抑制剂:血管紧张素转化酶抑制剂治疗在降低稳定型冠心病缺血性事件方面有重要作用。血管紧张素转化酶抑制剂能逆转左心室肥厚、血管增厚,延缓动脉粥样硬化进展,能减少斑块破裂和血栓形成,另外有利于心肌氧供/氧耗平衡和心脏血流动力学,并降低交感神经活性。推荐用于冠心病患者的二级预防,尤其是合并高血压、糖尿病和心功能不全的患者。有关研究荟萃分析显示,血管紧张素转化酶抑制剂用于稳定型心绞痛患者,与安慰剂相比,可以使所有原因导致的死亡降低14%,非致死性心肌梗死降低18%,所有原因导致的卒中降低23%。下述情况不应使用:收缩压<12 kPa(90 mmHg)、肾衰竭、双侧肾动脉狭窄和过敏者。其不良反应包括干咳、低血压和罕见的血管性水肿。

2.抗心绞痛和抗缺血治疗

(1)β受体阻滞剂:通过阻断儿茶酚胺对心率和心收缩力的刺激作用,减慢心率、降低血压、抑制心肌收缩力,从而降低心肌耗氧量,预防和缓解心绞痛的发作。由于心率减慢后心室射血时间和舒张期充盈时间均延长,舒张末心室容积(前负荷)增加,在一定程度上抵消了心率减慢引起的心肌耗氧量下降,因此与硝酸酯类药物联合应用可以减少舒张期静脉回流,而且β受体阻滞剂可以抑制硝酸酯给药后对交感神经系统的兴奋作用,获得药物协同作用。

(2)硝酸酯类药物:这类药物通过扩张容量血管、减少静脉回流、降低心室容量、降低心腔内压和心室壁张力,同时对动脉系统有轻度扩张作用,降低心脏后负荷,从而降低心肌耗氧量。此外,硝酸酯可以扩张冠状动脉,增加心肌供氧,从而改善心肌氧供和氧耗的失平衡,缓解心绞痛症状。近期研究发现,硝酸酯还具有抑制血小板聚集的作用,其临床意义有待进一步证实。

硝酸甘油:为缓解心绞痛发作,可使用起效较快的硝酸甘油舌下含片,1～2片(0.3～0.6 mg),舌下含化,通过口腔黏膜迅速吸收,给药后1～2分钟即开始起作用,约10分钟后作用消失。大部分患者在给药3分钟内见效,如果用药后症状仍持续10分钟以上,应考虑舌下硝酸甘油无效。延迟见效或无效时,应考虑药物是否过期或未溶解,或应质疑患者的症状是否为稳定型心绞痛。硝酸甘油口腔气雾剂也常用于缓解心绞痛发作,作用方式同舌下含片。用2%硝酸甘油油膏或贴片(含5～10 mg)涂或贴在胸前或上臂皮肤而缓慢吸收,适用于预防心绞痛发作。

二硝酸异山梨酯:二硝酸异山梨酯口服3次/天,每次5～20 mg,服后半小时起作用,持续3～5小时。本药舌下含化后2～5分钟见效,作用维持2～3小时,每次5～10 mg。口服二硝酸异山梨酯肝脏首过效应明显,生物利用率仅20%～30%。气雾剂通过黏膜直接吸收,起效迅速,生物利用率相对较高。

5-单硝酸异山梨酯:为二硝酸异山梨酯的两种代谢产物之一,半衰期长达4～6小时,口服吸收完全,普通剂型每天给药2次,缓释剂型每天给药1次。

硝酸酯类药物持续应用的主要问题是产生耐药性,其机制尚未明确,可能与体内巯基过度消耗、肾素-血管紧张素-醛固酮系统激活等因素有关。防止发生耐药的最有效方法是偏心给药,保证每天足够长(8～10小时)的无硝酸酯期。硝酸酯类药物的不良反应有头晕、头胀痛、头部跳动感、面红、心悸等,偶有血压下降(静脉给药时相对多见)。

(3)钙通道阻滞剂:本类药物抑制 Ca^{2+} 进入心肌内,抑制心肌细胞兴奋收缩耦联中 Ca^{2+} 的作用,因而抑制心肌收缩;扩张外周血管,降低动脉压,降低心脏后负荷,因此减少心肌耗氧量。钙通道阻滞剂可以扩张冠状动脉,解除冠状动脉痉挛,改善心内膜下心肌的供血。此外,实验研究发现钙通道阻滞剂还可以降低血黏度,抑制血小板聚集,改善心肌的微循环。常用制剂包括二氢吡啶类钙通道阻滞剂(氨氯地平、硝苯地平等)和非二氢吡啶类钙通道阻滞剂(硫氮䓬酮等)。

钙通道阻滞剂在减轻心肌缺血和缓解心绞痛方面,与β受体阻滞剂疗效相当。在单用β受体阻滞剂症状控制不满意时,二氢吡啶类钙通道阻滞剂可以与β受体阻滞剂合用,获得协同的抗心绞痛作用。与硝酸酯联合使用,也有助于缓解症状。应避免将非二氢吡啶类钙通道阻滞剂与β受体阻滞剂合用,以免两类药物的协同作用导致对心脏的过度抑制。

推荐使用控释、缓释或长效剂型,避免使用短效制剂,以免明显激活交感神经系统。常见的不良反应包括胫前水肿、便秘、头痛、面色潮红、嗜睡、心动过缓和房室传导阻滞等。

(三)经皮冠状动脉介入治疗

经皮冠状动脉介入治疗包括经皮冠状动脉腔内成形术、冠状动脉支架植入术和粥样斑块消融技术。自1977年首例经皮冠状动脉腔内成形术应用于临床以来,经皮冠状动脉介入治疗成为冠心病治疗的重要手段之一。有研究显示,与单纯理想的药物治疗相比,经皮冠状动脉介入治疗+理想药物治疗能减少血运重建的次数,提高患者的生活质量(活动耐量增加),但是心肌梗死的发生率和病死率与单纯药物治疗无显著差异。有研究进一步分析显示,对左心室缺血面积>10%的患者,经皮冠状动脉介入治疗+理想药物治疗对硬终点的影响优于单纯药物治疗。随着新技术的出现,尤其是药物洗脱支架及新型抗血小板药物的应用,远期疗效明显提高。冠状动脉介入治疗不仅可以改善生活质量,而且可明显降低高危患者的心肌梗死发生率和病死率。

(四)冠状动脉旁路移植术

冠状动脉旁路移植术是使用患者自身的大隐静脉、内乳动脉或桡动脉作为旁路移植材料,一端吻合在主动脉,另一端吻合在有病变的冠状动脉段的远端,通过引流主动脉血流以改善病变冠状动脉所供血心肌区域的血流供应。冠状动脉旁路移植术术前进行选择性冠状动脉造影,了解冠状动脉病变的程度和范围,以作为制订手术计划(包括决定移植血管的根数)的参考。目前,在发达的国家和地区,冠状动脉旁路移植术已成为最普通的择期心脏外科手术,对缓解心绞痛、改善冠心病长期预后有很好效果。随着动脉化旁路手术的开展,极大提高了移植血管桥的远期开通率;微创冠状动脉手术及非体外循环的冠状动脉旁路移植术均在一定程度上减少创伤及围手术期并发症的发生,使患者能够很快恢复。目前,冠状动脉旁路移植术总的手术死亡率为1%~4%。

对于低危(年病死率<1%)的患者,冠状动脉旁路移植术并不比药物治疗给患者更多的预后获益。因此,冠状动脉旁路移植术的适应证主要包括:①冠状动

脉多支血管病变,尤其是合并糖尿病的患者。②冠状动脉左主干病变患者。③不适合于行介入治疗的严重冠状血管病变患者。④心肌梗死后合并室壁瘤,需要进行室壁瘤切除的患者。⑤闭塞段的远段管腔通畅,血管供应区有存活心肌者。

八、预后

稳定型心绞痛患者在接受规律的冠心病二级预防后,大多数患者的冠状动脉粥样斑块能长期保持稳定,患者能够长期存活。决定稳定型心绞痛患者预后的主要因素包括冠状动脉病变的部位和范围、左心室功能、合并的心血管危险因子(如吸烟、糖尿病、高血压等)控制情况、是否坚持规律的冠心病二级预防治疗。一旦患者心绞痛发作在短期内变得频繁、程度严重、对药物治疗反应差,应考虑发生急性冠脉综合征,应采取更积极的药物治疗和血运重建治疗。

第二节 不稳定型心绞痛

一、定义

临床上,将原来的初发型心绞痛、恶化型心绞痛和各型自发性心绞痛广义地统称为不稳定型心绞痛。其特点是疼痛发作频率增加、程度加重、持续时间延长、发作诱因改变,甚至休息时亦出现持续时间较长的心绞痛。含化硝酸甘油效果差或无效。本型心绞痛介于稳定型心绞痛和急性心肌梗死之间,易发展为心肌梗死,但无心肌梗死的心电图及血清酶学改变。

不稳定型心绞痛是介于稳定型心绞痛和急性心肌梗死之间的一组临床心绞痛。有学者认为除了稳定的劳力性心绞痛为稳定型心绞痛外,其他所有的心绞痛均属于不稳定型心绞痛,包括初发劳力性心绞痛、恶化劳力性心绞痛、卧位型心绞痛、夜间发作的心绞痛、变异型心绞痛、梗死前心绞痛、梗死后心绞痛和混合型心绞痛。如果劳力性和自发性心绞痛同时发生在一个患者身上,则称为混合型心绞痛。

不稳定型心绞痛具有独特的病理生理机制及临床预后,如果得不到恰当及时的治疗,可能发展为急性心肌梗死。

二、病因及发病机制

目前认为有 5 种因素与产生不稳定型心绞痛有关,它们相互关联。

(一)冠脉粥样硬化斑块上有非阻塞性血栓

其为最常见的发病原因,冠脉内粥样硬化斑块破裂诱发血小板聚集及血栓形成,血栓形成和自溶过程的动态不平衡过程,导致冠脉发生不稳定的不完全性阻塞。

(二)动力性冠脉阻塞

在冠脉器质性狭窄基础上,病变局部的冠脉发生异常收缩、痉挛导致冠脉功能性狭窄,进一步加重心肌缺血,产生不稳定型心绞痛。这种局限性痉挛与内皮细胞功能紊乱、血管收缩反应过度有关,常发生在冠脉粥样硬化的斑块部位。

(三)冠状动脉严重狭窄

冠脉以斑块导致的固定性狭窄为主,不伴有痉挛或血栓形成,见于某些冠脉斑块逐渐增大、管腔狭窄进行性加重的患者,或经皮冠状动脉介入治疗术后再狭窄的患者。

(四)冠状动脉炎症

近年来研究认为,斑块发生破裂与其局部的炎症反应有十分密切的关系。在炎症反应中感染因素可能也起一定作用,其感染物可能是巨细胞病毒和肺炎衣原体。这些患者炎症递质标志物水平检测常有明显增高。

(五)全身疾病加重的不稳定型心绞痛

在原有冠脉粥样硬化性狭窄基础上,由于外源性诱发因素影响冠脉血管导致心肌氧的供求失衡,心绞痛恶化加重。常见原因有:①心肌需氧增加,如发热、心动过速、甲状腺功能亢进症等。②冠脉血流减少,如低血压、休克。③心肌氧释放减少,如贫血、低氧血症。

三、临床表现

(一)症状

临床上,不稳定型心绞痛可表现为新近发生(1 个月内)的劳力性心绞痛或原有稳定型心绞痛的主要特征近期内发生了变化,如心前区疼痛发作更频繁、程度更严重、时间延长、轻微活动甚至在休息时也发作。少数不稳定型心绞痛患者可无胸部不适表现,仅表现为颌、耳、颈、臂或上胸部发作性疼痛不适,或表现为发作性呼吸困难,其他还可表现为发作性恶心、呕吐、出汗和不能解释的疲乏症状。

(二)体格检查

一般无特异性体征。心肌缺血发作时可发现反常的左心室心尖冲动,听诊有心率增快和第一心音减弱,可闻及第三心音、第四心音或二尖瓣反流性杂音。当心绞痛发作时间较长或心肌缺血较严重时,可发生左心室功能不全的表现,如双肺底细小水泡音,甚至急性肺水肿或伴低血压。也可发生各种心律失常。

体检的主要目的是寻找诱发不稳定型心绞痛的原因,如难以控制的高血压、低血压、心律失常、梗阻性肥厚型心肌病、贫血、发热、甲状腺功能亢进症、肺部疾病等,并确定心绞痛对患者血流动力学的影响,如对生命体征、心功能、乳头肌功能或二尖瓣功能等的影响,这些体征的存在高度提示预后不良。

体检对胸痛患者的鉴别诊断至关重要,有几种疾病状态如得不到及时、准确的诊断,可能出现严重后果。如背痛、胸痛、脉搏不整;心脏听诊发现主动脉瓣关闭不全的杂音,提示主动脉夹层破裂,心包摩擦音提示急性心包炎,奇脉提示心脏压塞;气胸表现为气管移位、急性呼吸困难、胸膜疼痛和呼吸音改变等。

(三)临床类型

1.自发性心绞痛

心绞痛发生在休息时,发作时间较长,含服硝酸甘油效果欠佳,病程1个月以内。

2.初发劳力性心绞痛

新近发生的严重心绞痛(发病时间在1个月以内),加拿大心血管学会的劳力性心绞痛分级标准(表1-1)分级显示,Ⅲ级以上的心绞痛为初发性心绞痛,尤其注意近48小时内有无自发性心绞痛发作及其发作频率变化。

表1-1　加拿大心血管学会的劳力性心绞痛分级标准

分级	特　点
Ⅰ	一般日常活动例如走路、登楼不引起心绞痛,心绞痛发生在剧烈、速度快或长时间的体力活动或运动后
Ⅱ	日常活动轻度受限,心绞痛发生在快步行走、登楼、餐后行走、冷空气中行走、逆风行走或情绪波动后活动
Ⅲ	日常活动明显受限,心绞痛发生在一般速度行走时
Ⅳ	轻微活动即可诱发心绞痛,患者不能做任何体力活动,但休息时无心绞痛发作

3.恶化劳力性心绞痛

既往诊断的心绞痛,最近发作次数频繁、持续时间延长或痛阈降低。

4.心肌梗死后心绞痛

急性心肌梗死 24 小时以后至 1 个月内发生的心绞痛。

5.变异型心绞痛

休息或一般活动时发生的心绞痛,发作时心电图显示暂时性 ST 段抬高。

四、辅助检查

(一)心电图检查

不稳定型心绞痛患者中,常有伴随症状而出现短暂的 ST 段偏移伴或不伴有 T 波倒置,但不是所有不稳定型心绞痛患者都发生这种心电图改变。心电图变化随着胸痛的缓解而完全或部分恢复正常。症状缓解后,ST 段抬高或降低,或 T 波倒置不能完全恢复,是预后不良的标志。伴随症状产生的 ST 段、T 波改变持续超过 12 小时者,可能提示非 ST 段抬高心肌梗死。此外,临床表现拟诊断为不稳定型心绞痛的患者,胸导联 T 波呈明显对称性倒置($\geqslant$0.2 mV),高度提示急性心肌缺血,可能为前降支严重狭窄所致。胸痛患者心电图正常也不能排除不稳定型心绞痛。若发作时倒置的 T 波呈伪性改变(假正常化),发作后 T 波恢复原倒置状态;或以前心电图正常者近期内出现心前区多导联 T 波深倒,在排除非 Q 波性心肌梗死后,结合临床也应考虑不稳定型心绞痛的诊断。

不稳定型心绞痛患者中有 75%～88% 的一过性 ST 段改变不伴有相关症状,为无痛性心肌缺血。动态心电图检查不仅有助于检出上述心肌缺血的动态变化,还可用于不稳定型心绞痛患者常规抗心绞痛药物治疗的评估及是否需要进行冠状动脉造影和血管重建术的参考指标。

(二)心脏生化标志物

心脏肌钙蛋白:肌钙蛋白复合物包括 3 个亚单位,即肌钙蛋白 T(TnT)、TnI 和 TnC,目前只有 TnT 和 TnI 应用于临床。约有 35% 不稳定型心绞痛患者显示血清 TnT 水平增高,但其增高的幅度与持续的时间与急性心肌梗死有差别。急性心肌梗死患者 TnT>3 ng/mL 者占 88%,非 Q 波心肌梗死中仅占 17%,不稳定型心绞痛中无 TnT>3.0 ng/mL 者。因此,TnT 升高的幅度和持续时间可作为不稳定型心绞痛与急性心肌梗死鉴别诊断的参考指标。

不稳定型心绞痛患者 TnT 和 TnI 升高者较正常者预后差。临床怀疑不稳定型心绞痛者 TnT 定性试验为阳性结果者,表明有心肌损伤(相当于 TnT >0.05 μg/L),但即使为阴性结果,也并不能排除不稳定型心绞痛的可能性。

(三)冠状动脉造影

目前仍是诊断冠心病的金标准。在长期稳定型心绞痛的基础上出现的不稳定型心绞痛常提示为多支冠脉病变,而新发的自发性心绞痛可能为单支冠脉病变。冠脉造影结果正常提示可能是冠脉痉挛、冠脉内血栓自发性溶解、微循环系统异常等原因引起,或冠脉造影病变漏诊。

不稳定型心绞痛有以下情况时应视为冠脉造影强适应证:①近期内心绞痛反复发作,胸痛持续时间较长,药物治疗效果不满意者可考虑及时行冠状动脉造影,以决定是否行急诊介入性治疗或急诊冠状动脉旁路移植术。②原有劳力性心绞痛近期内突然出现休息时频繁发作者。③近期活动耐量明显减低者。④梗死后心绞痛患者。⑤原有陈旧性心肌梗死,近期出现由非梗死区缺血所致的劳力性心绞痛者。⑥严重心律失常、左心室射血分数＜40%或充血性心力衰竭患者。

(四)CTA

近年来,多层螺旋 CT 尤其是 CTA 在冠心病诊断中正在推广应用。CTA能够清晰显示冠脉主干及其分支狭窄、钙化、开口起源异常及桥血管病变。有资料显示,CTA 诊断冠状动脉病变的灵敏度为96.33%、特异度为 98.16%,阳性预测值为 97.22%,阴性预测值为97.56%。其中对左主干、左前降支病变及＞75%的病变灵敏度最高,分别达到 100%和94.4%。CTA 对冠状动脉狭窄病变、桥血管、开口畸形、支架管腔、斑块形态均显影良好,对钙化病变诊断率优于冠状动脉造影,阴性者可排除冠心病,阳性者应行冠状动脉造影检查。另外,CTA 也可以作为冠心病高危人群无创性筛选检查及冠脉支架术后随访手段。

(五)其他

其他非创伤性检查包括运动平板试验、运动放射性核素心肌灌注扫描、药物负荷试验、超声心动图等,也有助于诊断。通过非创伤性检查可以帮助决定冠状动脉造影单支临界性病变是否需要做介入性治疗,明确缺血相关血管,为血运重建治疗提供依据。同时可以提供有无存活心肌的证据,也可作为经皮冠状动脉腔内成形术后判断有无再狭窄的重要对比资料。但不稳定型心绞痛急性期应避免做任何形式的负荷试验,这些检查宜放在病情稳定后进行。

五、诊断

(一)诊断依据

对同时具备下述情形者,应诊断为不稳定型心绞痛。

（1）临床新出现或恶化的心肌缺血症状表现（心绞痛、急性左心衰竭）或心电图显示心肌缺血图形。

（2）无或仅有轻度的心肌酶（肌酸激酶同工酶）或 TnT、TnI 增高（未超过2倍正常值），且心电图无 ST 段持续抬高。应根据心绞痛发作的性质、特点、发作时体征和发作时心电图改变及冠心病危险因素等，结合临床综合判断，以提高诊断的准确性。心绞痛发作时心电图 ST 段抬高或压低的动态变化或左束支阻滞等具有诊断价值。

（二）危险分层

不稳定型心绞痛的诊断确立后，应进一步进行危险分层，以便于对其进行预后评估和干预措施的选择。

1.中华医学会心血管分会关于不稳定型心绞痛的危险度分层

根据心绞痛发作情况、发作时 ST 段下移程度及发作时患者的一些特殊体征变化，将不稳定型心绞痛患者分为高、中、低危险组（表 1-2）。

表 1-2　不稳定型心绞痛临床危险度分层

组别	心绞痛类型	发作时 ST 降低幅/mm	持续时间/min	肌钙蛋白 T 或肌钙蛋白 I
低危险组	初发、恶化劳力性，无静息时发作	≤1	<20	正常
中危险组	1 个月内出现的自发性心绞痛，但 48 小时内无发作者（多数由劳力性心绞痛进展而来）或梗死后心绞痛	>1	<20	正常或轻度升高
高危险组	48 小时内反复发作自发性心绞痛或梗死后心绞痛	>1	>20	升高

注：①陈旧性心肌梗死患者其危险度分层上调一级，若心绞痛是由非梗死区缺血所致时，应视为高危险组。②左心室射血分数＜40％，应视为高危险组。③若心绞痛发作时并发左心功能不全、二尖瓣反流、严重心律失常或低血压［收缩压≤12 kPa(90 mmHg)］，应视为高危险组。④当横向指标不一致时，按危险度高的指标归类。例如：心绞痛类型为低危险组，但心绞痛发作时 ST 段压低＞1 mm，应归入中危险组

2.美国心脏病学会/美国心脏协会关于不稳定型心绞痛/非 ST 段抬高心肌梗死危险分层

其见表 1-3。

六、鉴别诊断

在确定患者为心绞痛发作后，还应对其是否稳定作出判断。

表 1-3　美国心脏病学会/美国心脏协会关于不稳定型心绞痛/非 ST 段抬高心肌梗死的危险分层

危险分层	高危(至少有下列特征之一)	中危(无高危特点但有以下特征之一)	低危(无高中危特点但有下列特点之一)
(1)病史	近 48 小时内加重的缺血性胸痛发作	既往有心肌梗死、外围血管或脑血管病,或冠状动脉旁路移植术,曾用过阿司匹林	近 2 周内发生的加拿大心血管学会心绞痛严重度分级Ⅲ级或以上伴有高、中度冠脉病变可能者
(2)胸痛性质	自发性心绞痛>20 分钟	自发性心绞痛>20 分钟,现已缓解,有高、中度冠脉病变可能性,自发性心绞痛<20 分钟,经休息或含服硝酸甘油缓解	无自发性心绞痛>20 分钟持续发作
(3)临床体征或发现	第三心音、新的或加重的奔马律,左心室功能不全(射血分数<40%),二尖瓣反流,严重心律失常或低血压[收缩压≤12 kPa(90 mmHg)]或存在与缺血有关的肺水肿,年龄>75 岁	年龄>75 岁	
(4)心电图变化	休息时胸痛发作伴 ST 段变化>0.1 mV;新出现 Q 波,束支传导阻滞;持续性室性心动过速	T 波倒置>0.2 mV,病理性 Q 波	胸痛期间心电图正常或无变化
(5)肌钙蛋白监测	明显增高(TnT 或 TnI>0.1 μg/mL)	轻度升高(即 TnT>0.01,但<0.1 μg/mL)	正常

与稳定型心绞痛相比,不稳定型心绞痛症状特点是短期内疼痛发作频率增加、无规律,程度加重、持续时间延长、发作诱因改变或不明显,甚至休息时亦出现持续时间较长的心绞痛,含化硝酸甘油效果差或无效,或出现了新的症状如呼吸困难、头晕甚至昏厥等。不稳定型心绞痛的常见临床类型包括初发劳力性心绞痛、恶化劳力性心绞痛、卧位型心绞痛、夜间发作的心绞痛、变异型心绞痛、梗死前心绞痛、梗死后心绞痛和混合型心绞痛。

临床上,常将不稳定型心绞痛和非 ST 段抬高心肌梗死及 ST 段抬高心肌梗死统称为急性冠脉综合征。

不稳定型心绞痛和非 ST 段抬高心肌梗死是在病因和临床表现上相似,但严重程度不同而又密切相关的两种临床综合征,其主要区别在于缺血是否严重到导致足够大的心肌损害,以至于能检测到心肌损害的标志物肌钙蛋白(TnI、TnT)或肌酸激酶同工酶水平升高。如果反映心肌坏死的标志物在正常范围内或仅轻微增高(未超过 2 倍正常值),就诊断为不稳定型心绞痛,而当心肌坏死标志物超过正常值 2 倍时,则诊断为非 ST 段抬高心肌梗死。

不稳定型心绞痛和 ST 段抬高心肌梗死的区别在于后者在胸痛发作的同时出现典型的ST 段抬高并具有相应的动态改变过程和心肌酶学改变。

七、治疗

不稳定型心绞痛的治疗目标是控制心肌缺血发作和预防急性心肌梗死。治疗措施包括内科药物治疗、经皮冠状动脉介入治疗和外科冠状动脉旁路移植术。

不稳定型心绞痛的危险分层和治疗过程可以参考图 1-1。

(一)一般治疗

对于符合不稳定型心绞痛诊断的患者,应及时收住院治疗(最好收入监护病房),急性期卧床休息1～3 天,吸氧,持续心电监测。对于低危险组患者留观期间未再发生心绞痛,心电图也无缺血改变,无左心衰竭的临床证据,留观 12～24 小时期间未发现有肌酸激酶同工酶升高,TnT 或 TnI 正常者,可在留观 24～48 小时后出院。对于中危或高危的患者,特别是 TnT 或 TnI 升高者,住院时间相对延长,内科治疗也应强化。

(二)药物治疗

1.控制心绞痛发作

(1)硝酸酯类:硝酸甘油主要通过扩张静脉、减轻心脏前负荷来缓解心绞痛发作。心绞痛发作时应舌下含化硝酸甘油,初次含硝酸甘油的患者以先含 0.5 mg为宜。对于已有含服经验的患者,心绞痛发作时若含0.5 mg无效,可在 3～5 分钟追加 1 次,若连续含硝酸甘油 1.5～2 mg仍不能控制疼痛症状,需应用强镇痛药以缓解疼痛,并随即采用硝酸甘油或硝酸异山梨酯静脉滴注,硝酸甘油的剂量以 5 μg/min 开始,以后每5～10 分钟增加 5 μg/min,直至症状缓解或收缩压降低 1.3 kPa(10 mmHg)为宜,最高剂量一般不超过100 μg/min,一旦患者出现头痛或血压降低[收缩压＜12 kPa(90 mmHg)],应迅速减少静脉滴注的剂量。维持静脉滴注的剂量以 10～30 μg/min 为宜。对于中危和高危险的患者,硝酸甘油持续静脉滴注 24～48 小时即可,以免产生耐药性而降低疗效。

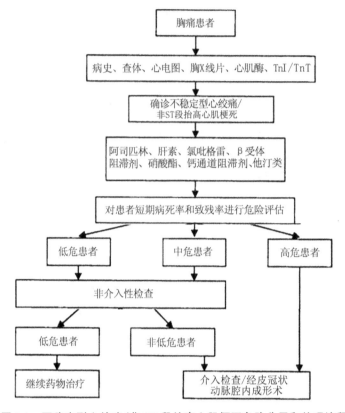

图 1-1　不稳定型心绞痛/非 ST 段抬高心肌梗死危险分层和处理流程

　　常用口服硝酸酯类药物:心绞痛缓解后可改为硝酸酯类口服药物。常用药物有硝酸异山梨酯和 5-单硝酸异山梨酯。硝酸异山梨酯作用的持续时间为 4～5 小时,故以每天 3～4 次口服为宜,对劳力性心绞痛患者应集中在白天给药。5-单硝酸异山梨酯可采用每天 2 次给药。若白天和夜间或清晨均有心绞痛发作者,硝酸异山梨酯可每 6 小时给药 1 次,但宜短期治疗以避免耐药性。对于频繁发作的不稳定型心绞痛患者,口服硝酸异山梨酯短效药物的疗效常优于服用 5-单硝酸异山梨酯的长效药物。硝酸异山梨酯的使用剂量可以从每次 10 mg 开始,当症状控制不满意时可逐渐加大剂量,一般不超过每次 40 mg,只要患者心绞痛发作时口含硝酸甘油有效,即是增加硝酸异山梨酯剂量的指征;若患者反复口含硝酸甘油不能缓解症状,常提示患者有极为严重的冠状动脉阻塞病变,此时即使加大硝酸异山梨酯剂量也不一定能取得良好效果。

　　(2)β 受体阻滞剂:通过减慢心率、降低血压和抑制心肌收缩力而降低心肌耗氧量,从而缓解心绞痛症状,对改善近、远期预后有益。

对不稳定型心绞痛患者控制心绞痛症状及改善其近、远期预后均有好处,除有禁忌证外,主张常规服用。首选具有心脏选择性的药物,如阿替洛尔、美托洛尔和比索洛尔等。除少数症状严重者可采用静脉推注 β 受体阻滞剂外,一般主张直接口服给药。剂量应个体化,根据症状、心率及血压情况调整剂量。阿替洛尔常用剂量为 12.5～25 mg,每天 2 次;美托洛尔常用剂量为 25～50 mg,每天 2 或 3 次;比索洛尔常用剂量为 5～10 mg,每天 1 次;不伴有劳力性心绞痛的变异性心绞痛不主张使用。

(3)钙通道阻滞剂:通过扩张外周血管和解除冠状动脉痉挛而缓解心绞痛,也能改善心室舒张功能和心室顺应性。非二氢吡啶类有减慢心率和减慢房室传导作用。常用药物有两类。①二氢吡啶类钙通道阻滞剂:硝苯地平对缓解冠状动脉痉挛有独到的效果,故为变异性心绞痛的首选用药,一般剂量为 10～20 mg,每 6 小时 1 次,若仍不能有效控制变异性心绞痛的发作,还可与地尔硫草合用,以产生更强的解除冠状动脉痉挛的作用,当病情稳定后可改为缓释和控释制剂。对合并高血压者,应与 β 受体阻滞剂合用。②非二氢吡啶类钙通道阻滞剂:地尔硫草有减慢心率、降低心肌收缩力的作用,故较硝苯地平更常用于控制心绞痛发作。一般使用剂量为 30～60 mg,每天 3～4 次。该药可与硝酸酯类合用,亦可与 β 受体阻滞剂合用,但与后者合用时需密切注意心率和心功能变化。

如心绞痛反复发作,静脉滴注硝酸甘油不能控制时,可试用地尔硫草短期静脉滴注,使用方法为 5～15 μg/(kg·min),可持续静脉滴注 24～48 小时,在静脉滴注过程中需密切观察心率、血压的变化,如静息心率低于 50 次/分,应减少剂量或停用。

钙通道阻滞剂用于控制下列患者的进行性缺血或复发性缺血症状:①已经使用足量硝酸酯类和 β 受体阻滞剂的患者。②不能耐受硝酸酯类和 β 受体阻滞剂的患者。③变异性心绞痛的患者。因此,对于严重不稳定型心绞痛患者常需联合应用硝酸酯类、β 受体阻滞剂和钙通道阻滞剂。

2.抗血小板治疗

阿司匹林为首选药物。急性期剂量应在 150～300 mg/d,可达到快速抑制血小板聚集的作用,3 天后可改为小剂量,即 50～150 mg/d 维持治疗。对于存在阿司匹林禁忌证的患者,可采用氯吡格雷替代治疗,使用时应注意经常检查血常规,一旦出现明显白细胞或血小板计数降低,应立即停药。

(1)阿司匹林:阿司匹林对不稳定型心绞痛治疗目的是通过抑制血小板的环氧合酶快速阻断血小板中血栓素 A_2 的形成。因小剂量阿司匹林(50～75 mg)

需数天才能发挥作用,故目前主张:①尽早使用,一般应在急诊室服用第一次。②为尽快达到治疗性血药浓度,第一次应采用咀嚼法,促进药物在口腔颊部黏膜吸收。③剂量300 mg,每天 1 次,3 天后改为 100 mg,每天 1 次,很可能需终身服用。

(2)氯吡格雷:为第二代抗血小板聚集的药物,通过选择性地与血小板表面腺苷酸环化酶耦联的腺苷二磷酸受体结合而不可逆地抑制血小板的聚集,且不影响阿司匹林阻滞的环氧合酶通道,与阿司匹林合用可明显增加抗凝效果,对阿司匹林过敏者可单独使用。噻氯匹定的最严重不良反应是中性粒细胞减少,见于连续治疗 2 周以上的患者,易出现血小板减少和出血时间延长,亦可引起血栓性血小板减少性紫癜,而氯吡格雷则不明显,目前在临床上已基本取代噻氯匹定。目前,对于不稳定型心绞痛患者和接受介入治疗的患者多主张强化血小板治疗,即二联抗血小板治疗,在常规服用阿司匹林的基础上立即给予氯吡格雷治疗至少 1 个月,亦可延长至 9 个月。

(3)血小板糖蛋白Ⅱb/Ⅲa 受体抑制药:为第三代血小板抑制药,主要通过占据血小板表面的糖蛋白Ⅱb/Ⅲa 受体,抑制纤维蛋白原结合而防止血小板聚集。但其口服制剂疗效及安全性令人失望。静脉制剂主要有阿昔单抗、非抗体复合物替洛非班等,其在注射停止后数小时作用消失。目前,临床常用药物有盐酸替罗非班注射液,是一种非肽类的血小板糖蛋白Ⅱb/Ⅲa受体的可逆性拮抗药,能有效地阻止纤维蛋白原与血小板表面的糖蛋白Ⅱb/Ⅲa 受体结合,从而阻断血小板的交联和聚集。盐酸替罗非班对血小板功能的抑制的时间与药物的血浆浓度相平行,停药后血小板功能迅速恢复到基线水平。不稳定型心绞痛患者盐酸替罗非班静脉输注可分两步,即在肝素和阿司匹林应用条件下,可先给予负荷量 0.4 $\mu g/(kg \cdot min)$ 30 分钟,而后以 0.1 $\mu g/(kg \cdot min)$ 维持静脉滴注48 小时。对于高度血栓倾向的冠脉血管成形术患者,盐酸替罗非班两步输注方案为负荷量 10 $\mu g/kg$ 于5分钟内静脉推注,然后以0.15 $\mu g/(kg \cdot min)$ 维持16~24 小时。

3.抗凝血酶治疗

目前,临床使用的抗凝药物有普通肝素、低分子肝素和水蛭素,其他人工合成或口服的抗凝药正在研究或临床观察中。

(1)普通肝素:是常用的抗凝药,通过激活抗凝血酶而发挥抗栓作用,静脉滴注肝素会迅速产生抗凝作用,但个体差异较大,故临床需化验活化部分凝血活酶时间。一般将活化部分凝血活酶时间延长至 60~90 秒作为治疗窗口。多数学者认为,在 ST 段不抬高的急性冠脉综合征,治疗时间为 3～5 天,具体用法为 75 U/kg 体重,静脉滴注维持,使活化部分凝血活酶时间在正常的 1.5～2 倍。

(2)低分子肝素:低分子肝素是由普通肝素裂解制成的小分子复合物,相对分子质量为 2 500～7 000,具有以下特点:抗凝血酶作用弱于肝素,但保持了抗因子Ⅹa 的作用,因而抗因子Ⅹa 和凝血酶的作用更加均衡;抗凝效果可以预测,不需要检测活化部分凝血活酶时间;与血浆和组织蛋白的亲和力弱,生物利用率高;皮下注射,给药方便;促进更多的组织因子途径抑制物生成,更好地抑制因子Ⅶ和组织因子复合物,从而增加抗凝效果等。许多研究均表明低分子肝素在不稳定型心绞痛和非 ST 段抬高心肌梗死的治疗中起作用至少等同或优于经静脉应用普通肝素。低分子肝素因生产厂家不同而规格各异,一般推荐量按不同厂家产品以每千克体重计算皮下注射,连用 1 周或更长。

(3)水蛭素:是从药用水蛭唾液中分离出来的第一个直接抗凝血酶制药,通过重组技术合成的是重组水蛭素。重组水蛭素理论上优点有:无须通过抗凝血酶Ⅲ激活凝血酶;不被血浆蛋白中和;能抑制凝血块黏附的凝血酶;对某一剂量有相对稳定的活化部分凝血活酶时间,但主要经肾脏排泄,肾功能不全者应用本品者可导致不可预料的蓄积。多数试验证实水蛭素能有效降低病死率与非致死性心肌梗死的发生率,但出血危险性有所增加。

(4)抗血栓治疗的联合应用。①阿司匹林加腺苷二磷酸受体拮抗药:阿司匹林与腺苷二磷酸受体拮抗药的抗血小板作用机制不同,一般认为,联合应用可以提高疗效。有关试验表明,与单用阿司匹林相比,氯吡格雷联合使用阿司匹林可使致死性和非致死性心肌梗死降低 20%,减少冠状动脉重建需要和心绞痛复发。②阿司匹林加肝素:有关试验结果表明,男性非 ST 段抬高心肌梗死患者使用阿司匹林明显降低死亡或心肌梗死的危险,单独使用肝素没有受益,阿司匹林加普通肝素联合治疗的最初 5 天事件发生率最低。目前资料显示,普通肝素或低分子肝素与阿司匹林联合使用疗效优于单用阿司匹林;阿司匹林加低分子肝素等同于甚至可能优于阿司匹林加普通肝素。③肝素加血小板膜糖蛋白Ⅱb/Ⅲa 抑制药:有关试验结果显示,与单独应用血小板膜糖蛋白Ⅱb/Ⅲa 抑制药相比,未联合使用肝素的患者事件发生率较高。目前,多主张联合应用肝素与血小板膜糖蛋白Ⅱb/Ⅲa 抑制药。由于两者连用可延长活化部分凝血活酶时间,肝素剂量应小于推荐剂量。④阿司匹林加肝素加血小板膜糖蛋白Ⅱb/Ⅲa 抑制药:目前,合并急性缺血的非 ST 段抬高心肌梗死的高危患者,主张三联抗血栓治疗,是目前最有效的抗血栓治疗方案。持续性或伴有其他高危特征的胸痛患者及准备做早期介入治疗的患者,应采用该方案。

4.调脂治疗

血脂增高的干预治疗除调整饮食、控制体重、进行体育锻炼、控制精神紧张、戒烟、控制糖尿病等非药物干预手段外,调脂药物治疗是最重要的环节。近代治疗急性冠脉综合征的最大进展之一就是他汀类药物的开发和应用,该类药物除降低总胆固醇、低密度脂蛋白胆固醇、三酰甘油和升高高密度脂蛋白胆固醇外,还有缩小斑块内脂质核、加固斑块纤维帽、改善内皮细胞功能、减少斑块炎性细胞数目、防止斑块破裂等作用,从而减少冠脉事件,另外还能通过改善内皮功能以减弱凝血倾向,防止血栓形成,防止脂蛋白氧化,起到了抗动脉粥样硬化和抗血栓作用。随着长期的大样本的实验结果出现,已经显示他汀类强化降脂治疗和经皮冠状动脉腔内成形术加常规治疗可同样安全有效地减少缺血事件。所有他汀类药物均有相同的不良反应,即胃肠道功能紊乱、肌痛及肝损害,儿童、孕妇及哺乳期妇女不宜应用。常见他汀类降调脂药见表1-4。

表 1-4　临床常见他汀类药物剂量

药　物	常用剂量/mg	用法
阿托伐他汀(立普妥)	10～80	每天 1 次,口服
辛伐他汀(舒将之)	10～80	每天 1 次,口服
洛伐他汀(美将之)	20～80	每天 1 次,口服
普伐他汀(普拉固)	20～40	每天 1 次,口服
氟伐他汀(来适可)	40～80	每天 1 次,口服

5.溶血栓治疗

国际多中心大样本的临床试验已证明采用急性心肌梗死的溶栓方法治疗不稳定型心绞痛反而有增加急性心肌梗死发生率的倾向,故已不主张采用。至于小剂量尿激酶与充分抗血小板和抗凝血酶治疗相结合是否对不稳定型心绞痛有益,仍有待临床进一步研究。

6.经皮冠状动脉介入治疗和外科手术治疗

在高危险组患者中,如果存在以下情况之一则应考虑行紧急介入性治疗或冠状动脉旁路移植术。

(1)虽经内科加强治疗,心绞痛仍反复发作。

(2)心绞痛发作时间明显延长超过 1 小时,药物治疗不能有效缓解上述缺血发作。

(3)心绞痛发作时伴有血流动力学不稳定,如出现低血压、急性左心功能不全或伴有严重心律失常等。

不稳定型心绞痛的紧急介入性治疗的风险一般高于择期介入性治疗,故在决定之前应仔细权衡。紧急介入性治疗的主要目标是以迅速开通"罪犯"病变的血管,恢复其远端血流为原则,对于多支病变的患者,可以不必1次完成全部的血管重建。对于血流动力学不稳定的患者,最好同时应用主动脉内球囊反搏,力求稳定高危患者的血流动力学。除以上少数不稳定型心绞痛患者外,大多数不稳定型心绞痛患者的介入性治疗宜放在病情稳定至少48小时后进行。

目前认为,当不稳定型心绞痛患者经积极的药物治疗或经皮冠状动脉介入治疗效果不满意,或由于各种原因不能进行经皮冠状动脉介入治疗时,可考虑冠状动脉旁路移植术治疗。对严重的多支病变和严重的主干病变,特别是左心室功能严重障碍的患者,应首先考虑冠状动脉旁路移植术。

7.不稳定型心绞痛出院后的治疗

不稳定心绞痛患者出院后仍需定期门诊随诊。低危险组的患者1~2个月随访1次,中、高危险组的患者无论是否行介入性治疗,都应1个月随访1次,如果病情无变化,随访半年即可。

不稳定型心绞痛患者出院后仍需继续服阿司匹林、β受体阻滞剂。阿司匹林宜采用小剂量,每天50~150 mg即可,β受体阻滞剂宜逐渐增量至最大可耐受剂量。在冠心病的二级预防中,阿司匹林和降胆固醇治疗是最重要的。降低胆固醇的治疗应参照国内降血脂治疗的建议,即血清胆固醇>4.68 mmol/L或低密度脂蛋白胆固醇>2.6 mmol/L均应服他汀类降胆固醇药物,并达到有效治疗的目标。血浆三酰甘油>2.26 mmol/L的冠心病患者一般也需要服降低三酰甘油的药物。其他二级预防的措施包括向患者宣教戒烟、治疗高血压和糖尿病、控制危险因素、改变不良的生活方式、合理安排膳食、适度增加活动量、减少体重等。

八、影响不稳定型心绞痛预后的因素

(1)左心室功能为最强的独立危险因素,左心室功能越差,预后也越差,因为这些患者的心脏很难耐受进一步的缺血或梗死。

(2)冠状动脉病变的部位和范围:左主干病变和右冠开口病变最具危险性,三支冠脉病变的危险性大于双支或单支者,前降支病变危险大于右冠或回旋支病变,近段病变危险性大于远端病变。

(3)年龄是一个独立的危险因素,主要与老年人的心脏储备功能下降和其他重要器官功能降低有关。

(4)合并其他器质性疾病或危险因素:不稳定型心绞痛患者如合并肾衰竭、慢性阻塞性肺疾病、糖尿病、高血压、高血脂、脑血管病及恶性肿瘤等,均可影响不稳定型心绞痛患者的预后。其中肾功能状态还明显与经皮冠状动脉介入治疗预后有关。

第三节 原发性高血压

大多数高血压患者病因不明,称为原发性高血压,占高血压患者的95％以上,除了高血压本身有关的症状以外,长期高血压还可成为多种心血管疾病的重要危险因素,并影响重要脏器如心、脑、肾的功能,最终可导致这些器官的功能衰竭;在不足5％患者中,血压升高是某些疾病的一种临床表现,本身有明确而独立的病因,称为继发性高血压。

一、高血压定义、分类、测量

(一)定义

目前成人高血压的定义是收缩压≥18.7 kPa(140 mmHg)或舒张压≥12 kPa(90 mmHg)。正常血压和血压升高的划分并无明确界线,因此,高血压的标准是根据临床及流行病学资料人为界定的。但由于血压变化很大,在确定一个患者为高血压和决定开始治疗之前,必须在数周内多次测量核实血压水平升高。对于轻度或临界高血压范围内的血压值,监测应延续3～6周,对血压明显升高或有并发症者,所需观察期就短一些。

(二)高血压分类

高血压可以用3种方式分类,即血压、器官损害程度和病因学。目前,我国采用国际上统一的血压分类标准,根据血压升高水平,又进一步将高血压分为1、2、3级。下面所列的是1999年世界卫生组织和国际高血压联盟的高血压治疗指南的分类标准。它将18岁以上成人的血压,按不同水平分类(表1-5)。

高血压与总体心血管危险:在有心血管病史的老年患者中,每年100人中至少有3人将出现1次更严重的疾病。值得注意的是,中国和俄罗斯的脑卒中发病率高,是美国和西欧的4倍,但平均血压仅稍微增高。因此,在我国进行轻度高血压的治疗可能尤为有益。

表 1-5 血压水平的定义和分类

类别	收缩压/mmHg	舒张压/mmHg
理想血压	<120	<80
正常血压	<130	<85
正常高值	130~139	85~89
1 级高血压(轻度)	140~159	90~99
亚组:临界高血压	140~149	90~94
2 级高血压(中度)	160~179	100~109
3 级高血压(重度)	≥180	≥110
单纯收缩性高血压	≥140	<90
亚组:临界高血压	140~149	<90

注:1 kPa=0.133 mmHg,患者收缩压与舒张压属不同级别时,应按两者中较高的级别分类;患者既往有高血压史,目前正服用抗高血压药,血压虽已低于 140/90 mmHg,亦应诊断为高血压

(三)血压测量

这里只是在一般的测量技术基础上提出几点值得注意的地方。①根据世界卫生组织的建议,首先听到声响时的血压为收缩压,舒张压则是声音消失(第 5 期)时刻的血压。多数主要研究均采用这一点,即以声音消失点确认舒张压;采用声音突然变小而低沉(第 4 期)来确认舒张压则导致舒张压值明显升高,这是应该避免的。②多数首次就诊者,还建议应测量坐位和站立位时的双臂血压。另外,老年患者的直立性低血压可能更多见,应定期测量站立位血压。③医师在场,即使影响程度稍小一些的护士在场,均能导致一些情绪性的血压升高(白大衣效应,可以更恰当地描述为单纯性诊室高血压)。④应当注意,家庭和动态血压读数较临床值平均要低数个毫米汞柱,老年人尤其如此,并且应把高血压的分界值和治疗的目标血压设定在较低的水平,以避免漏诊和漏治。

二、流行病学

流行病学研究不断发现高血压与多种疾病,尤其是冠心病、脑卒中、充血性心力衰竭和肾功能损害有某种重要的独立的关联。患高血压或糖尿病的中年人的认知能力与未患此病的中年人相比有明显的下降。

高血压患病率和发病率在不同国家、地区或种族之间有差别,工业化国家较发展中国家高,美国黑种人约为白人的 2 倍。高血压患病率、发病率及血压水平随年龄增加而升高,高血压在老年人中较为常见,尤其是收缩期高血压。

我国高血压患病率总体上呈明显上升趋势,估计现有高血压患者超过 1 亿

人。流行病学调查显示,我国高血压患病率和流行存在地区、城乡和民族差别,北方高于南方;沿海高于内地,城市高于农村;高原少数民族地区患病率较高。男性、女性高血压患病率差别不大。

由于高血压的危险性会因其他危险因素如吸烟、血清胆固醇升高和糖尿病的存在和程度增高而大大增加,当危险因素组合不同时,同等血压水平会带来不同的危险性。评估总体的心血管疾病危险性对确定高血压个体的干预阈值具有重要意义。

需要重视在整个人群而不是仅高危人群降低血压,研究血压分布也是有价值的。不论以何种标准判断,血压增高的群体构成一个危险性金字塔,基底部的人数最多,相对危险性增加但并不太高,顶部人数最少而相对危险性最大。因此,高血压所致的并发症大多数发生在金字塔基底部,也就是分布在轻度高血压的那部分。

三、病因

原发性高血压的病因复杂,是遗传易感性和环境因素相互作用的结果,亦受其他因素的影响。

(一)影响血压的一般因素

1.年龄

横断面调查及前瞻性观察序列分析,都证明了在不同地理、文化和社会经济特征的多数群体中,年龄和血压存在正相关关系。在大多数西方人群中,收缩压有从儿童、青少年到成年人逐渐增高的倾向,至 70 或 80 岁平均值达到 18.7 kPa(140 mmHg)。舒张压也倾向于随年龄增加而增加,但速度较收缩压要慢,且平均值在 50 岁以后倾向于保持原水平或下降。这就导致了脉压的增加,而随年龄增长单纯收缩压增高更为常见。

但是在某些与外界隔绝的人群中,这种年龄相关的血压增高并不明显。低盐摄入的人群这点更突出。另外,还观察到在未开化的社会,当他们接纳西方生活方式时易获得年龄相关的血压增高倾向,体现了环境的影响(尤其是饮食改变)。可见年龄相关的血压增高既不是不可避免的,也不是一个正常衰老过程的生物学伴随现象。

2.性别

从青春期开始,男性血压倾向于一个较高的平均水平。这种差异在青年人和中年人中最为明显。中年后,女性高血压发生所占比率的改变,部分是由于中年高血压男性的过早病死率较高所致。

3.种族

黑种人群体血压水平高于其他种族。非洲裔美国黑种人被证实比非洲黑种人血压要高,提示种族易感性的放大效应。

4.体育活动

规律的至少中等水平体格强度的需氧体育活动,对预防和治疗高血压均有益处。

5.心率

高血压患者的心率均较快。

6.社会-心理因素

急性精神应激、噪声污染、空气污染和软水都被视为高血压的危险因素。精神应激、城市脑力劳动者高血压患病率超过体力劳动者,从事精神紧张度高的职业者发生高血压的可能性较大,长期生活在噪声环境中听力敏感性减退者患高血压也较多。休息后往往症状和血压可获得一定改善。新的研究结果支持关于蓄积性铅暴露与高血压危险性增高有关的假设,骨铅(而非血铅)水平与高血压的发病率增高有关,这表明铅对高血压的影响很可能是一个缓慢的过程,而非一种急性现象。

(二)遗传因素

可能存在主要基因显性遗传和多基因关联遗传两种方式。在遗传表型上,不仅血压升高发生率体现遗传性,而且在血压高度、并发症发生及其他有关因素方面(如肥胖)也有遗传性。高血压有明显的家族聚集性,父母均有高血压,子女的发病概率高达46%,约60%高血压患者可询问到有高血压家族史。

(三)环境因素

1.饮食

不同地区人群血压水平和高血压患病率与钠盐平均摄入量显著相关,摄盐越多,血压水平和患病率越高,但是同一地区人群中个体间血压水平与摄盐量并不相关,摄盐过多导致血压升高主要见于对盐敏感的人群。钾摄入量与血压呈负相关。多数人认为饮食低钙与高血压发生有关。高蛋白质摄入属于升压因素,动物和植物蛋白质均能升压。饮食中饱和脂肪酸或饱和脂肪酸/不饱和脂肪酸比值较高也属于升压因素。饮酒与血压水平呈线性相关,尤其为收缩压,每天饮酒的酒精量超过50 g者,高血压发病率明显增高。

2.其他因素

(1)体重:体重常是衡量肥胖程度的指标,高血压患者约 1/3 有不同程度肥胖。超重或肥胖是血压升高的重要危险因素。一般采用体质指数,即体重(kg)/身高(m)^2(以 20~24 为正常范围)来衡量肥胖程度。血压与体质指数呈显著正相关。肥胖的类型与高血压发生关系密切,腹型肥胖者容易发生高血压。

(2)避孕药:服避孕药妇女血压升高发生率及程度与服用时间长短有关。35 岁以上易出现血压升高。口服避孕药引起的高血压一般为轻度,可逆转,终止避孕药 3~6 个月血压常恢复正常。

(3)阻塞型睡眠呼吸暂停综合征:是指睡眠期间反复发作性呼吸暂停。阻塞型睡眠呼吸暂停综合征常伴有重度打鼾,其病因主要是上呼吸道咽部肌肉收缩或狭窄、腺样体和扁桃体组织增生、舌根部脂肪浸润后垂及下腭畸形。阻塞型睡眠呼吸暂停综合征患者 50% 有高血压,血压高度与阻塞型睡眠呼吸暂停综合征病程有关。

四、发病机制

从血流动力学角度,血压主要决定于心排血量和体循环外周血管阻力,平均动脉血压＝心排血量×总外周血管阻力。高血压的血流动力学特征主要是总外周血管阻力相对或绝对增高。从总外周血管阻力增高出发,目前高血压的发病机制较集中在以下几个环节。

(一)交感神经系统活性亢进

各种病因因素使大脑皮质下神经中枢功能发生变化,各种神经递质浓度与活性异常,包括去甲肾上腺素、肾上腺素、多巴胺、神经肽、5-羟色胺、血管升压素、脑啡肽、脑钠肽和中枢肾素-血管紧张素系统异常,导致交感神经系统活性亢进,血浆儿茶酚胺浓度升高,阻力小动脉收缩增强。

(二)肾性水钠潴留

各种原因引起肾性水钠潴留,机体为避免心排血量增高使组织过度灌注,全身阻力小动脉收缩增强,导致外周血管阻力增高,压力-利钠机制可将潴留的水钠排泄出去。也可能通过排钠激素分泌释放增加,例如内源性类洋地黄物质,在排泄水钠同时使外周血管阻力增高。这个学说的理论意义在于将血压升高作为维持体内水钠平衡的一种代偿方式,而水钠潴留是其基本的病理生理变化。

有较多因素可引起肾性水钠潴留,例如亢进的交感活性使肾血管阻力增加;肾小球有微小结构病变;肾脏排钠激素(前列腺素、激肽素、肾髓质素)分泌减少,或者肾外排钠激素(内源性类洋地黄物质、心房肽)分泌异常,或者潴钠激素(18-羟去氧皮质酮、醛固酮)释放增多等。

(三)肾素-血管紧张素-醛固酮系统激活

肾小球入球动脉的球旁细胞分泌肾素,激活从肝脏产生的血管紧张素原,生成血管紧张素Ⅰ,然后经肺循环的转换酶生成血管紧张素Ⅱ,血管紧张素Ⅱ是肾素-血管紧张素-醛固酮系统的主要效应物质,作用于血管紧张素Ⅱ受体,使小动脉平滑肌收缩,刺激肾上腺皮质球状带分泌醛固酮,通过交感神经末梢突触前膜的正反馈使去甲肾上腺素分泌增加。这些作用可使血压升高,参与高血压发病并维持血压。近年来,发现很多组织,例如血管壁、心脏、中枢神经、肾脏及肾上腺,也有肾素-血管紧张素-醛固酮系统各种组成成分。组织肾素-血管紧张素-醛固酮系统对心脏、血管功能和结构的作用,可能在高血压发生和维持中有更大影响。

(四)细胞膜离子转运异常

血管平滑肌细胞有许多特异性的离子通道、载体和酶,组成细胞膜离子转运系统,维持细胞内外 Na^+、K^+、Ca^{2+} 浓度的动态平衡。遗传性或获得性细胞膜离子转运异常,包括钠泵活性降低,Na^+、Ca^{2+} 协同转运缺陷,细胞膜通透性增强,钙泵活性降低,可导致细胞内 Na^+、Ca^{2+} 浓度升高,膜电位降低,激活平滑肌细胞兴奋-收缩耦联,使血管收缩反应性增强和平滑肌细胞增生与肥大,血管阻力增高。

(五)胰岛素抵抗

胰岛素抵抗是指必须以高于正常的血胰岛素释放水平来维持正常的糖耐量,表明机体应用胰岛素处理葡萄糖的能力减退。约50%原发性高血压患者存在不同程度的胰岛素抵抗,在肥胖、血三酰甘油升高、高血压与糖耐量减退同时并存的患者中最为明显。近年来认为胰岛素抵抗是2型糖尿病和高血压发生的共同病理生理基础,但是胰岛素抵抗是如何导致血压升高,尚未明确。大多数学者认为,是胰岛素抵抗继发性高胰岛素血症引起的,因为胰岛素抵抗主要影响胰岛素对葡萄糖的利用效应,胰岛素的其他生物学效应仍然保留,继发性高胰岛素血症使肾脏水钠重吸收增强,交感神经系统活性亢进,动脉弹性减退,从而使血压升高。胰岛素抵抗所致交感活性亢进使机体产热增加,是对肥胖的一种负反馈调节,这种调节以血压升高和血脂代谢障碍为代价。

上述从总外周血管阻力增高出发的机制尚不能解释单纯收缩期性高血压和

脉压明显增大。大动脉弹性和外周血管的压力反射波是收缩压与脉压的主要决定因素。因此,近年来重视动脉弹性功能在高血压发病中的作用。覆盖血管内膜面的内皮细胞能生成、激活和释放各种血管活性物质,例如,一氧化氮、前列腺素、内皮素-1、内皮依赖性血管收缩因子等,调节心血管功能。随着年龄增长及各种心血管危险因素,例如血脂异常、血糖升高、吸烟、高同型半胱氨酸血症等,氧自由基产生增加,一氧化氮灭活增强,氧化应激反应等均影响动脉弹性功能和结构。由于大动脉弹性减退,脉搏波传导速度增快,反射波抵达中心大动脉的时相从舒张期提前到收缩期,出现收缩期延迟压力波峰,可以导致收缩压升高,舒张压降低,脉压增大。阻力小动脉结构(血管数目稀少或壁/腔比值增加)和功能(弹性减退和阻力增大)改变,影响外周压力反射点的位置或反射波强度,也对脉压增大起重要作用。

五、临床表现及并发症

(一)症状

一般无特殊临床表现,多起病缓慢。常见症状有头晕、头痛、颈项板紧、疲劳、心悸等,呈轻度持续性,在紧张或劳累后加重,不一定与血压水平有关,多数可自行缓解。也可出现视物模糊、鼻出血等较重症状。约 1/5 无症状,仅在测量血压时或发生心、脑、肾等并发症时才被发现。

(二)体征

血压随季节、昼夜、情绪等因素有较大波动。冬季血压较高,夏季较低;血压有明显昼夜波动,一般夜间血压较低,清晨起床活动后血压迅速升高,形成清晨血压高峰。患者在家中的自测血压值往往低于诊所血压值。体格检查听诊时可有主动脉瓣区第二心音亢进、收缩期杂音或收缩早期喀喇音,少数在颈部或腹部可听到血管杂音。

(三)恶性或急进型高血压

发病较急骤,血压显著升高,舒张压持续≥17.3 kPa(130 mmHg);头痛、视物模糊、眼底出血、渗出和视盘水肿;肾脏损害突出,表现为持续蛋白尿、血尿及管型尿,并可伴肾功能不全;进展迅速,如不给予及时治疗,预后不佳,可死于肾衰竭、脑卒中或心力衰竭。

(四)并发症

1.高血压急症

高血压急症是指原发性或继发性高血压在病情发展过程中或在某些诱因的

作用下,血压急剧升高,病情迅速恶化,常伴有心、脑、肾功能障碍。除考虑血压升高的水平和速度外,靶器官受累的程度也很重要。当合并有急性肺水肿、心肌梗死、主动脉夹层动脉瘤及急性脑血管病变时,即使血压仅中度升高,也视为高血压急症。

(1)高血压危象:在高血压病程中,由于外周血管阻力突然上升,血压明显升高,出现头痛、烦躁、眩晕、恶心、呕吐、心悸、气急及视物模糊等症状。伴靶器官病变者可出现心绞痛、肺水肿或高血压脑病。以收缩压显著升高为主,也可伴舒张压升高。发作一般历时短暂,控制血压后病情可迅速好转,但易复发。危象发作时交感神经活动亢进,血中儿茶酚胺升高。

(2)高血压脑病:是指在高血压病程中发生急性脑血管循环障碍,引起脑水肿和颅内压增高而产生的临床征象。发生机制可能为过高的血压突破了脑血管的自身调节机制,脑灌注过多,液体渗入脑血管周围组织,引起脑水肿。临床表现有严重头痛、呕吐,甚至神志改变,较轻者仅有烦躁、意识模糊,严重者可发生抽搐、昏迷。

2.高血压相关靶器官损害

未治的高血压增加血管损害的危险,累及小动脉(阻力血管)、中等动脉及大动脉(传输血管)。这些损害导致心、肾、脑血管致残致死。在中国,脑血管意外仍是高血压最常见的表现,恶性及急进型高血压也常观察到。常见的高血压并发症包括左心室肥大、冠状动脉疾病、充血性心力衰竭、脑血管病(包括脑出血、脑血栓形成、腔隙性脑梗死、短暂性脑缺血发作)、视网膜病变、颈动脉粥样硬化、肾功能不全及主动脉和周围动脉疾病等。

3.主动脉夹层

主动脉夹层为血液渗入主动脉壁中层形成的夹层血肿,并沿着主动脉壁延伸剥离的严重心血管急症,也是猝死的病因之一。高血压是导致本病的重要因素。突发剧烈的胸痛易误诊为急性心肌梗死。疼痛发作时心动过速,血压更高。可迅速出现夹层破裂(如破入心包引起急性心脏压塞)或压迫主动脉大分支的各种不同表现。

(五)老年人的高血压

由于老年人口的增多,高血压的患病率随年龄而增长,60岁以上的老年人中40%～45%有高血压。流行病学提示,老年高血压患者的糖尿病、主动脉钙化、心肌梗死、脑卒中、间歇性跛行的发病率和心血管病病死率及老年人总病死率高于同龄血压正常人。美国高血压检测和随访结果表明,60～69岁老年收缩期高血压患者,收缩压每增加 0.1 kPa(1 mmHg),每年病死率增加 1%。这说明,老年人的抗高血压治疗的绝对利益特别高。由 Dahlof 等开展的高血压研究表明,更老的患者(年龄≥80 岁)接受治疗也有显著益处。然而对老年患者的药物应用应当谨慎,小剂量药物治疗通常能控制老年患者的高血压。

老年原发性高血压的临床特点:①单纯收缩期高血压,动脉粥样硬化是其主要原因。②血压波动大,易发生直立性低血压,由于老年人存在不同程度的器官退行性变,体内各种血压调节机制敏感性降低,这些障碍影响对血压波动的缓冲能力,导致老年人血压波动大,尤其是收缩压,且易发生直立性低血压。③并发症多且严重。④假性高血压:由于老年人肱动脉僵硬,以致不能被血压计袖带所压迫而得出了错误的高读数。因此,当患者外周动脉显著硬化,血压很高,而又无明显的靶器官损伤时,应考虑"假性高血压"的可能性。这类患者不易耐受降压治疗,服用降压药物会出现严重症状或并发症。

六、高血压诊断

因为临床状况的严重程度取决于患者心血管危险状况和靶器官损害情况,特别是后者,因此,全面而正确的高血压诊断非常重要。

(一)血压测量

高血压诊断主要根据门诊测量的血压值,必须以未服用降压药物情况下≥2 次非同日多次血压测定所得的平均值为依据。采用经核准的水银柱或电子血压计,测量静息坐位时上臂肱动脉部位血压。必要时还应测量平卧位和站立位血压。

(二)病史采集

应注意危险因素、继发性高血压征象及器官损害的症状等病史资料的收集。

(三)体格检查

应重视发现器官损害的可能体征及支持继发性高血压的体征。

(四)实验室检查

实验室检查包括尿分析、血肌酐、血钾、血糖、血胆固醇和心电图检查。

(五)高血压诊断的分期、分级和危险分层

基础收缩压每升高 1.3 kPa(10 mmHg),舒张压每增加 0.7 kPa(5 mmHg),脑卒中发病危险分别增高 49% 及 46%。我国冠心病危险因素的前瞻性研究显示,收缩压为 16～18.5 kPa(120～139 mmHg)者,冠心病发病的相对危险比收缩压＜16 kPa(120 mmHg)者增高 40%,比收缩压为 18.7～21.2 kPa(140～159 mmHg)者增高1.3倍。高血压的治疗决策不仅根据其血压水平,还要根据下列几个方面:①其他危险因素的存在情况;②并存的临床情况,如糖尿病及心、脑、肾、血管病;③靶器官损害;④患者的个人医疗情况等。为便于危险性分层,世界卫生组织和国际高血压联盟指南委员会根据"弗明汉心脏研究"观察对象(年龄 45～80 岁,平均 60 岁)的 10 年心血管病死亡、非致死性脑卒中和非致死性心肌梗死的患者资料,计算出年龄、性别、吸烟、糖尿病、胆固醇、早发性心血管病、靶器官损伤及心血管病和肾脏病史中某几项合并存在的对日后心血管事件绝对危险的影响,列于表 1-6。因此,确立高血压后,应根据影响预后的因素对高血压患者进行危险性分层,将其量化为低危、中危、高危和极高危 4 组。

表 1-6　影响高血压预后的因素

心血管疾病的危险因素	靶器官损害	并存的临床情况
Ⅰ.用于危险性分层的危险因素 • 收缩压和舒张压的水平(1～3 级) • 男性＞55 岁 • 女性＞65 岁 • 吸烟 • 总胆固醇＞5.72 mmol/L • 糖尿病 • 早发心血管疾病家族史(发病年龄男＜55 岁,女＜65 岁) Ⅱ.加重预后的其他危险因素 • 高密度脂蛋白胆固醇降低 • 低密度脂蛋白胆固醇升高 • 糖尿病伴微清蛋白尿 • 葡萄糖耐量减低 • 肥胖	• 左心室肥厚(心电图、超声心动图或X线) • 蛋白尿和(或)血浆肌酐浓度轻度升高 106～177 pmol/L • 超声或 X 线证实有动脉粥样斑块(颈、髂、股或主动脉) • 视网膜普遍或灶性动脉狭窄	1.脑血管疾病 • 缺血性卒中 • 脑出血 • 短暂性脑缺血发作 2.心脏疾病 • 心肌梗死 • 心绞痛 • 冠状动脉血运重建 • 充血性心力衰竭 3.肾脏疾病 • 糖尿病肾病 • 肾衰竭[血肌酐浓度＞177 μmol/L] 4.血管疾病 • 夹层动脉瘤 • 症状性动脉疾病

注:从以上可看出:①靶器官损害相当于以前世界卫生组织制定的 2 期高血压;②与高血压有关的临床疾病相当于以前世界卫生组织的 3 期高血压

　　表 1-7 按危险因素、靶器官损伤及并存临床情况的合并作用将危险量化为低危、中危、高危、极高危四档。每一档可反映疾病的绝对危险。各档内又因患

者的危险因素的数量与严重性还有程度的不同。

1.低危组

男性年龄＜55岁、女性年龄＜65岁且高血压1级、无其他危险因素者,属低危组。典型情况下,随后10年随访中发生主要心血管事件的危险＜15%。临界高血压患者的危险尤低。

2.中危组

高血压2级或1~2级同时有1~2个危险因素,是否给予药物治疗,开始药物治疗前应经多长时间的观察,医师需给出十分缜密的判断。典型情况下,该组患者随后10年内发生主要心血管事件的危险为15%~20%,若患者属高血压1级,兼有1种危险因素,10年内发生心血管事件的危险约为15%。

3.高危组

存在高血压危险因素且兼患糖尿病或靶器官损伤,或高血压3级而无其他危险因素者属高危组。典型情况下,随后10年间发生主要心血管事件的危险为20%~30%。

4.极高危组

高血压3级同时有1种以上危险因素或有靶器官损害,或高血压1~3级并有临床相关疾病,典型情况下,随后10年间发生主要心血管事件的危险最高(≥30%),应迅速开始最积极的治疗。

表1-7 按危险分层量化地估计高血压预后

血压(mmHg) 其他危险因素和病史	1级收缩压140~159 或舒张压90~99	2级收缩压160~179 或舒张压100~109	3级收缩压≥180 或舒张压≥110
I.无其他危险因素	低危	中危	高危
II.1~2个危险因素	中危	中危	极高危
III.≥3个危险因素或靶器官损害或糖尿病	高危	高危	极高危
IV.并存临床情况	极高危	极高危	极高危

注:1 mmHg=0.133 kPa

患者收缩压与舒张压属于不同级别时,应按两者中较高的级别分类。高血压分类中将"期"改为"级",认为术语"期"有疾病随时间进展的含义,这一点不完全适宜判断高血压程度,应以"级"为佳。原来应用的"临界高血压"概念不肯定,现改为1级高血压亚组,明确为高血压。因此,完整的高血压诊断应包括高血压水平分级和危险性分层。

七、治疗

(一)降压药物治疗原则

药物治疗降低血压可有效地降低心血管并发症的发病率和病死率,防止脑卒中、冠心病、心力衰竭和肾病的发生和发展。应采取以下原则。

(1)采用最小的有效剂量以获得可能的疗效而使不良反应减至最小。如有效,可以根据年龄和反应逐步递增剂量以获得最佳的疗效。

(2)为了有效地防止靶器官损害,要求 24 小时内降压稳定,并能防止从夜间较低血压到清晨血压突然升高而导致猝死、脑卒中和心脏病发作。要达到此目的,最好应用 1 次给药而有持续 24 小时降压作用的药物。其标志之一是降压谷峰比值>50%,即给药后 24 小时仍保持 50% 以上的最大降压效应,这还可增加治疗的依从性。

(3)提高降压效果而不增加不良反应,用低剂量单药治疗疗效不够时,可采用 2 种或 2 种以上药物联合治疗。

(4)判断某一种或几种降压药物是否有效,以及是否需要更改治疗方案时,应充分考虑该药达到最大疗效所需的时间。在药物发挥最大效果前过于频繁的改变治疗方案是不合理的。

(5)高血压是一种终身性疾病,一旦确诊后应坚持终身治疗。应用降压药治疗时尤为如此。

(二)治疗策略

全面评估患者的总危险性后,判断患者属低危、中危、高危或极高危。高危及极高危患者:无论经济条件如何,必须立即开始对高血压及并存的危险因素和临床情况进行药物治疗。中危患者:先观察患者的血压及其他危险因素数周,进一步了解情况,然后决定是否开始药物治疗。低危患者:观察患者一段时间,然后决定是否开始药物治疗。监测患者的血压和各种危险因素。改变生活方式:所有患者,包括须给予药物治疗的患者均应改变生活方式。

(三)高血压的控制与治疗

1.改善生活方式

改善生活方式是抗高血压的重要措施,同时应加强对健康保健的认识,作为医师,要担负随访和部分的教育责任。

(1)降低血压的生活方式、措施:能明显降低血压的干预包括减轻体重、减少酒精摄入、加强体育活动和减少钠盐摄入。作用有限或未能证明效应的干预措施包括微量元素改变,饮食补充钾、鱼油、钙、镁和纤维素。如在人群中平均体重下降 5 kg,高血压患者体重减少 10%,则可使胰岛素抵抗、糖尿病、高脂血症和左心室肥厚改善。超重>10% 的高血压患者,减轻体重能降低其中大多数人的血压,同时对相关的危险因素也有有益的效应。饮酒和血压水平及高血压患病率之间呈线性关系,提倡高血压患者戒酒。建议男性每天饮酒的乙醇(酒精)含量应少于 20 g,女性则应少于 10 g。规律的锻炼对高血压的预防和治疗可能是有益的。运动可使收缩压和舒张压降低 0.7~1.3 kPa(5~10 mmHg)。参加运动的患者,特别是中老年人和高血压患者,在运动前最好了解自己的身体状况,以决定其所采取的运动种类、强度、频度和持续时间。可选择步行、慢跑、打太极拳、打门球、练气功、跳迪斯科等。动态的等张运动(如步行)较静态的等长运动(如举重)更为有效。运动强度须因人而异,常用运动强度指标可用运动时最大心率达到 180 次/分(或 170 次/分)减去平时心率,如要求精确则采用最大心率的 60%~85% 作为运动适宜心率,需在医师指导下进行。运动频度一般要求每周 3~5 次,每次持续 20~60 分钟即可,可根据运动者身体状况和所选择的运动种类及气候条件等确定。减少钠盐摄入,我国膳食中约 80% 的钠来自烹调或含盐高的腌制品,世界卫生组织建议每人每天摄入量不超过 6 g。注意补充钾和钙:有资料表明钾与血压呈明显负相关。中国膳食低钾、低钙,应增加含钾多、含钙高的食物,如绿叶菜、鲜奶、豆类制品等。

(2)治疗相关危险因素的生活方式。①戒烟:吸烟是一个主要的心血管病危险因素。吸烟的高血压患者脑卒中和冠心病的发病率是不吸烟者的 2~3 倍。虽然尼古丁只使血压一过性升高,但它降低服药的顺应性并增加降压药物的剂量。控制吸烟是心血管疾病一级预防的一个不可分割的部分。②减少脂肪摄入:高胆固醇、高低密度脂蛋白和低高密度脂蛋白可增加高血压动脉粥样硬化并发症的危险。高三酰甘油血症是一个更值得探讨的心血管病危险因素,常与胰岛素依赖或非胰岛素依赖型糖尿病及胰岛素抵抗有关。改善动物性食物饮食结构,减少摄入含脂肪高的猪肉,增加含蛋白质较高而脂肪较少的禽类及鱼类的摄入。蛋白质占总热量的 15% 左右,动物蛋白占总蛋白质的 20%。③控制糖尿病:糖尿病需要综合的保健计划,包括具体的营养指导和恰当地应用胰岛素及口服降糖药物。改善生活方式(规律锻炼,适度地减轻体重及低脂肪、低糖、高纤维素饮食)能改善胰岛素敏感性及有助于降低胰岛素抵抗对血压增高的作用。④减轻精神压力,保持心理平衡:长期精神压力和心情抑郁是引起高血压和其他

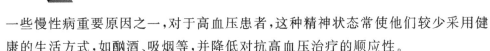

一些慢性病重要原因之一,对于高血压患者,这种精神状态常使他们较少采用健康的生活方式,如酗酒、吸烟等,并降低对抗高血压治疗的顺应性。

2.抗高血压药物治疗

治疗目标应该是可耐受的最大限度地降低血压。收缩压和舒张压在正常范围时,血压越低,发生脑卒中和冠脉事件的危险就越小。近年来明确提出高血压治疗的主要目标是最大限度地减少心血管发病和死亡的危险。由于心血管事件的危险与血压之间呈连续性相关。因此,控制血压的目标应是和血压诊断标准一致,即将血压降到正常甚至降到理想水平。临床试验观点建议对已有肾炎表现的患者,当尿清蛋白为0.25～1 g/d时,理想血压应<17.3/10.7 kPa(130/80 mmHg);尿清蛋白>1 g/d时,理想血压应<16.7/11.3 kPa(125/75 mmHg),这样才能延缓和逆转肾实质损害,明显降低心血管病的危险性。老年患者收缩压降至<18.7 kPa(140 mmHg),舒张压<12 kPa(90 mmHg)比较理想。而对于单纯收缩期高血压患者,应使收缩压至少降到18.7 kPa(140 mmHg),舒张压<12 kPa(90 mmHg)但不低于8.7 kPa(65 mmHg),舒张压降得过低可能抵消收缩压下降得到的益处。

当前用于降压的药物主要为以下6类,即利尿药、β受体阻滞剂、血管紧张素转化酶抑制剂、血管紧张素Ⅱ受体阻滞剂、钙通道阻滞剂和α受体阻滞剂(已较少应用),见表1-8。

表1-8 口服降压药物种类及用法和不良反应

药物分类	每天剂量分服次数	主要不良反应
利尿药		血钠下降,尿酸升高
氢氯噻嗪	12.5～25 mg,每天1次	血钾下降,血钙升高,血胆固醇、血糖升高
吲达帕胺	1.25～2.50 mg,每天1次	血钾下降
布美他尼	0.5～4 mg,每天2次或3次	血钾下降
呋塞米	40～240 mg,每天2次或3次	血钾下降
螺内酯	20～100 mg,每天1次	血钾升高,男性乳房发育
交感神经阻滞剂		
利舍平	0.05～0.25 mg,每天1次	鼻充血,抑郁,心动过缓,消化性溃疡
中枢性阻滞剂		
可乐定	0.2～1.2 mg,每天2次或3次	低血压
α受体阻滞剂		直立性低血压
哌唑嗪	2～30 mg,每天2次或3次	
特拉唑嗪	1～20 mg,每天1次	

药物分类	每天剂量分服次数	主要不良反应
β受体阻滞剂		支气管痉挛,心功能抑制
普萘洛尔	30~90 mg,每天2次或3次	
美托洛尔	50~100 mg,每天1次	
阿替洛尔	12.5~50 mg,每天1次或2次	
倍他洛尔	5~20 mg,每天1次	
比索洛尔	2.5~10 mg,每天1次	
α、β受体阻滞剂		直立性低血压,支气管痉挛,心功能抑制
拉贝洛尔	200~600 mg,每天2次	
卡维地洛	12.5~25 mg,每天1次或2次	支气管痉挛,直立性低血压
血管扩张药		
肼屈嗪	50~200 mg,每天2次	狼疮综合征
钙通道阻滞剂		
二氢吡啶类		水肿,头痛,颜面潮红
硝苯地平缓释片、胶囊	10~20 mg,每天2次	
控释片、胶囊	30~120 mg,每天1次	
尼群地平	20~60 mg,每天2次或3次	
非洛地平缓释片	2.5~20 mg,每天1次	
拉西地平	4~6 mg,每天1次	
氨氯地平	2.5~10 mg,每天1次	
非二氢吡啶类		
地尔硫䓬缓释片、胶囊	90~360 mg,每天3次	心脏传导阻滞,心功能抑制
血管紧张素转化酶抑制剂		咳嗽,血钾高,血管性水肿
卡托普利	25~150 mg,每天2次或3次	
依那普利	5~40 mg,每天2次	
贝那普利	5~40 mg,每天1次或2次	
赖诺普利	5~40 mg,每天1次	
福辛普利	10~40 每天1次或2次	
血管紧张素Ⅱ受体阻滞剂		血管性水肿(罕见)、高血钾
氯沙坦	50~100 mg,每天1次	
缬沙坦	80~160 mg,每天1次	
依贝沙坦	150~130 mg,每天1次	

降压药的选择应根据治疗对象的个体状况参考以下各点作出决定：①治疗对象是否存在心血管病危险因素；②治疗对象是否已有靶器官损害、心血管疾病（尤其是冠心病）、肾病、糖尿病的表现；③治疗对象是否合并有受降压药影响的其他疾病；④与治疗合并疾病所使用的药物之间有无可能发生相互作用；⑤选用的药物是否已有降低心血管病发病率与病死率的证据及其力度；⑥所在地区降压药物品种供应与价格状况及治疗对象的支付能力。首先提高治疗率，然后在此基础上逐步提高控制率。因此，可先用一类药物，如达到疗效而不良反应少，可继续应用；如疗效不满意，则改用另一类药物，或按合并用药原则加用另一类药物；如出现不良反应而不能耐受，则改用另一类药物，如果几种降压药物中任何一类的某个药物对某一特定患者降压无效，那么就应从另一类中选择某一药物代替。如果单独使用某一种药物治疗，仅部分有效，最好是从另一类中选择用某一药物作为第二种治疗用药，且小剂量联合使用，而不是增加原来用药的剂量。这样，使不同药物的主要疗效叠加，同时降低了限制血压下降的内环境代偿作用。通过小剂量、联合用药治疗，可减少药物的不良反应。

(1)利尿药：主要用于轻、中度高血压，尤其在老年人高血压或并发心力衰竭时。痛风患者禁用，糖尿病和高脂血症患者慎用。小剂量可以避免低血钾、糖耐量降低和心律失常等不良反应。可选择使用氢氯噻嗪 12.5 mg，每天 1～2 次；吲达帕胺 1.25～2.50 mg，每天 1 次。呋塞米仅用于并发肾衰竭时。

(2)β 受体阻滞剂：主要用于轻、中度高血压，尤其在静息时心率较快（>80 次/分）的中青年患者或合并心绞痛时。心脏传导阻滞、哮喘、慢性阻塞性肺疾病与外周血管病患者禁用。1 型糖尿病患者慎用。可选择使用美托洛尔 25 mg，每天 1～2 次；阿替洛尔 25 mg，每天 1～2 次；比索洛尔 2.5～5 mg，每天 1 次；倍他洛尔 5～10 mg，每天 1 次。β 受体阻滞剂可用于心力衰竭，但用法与降压完全不同，应注意。

(3)钙通道阻滞剂：可用于各种程度高血压，尤其为老年人高血压或合并稳定型心绞痛时。心脏传导阻滞和心力衰竭患者禁用非二氢吡啶类钙通道阻滞剂。不稳定型心绞痛和急性心肌梗死时禁用速效二氢吡啶类钙通道阻滞剂。优先选择使用长效制剂，如非洛地平缓释片 5～10 mg，每天 1 次；硝苯地平控释片 30 mg，每天 1 次；氨氯地平 5～10 mg，每天 1 次；拉西地平 4～6 mg，每天 1 次；维拉帕米缓释片 120～240 mg，每天 1 次。一般情况下，也可使用硝苯地平或尼群地平普通片 10 mg，每天 2～3 次。慎用硝苯地平速效胶囊。

(4)血管紧张素转化酶抑制剂：主要用于高血压合并糖尿病或者并发心功能

不全、肾脏损害有蛋白尿的患者。妊娠和肾动脉狭窄、肾衰竭（血肌酐 >265 μmol/L）患者禁用。可以选择使用以下制剂：卡托普利 12.5～25 mg，每天 2～3 次；依那普利 10～20 mg，每天 1～2 次；培哚普利 4～8 mg，每天 1 次；西拉普利 2.5～5 mg，每天 1 次；贝那普利 10～20 mg，每天 1 次；雷米普利 2.5～5 mg，每天 1 次；赖诺普利 20～40 mg，每天 1 次。

（5）血管紧张素Ⅱ受体阻滞剂：例如氯沙坦 50～100 mg，每天 1 次；缬沙坦 80～160 mg，每天 1 次。适用和禁用对象与血管紧张素转化酶抑制剂相同，目前主要用于血管紧张素转化酶抑制剂治疗后发生干咳的患者。

降压药的联合应用：联合用药时每种药物的剂量不大，药物的治疗作用应有协同或至少相加的作用，其不良反应可以相互抵消或至少不重叠或相加。联合用药时药物种数不宜过多，过多则有复杂的药物相互作用。现今认为比较合理的配伍为：①血管紧张素转化酶抑制剂（或血管紧张素Ⅱ受体阻滞剂）与利尿药；②钙通道阻滞剂与 β 受体阻滞剂；③血管紧张素转化酶抑制剂或血管紧张素Ⅱ受体阻滞剂与钙通道阻滞剂；④利尿药与 β 受体阻滞剂；⑤α 受体阻滞剂与 β 受体阻滞剂。合理的配伍还应考虑到各药作用时间的一致性。合并用药可以采用各药的按需剂量配比，其优点是易根据临床调整品种和剂量；还可采用固定配比的复方，其优点是方便，有利于提高患者的依从性。

3.其他药物治疗

对高血压患者的其他危险因素和临床疾病进行治疗也同样重要，如糖尿病、高胆固醇血症、冠心病、脑血管病或肾脏疾病合并存在时，应针对上述疾病制订适宜的生活方式和药物治疗。

（1）抗血小板治疗：阿司匹林或其他抗血小板药物的应用已被证明可减少冠心病和脑血管患者的致死性和非致死性冠心病事件、脑卒中和心血管病死亡的危险。根据相关研究，如果血压已得到严格的控制，或者是高危冠心病的高血压患者，无胃肠道和其他部位出血危险，可推荐较小剂量的阿司匹林治疗。

（2）降脂治疗：高血压伴脂质代谢紊乱，使冠心病和缺血性脑卒中的危险增加。对伴脂质代谢紊乱者，应积极进行降脂治疗。

4.降压治疗的效果评估

抗高血压治疗对心血管病危险的绝对效益：据国外临床试验结果显示，收缩压每降低 1.3～1.9 kPa（10～14 mmHg）和舒张压每降低 0.7～0.8 kPa（5～6 mmHg），脑卒中减少 40%，冠心病减少约 17%，人群总的主要心血管事件减少约 33%。据我国 4 项临床试验的综合分析,收缩压每降低 1.2 kPa(9 mmHg)和舒张压每降低 0.5 kPa(4 mmHg),脑卒中减少 36%,冠心病减少 3%,人群总的主要心血管事件减少 34%。患者的危险分层高低不同,治疗的绝对益处亦大小不一。越高危者治疗后获益越大。极高危组患者获益最大,每治疗 1 000 例患者,1 年至少防止 17 例事件发生。低危组患者获益最少,每治疗 1 000 例患者 1 年仅防止 5 例以下事件发生。治疗对脑卒中及冠心病的绝对效益因心力衰竭及肾脏疾病的绝对效益较小而显得更为突出。

(四)治疗随诊

1.随诊目的及内容

开始治疗后的一段时间,为了评估治疗反应,使血压稳定地维持于目标水平,须加强随诊,随诊相隔时间须较短。密切监测血压及其他危险因素和临床情况的改变并观察疗效,向患者进行宣教,让患者了解自己的病情及控制血压的重要性和终身治疗的必要性。应强调按时服药,让患者了解可能出现的不良反应,解释改变生活方式的重要性,长期坚持服药。

若患者血压升高仅属正常高值或 1 级,危险分层属低危,仅服 1 种药物治疗,可每 6 个月随诊 1 次;较复杂患者随诊间隔应较短,经治疗后血压降低并达标,其他危险因素得到控制,可减少随诊次数。若治疗 6 个月后血压仍未达标,可将患者转至高血压专科门诊。

减药:高血压患者一般须终身治疗,若自行停药,其血压(或迟或早)终将恢复到治疗前水平。但血压若已长期控制,可小心、逐步地减少服药次数或剂量。在逐步减药时,应仔细监测血压。

2.剂量的调整

重症或急症高血压不宜降压太快,开始可给小剂量药物,1 个月后如疗效不够而不良反应少或可耐受,可增加剂量;如出现不良反应不能耐受,则改用另一类药物。随访期间测定血压应在每天的同一时间,对重症高血压,须及早控制血压,可较早递增剂量和联合用药。随访时还要做必要的化验检查,以了解靶器官状况和有无不良反应。对于非重症或急症高血压,血压长期稳定达 1 年以上,可考虑减小剂量,以减小药物的不良反应,但以不影响疗效为前提。

(五)高血压的社区防治

国内外经验表明控制高血压最有效的方法是社区防治。社区防治应采用"高危人群策略"(只对高血压患者进行检出、减少并发症)和"全人群策略"(对全体人群进行预防,减少发病)相结合的方法。社区高血压防治计划的根本目的是在社区人群中实施以健康教育和健康促进为主导,以高血压防治为重点的干预措施,提高整个人群的健康水平和生活质量。其主要目标是在一般人群中预防高血压的发生,在高危人群中降低血压水平,提高高血压患者的管理率、服药率和控制率,最后减少并发症的发生。社区控制计划成功的 3 个关键因素是公众教育、专业人员教育和高血压患者教育。

第二章

呼吸内科常见病

第一节　慢性阻塞性肺疾病

慢性阻塞性肺疾病(chronic obstructive pulmonary disease,COPD)简称慢阻肺,是以持续气流受限为特征的可以预防和治疗的疾病,其气流受限多呈进行性发展,与气道和肺组织对香烟烟雾等有害气体或有害颗粒的异常慢性炎症反应有关。肺功能检查可确定气流受限。在吸入支气管扩张剂后,第一秒用力呼气容积(forced expiratory volume in one second,FEV_1)/用力肺活量(forced vital capacity,FVC)(FEV_1/FVC)<70%表明存在持续气流受限。

慢性支气管炎是指在除外慢性咳嗽的其他已知原因后,患者每年咳嗽、咳痰3个月以上并连续2年者。COPD是指肺部终末细支气管远端气腔出现异常持久的扩张,并伴有肺泡壁和细支气管的破坏,而无明显的肺纤维化。当慢性支气管炎、COPD患者肺功能检查出现持续气流受限时,则可诊断为COPD;若患者无持续气流受限,则不能诊断为COPD。一些已知病因或具有特征病理表现的疾病也可导致持续气流受限,如支气管扩张症、肺结核纤维化病变、严重的间质性肺疾病、弥漫性泛细支气管炎和闭塞性细支气管炎等,但均不属于COPD。

一、诊断要点

(一)病史

1.危险因素

吸烟史、职业性或环境有害物质接触史。

2.既往史

既往史包括哮喘史、过敏史、儿童时期呼吸道感染及其他呼吸系统疾病。

3.家族史

COPD有家族聚集倾向。

4.发病年龄和好发季节

多于中年以后发病,症状好发于秋冬寒冷季节,常有反复呼吸道感染及急性加重史,随着病情进展,急性加重逐渐频繁。

(二)临床表现特点

COPD的特征性症状是慢性和进行性加重的呼吸困难、咳嗽和咳痰。慢性咳嗽和咳痰常先于气流受限多年而存在。①呼吸困难:是COPD最重要的症状,也是患者体能丧失和焦虑不安的主要原因。患者常描述为气短、气喘和呼吸费力等。早期仅在劳力时出现,之后逐渐加重,以致日常活动甚至休息时也感到气短。②慢性咳嗽:通常为首发症状,初起咳嗽呈间歇性,早晨较重,以后早晚或整晚均有咳嗽,但夜间咳嗽并不显著,少数患者咳嗽不伴有咳痰,也有少数患者虽有明显气流受限但无咳嗽症状。③咳痰:咳嗽后通常咳少量黏液性痰,部分患者在清晨较多,合并感染时痰量增多,常有脓性痰。④喘息和胸闷:不是COPD的特异性症状,部分患者特别是重症患者有明显的喘息,听诊有广泛的吸气相或呼气相哮鸣音,胸部紧闷感常于劳力后发生,与呼吸费力和肋间肌收缩有关。⑤其他表现:在COPD的临床过程中,特别是程度较重的患者可能会发生全身性症状,如体重下降、食欲缺乏、外周肌肉萎缩和功能障碍、精神抑郁和(或)焦虑等,长时间的剧烈咳嗽可导致咳嗽性晕厥。⑥COPD后期出现低氧血症和(或)高碳酸血症,可合并慢性肺源性心脏病和右心衰竭。

(三)辅助检查

1.肺功能检查

肺功能检查是判断持续气流受限的主要客观指标。患者吸入支气管舒张剂后的$FEV_1/FVC<70\%$,可以确定为持续存在气流受限,是诊断COPD的必备条件。肺总量、功能残气量和残气量增高,肺活量减低,表明肺过度充气。

2.胸部X线检查

对确定肺部并发症及与其他疾病(如肺间质纤维化、肺结核等)鉴别具有重要意义。COPD早期X线胸片可无明显变化,以后出现肺纹理增多和紊乱等非特征性改变。

3.胸部计算机体层显像(CT)检查

胸部CT检查不作为常规检查,但在鉴别诊断时,CT检查有益,高分辨率CT对辨别小叶中心型或全小叶型COPD及确定肺大疱的大小和数量有很高的敏感性和特异性。

(四)鉴别诊断

COPD 应与哮喘、支气管扩张症、充血性心力衰竭、肺结核和弥漫性泛细支气管炎等相鉴别,尤其要注意与哮喘进行鉴别。虽然哮喘与 COPD 都是慢性气道炎症性疾病,但两者的发病机制不同,临床表现及对治疗的反应性也有明显差别。大多数哮喘患者的气流受限具有显著的可逆性,这是其不同于 COPD 的一个关键特征。但是,部分哮喘患者随着病程延长,可出现较明显的气道重塑,导致气流受限的可逆性明显减小,临床很难与 COPD 相鉴别。COPD 多于中年后起病,而哮喘则多在儿童或青少年期起病;COPD 症状缓慢进展,逐渐加重,而哮喘则症状起伏较大;COPD 多有长期吸烟史和(或)有害气体和颗粒接触史,而哮喘常伴有过敏体质、过敏性鼻炎和(或)湿疹等,部分患者有哮喘家族史。COPD 和哮喘可以发生于同一患者,且由于两者都是常见病、多发病,这种概率并不低。

(五)COPD 的评估

COPD 评估是根据患者的临床症状、急性加重风险、肺功能异常的严重程度及并发症情况进行综合评估,其目的是确定疾病的严重程度,包括气流受限的严重程度、患者的健康状况和未来急性加重的风险程度,最终目的是指导治疗。

1.症状评估

可采用改良英国医学研究委员会呼吸困难量表对呼吸困难严重程度进行评估(表 2-1)。

表 2-1　改良英国医学研究委员会呼吸困难量表

呼吸困难评价等级	呼吸困难严重程度
0	只有在剧烈活动时感到呼吸困难
1	在平地快步行走或步行爬小坡时出现气短
2	由于气短,平地行走时比同龄人慢或者需要停下来休息
3	在平地行走约 100 m 或数分钟后需要停下来喘气
4	因为严重呼吸困难而不能离开家,或在穿脱衣服时出现呼吸困难

2.肺功能评估

应用气流受限的程度进行肺功能评估,即以 FEV_1 占预计值% 为分级标准。COPD 患者气流受限的肺功能分级分为 4 级(表 2-2)。

3.急性加重风险评估

上一年发生≥2 次急性加重史者,或上一年因急性加重住院 1 次,预示以后频繁发生急性加重的风险大。

表 2-2　气流受限严重程度的肺功能分级

肺功能分级	气流受限程度	FEV$_1$占预计值%
Ⅰ	轻度	≥80%
Ⅱ	中度	50%~79%
Ⅲ	重度	30%~49%
Ⅳ	极重度	<30%

注:为吸入支气管舒张剂后的FEV$_1$值

4.COPD 的综合评估

综合评估(表 2-3)的目的是改善 COPD 的疾病管理。目前临床上采用改良英国医学研究委员会呼吸困难分级或采用 COPD 患者自我评估测试问卷评分作为症状评估方法,英国医学研究委员会呼吸困难分级>2 级或 COPD 患者自我评估测试评分≥10 分表明症状较重,通常没有必要同时使用两种评估方法。临床上评估 COPD 急性加重风险也有两种方法:①常用的是应用气流受限分级的肺功能评估法,气流受限分级Ⅲ级或Ⅳ级表明具有高风险;②根据患者急性加重的病史进行判断,在过去 1 年中急性加重次数>2 次或上一年因急性加重住院≥1 次,表明具有高风险。当肺功能评估得出的风险分类与急性加重史获得的结果不一致时,应以评估得到的风险最高结果为准,即就高不就低。

表 2-3　COPD 的综合评估

组别	特征 风险	特征 症状	肺功能分级 (级)	急性加重 (次/年)	呼吸困难 分级(级)	COPD 患者自我评估 测试评分(分)
A	低	少	Ⅰ~Ⅱ	<2	<2	<10
B	低	多	Ⅰ~Ⅱ	<2	≥2	≥10
C	高	少	Ⅱ~Ⅳ	≥2	<2	<10
D	高	多	Ⅱ~Ⅳ	≥2	≥2	≥10

(六)COPD 的病程分期

COPD 的病程可分为急性加重期和稳定期:①急性加重期,患者呼吸道症状超过日常变异范围的持续恶化,并需改变药物治疗方案,在疾病过程中,患者常有短期内咳嗽、咳痰、气短和(或)喘息加重,痰量增多,脓性或黏液脓性痰,可伴有发热等炎症明显加重的表现;②稳定期,患者的咳嗽、咳痰和气短等症状稳定或症状轻微,病情基本恢复到急性加重前的状态。

(七)COPD 急性加重期

COPD 急性加重是指患者以呼吸道症状加重为特征的临床事件,其症状变化程度超过日常变异范围并导致药物治疗方案改变。

1.COPD 急性加重的原因

最常见的有气管、支气管感染,主要为病毒、细菌感染。部分患者急性加重的原因难以确定,一些患者表现出急性加重的易感性,每年急性加重≥2 次,被定义为频繁急性加重。环境、理化因素改变及稳定期治疗不规范等均可导致急性加重。肺炎、充血性心力衰竭、心律失常、气胸、胸腔积液和肺血栓栓塞症等的症状类似 COPD 急性发作,需要仔细加以鉴别。

2.COPD 急性加重的诊断和严重程度评价

COPD 急性加重的诊断主要依靠患者急性起病的临床过程,其特征是呼吸系统症状恶化超出日间的变异,并由此需要改变其药物治疗。主要表现有气促加重,常伴有喘息、胸闷、咳嗽加剧、痰量增加、痰液颜色和(或)黏度改变及发热等,也可出现全身不适、失眠、嗜睡、疲乏、抑郁和意识不清等症状。当患者出现运动耐力下降、发热和(或)胸部影像学异常时,也可能为 COPD 急性加重的征兆。气促加重、咳嗽、痰量增多及出现脓性痰常提示有细菌感染。

COPD 急性加重的评价基于患者的病史、反映严重程度的体征及实验室检查。病史包括 COPD 气流受限的严重程度、症状加重或出现新症状的时间、既往急性加重次数(总数/住院次数)、合并症、目前治疗方法和既往机械通气使用情况。与急性加重前的病史、症状、体征、肺功能测定、动脉血气检测结果和其他实验室检查指标进行对比,对判断 COPD 急性加重及其严重程度评估甚为重要。对于严重 COPD 患者,意识变化是病情恶化和危重的指标,一旦出现需及时送医院救治。是否出现辅助呼吸肌参与呼吸运动、胸腹矛盾呼吸、发绀、外周水肿、右心衰竭和血流动力学不稳定等征象,也有助于判定 COPD 急性加重的严重程度。急性加重期间不推荐进行肺功能检查,因为患者无法配合且检查结果不够准确。动脉血气分析显示动脉血氧分压(PaO_2)<8.0 kPa(60 mmHg)和(或)动脉血二氧化碳分压($PaCO_2$)>6.7 kPa(50 mmHg),提示有呼吸衰竭。如 PaO_2<6.7 kPa(50 mmHg),$PaCO_2$>9.3 kPa(70 mmHg),pH<7.30 提示病情严重,需进行严密监护或入住重症监护室行无创或有创机械通气治疗。

二、治疗要点

(一)COPD 稳定期的处理

目标：①减轻当前症状，包括缓解症状、改善运动耐量和改善健康状况；②降低未来风险，包括防止疾病进展、防止和治疗急性加重及减少病死率。

(1)教育和劝导患者戒烟，避免或防止吸入粉尘、烟雾及有害气体等。

(2)药物治疗：药物治疗用于预防和控制症状，减少急性加重的频率和严重程度，提高运动耐力和生命质量。根据病情的严重程度不同，选择的治疗方法也有所不同。COPD 稳定期分级治疗药物推荐方案见表 2-4。

表 2-4　COPD 稳定期起始治疗药物推荐方案

组别	首选方案	次选方案	替代方案
A 组	短效抗胆碱药(需要时)或短效 β_2 受体激动剂(需要时)	长效抗胆碱药或长效 β_2 受体激动剂或短效抗胆碱药和短效 β_2 受体激动剂	茶碱
B 组	长效抗胆碱药和长效 β_2 受体激动剂	长效抗胆碱药和长效 β_2 受体激动剂	短效 β_2 受体激动剂和(或)短效抗胆碱药、茶碱
C 组	吸入性糖皮质激素＋长效 β_2 受体激动剂或长效抗胆碱药	长效抗胆碱药和长效 β_2 受体激动剂	二磷酸二酯酶-4 抑制剂、短效 β_2 受体激动剂和(或)短效抗胆碱药、茶碱
D 组	吸入性糖皮质激素＋长效 β_2 受体激动剂或长效抗胆碱药	吸入性糖皮质激素和长效抗胆碱药或吸入性糖皮质激素＋长效 β_2 受体激动剂和长效抗胆碱药或吸入性糖皮质激素＋长效 β_2 受体激动剂和二磷酸二酯酶-4 抑制剂或长效抗胆碱药和长效 β_2 受体激动剂或长效抗胆碱药和二磷酸二酯酶-4 抑制剂	羧甲司坦/短效 β_2 受体激动剂和(或)短效抗胆碱药、茶碱

注：替代方案中的药物可单独应用或与首选方案和次选方案中的药物联合应用，各栏中药物并非按照优先顺序排序

支气管舒张剂：支气管舒张剂可松弛支气管平滑肌、扩张支气管、缓解气流受限，是控制 COPD 症状的主要治疗措施。短期按需应用可缓解症状，长期规律应用可预防和减轻症状，增加运动耐力，但不能使所有患者的 FEV_1 得到改善。与口服药物相比，吸入剂的不良反应小，因此多首选吸入治疗。联合应用不同作用机制与作用时间的药物，可以增强支气管舒张作用，减少不良反应。联合应用

β_2受体激动剂、抗胆碱药和(或)茶碱,可以进一步改善患者的肺功能与健康状况。①β_2受体激动剂:主要有沙丁胺醇和特布他林等,为短效定量雾化吸入剂,数分钟内起效,15~30分钟达到峰值,疗效持续4~5小时,每次剂量100~200 μg(每喷100 μg),24小时内不超过12喷。主要用于缓解症状,按需使用。福莫特罗为长效定量吸入剂,作用持续12小时以上,较短效β_2受体激动剂更有效且使用方便,吸入福莫特罗后1~3分钟起效,常用剂量为4.5~9 μg,每天2次。茚达特罗是一种新型长效β_2受体激动剂,2012年7月已在我国批准上市,该药起效快,支气管舒张作用长达24小时,每天1次吸入150 μg或300 μg可以明显改善肺功能和呼吸困难症状。②抗胆碱药:短效制剂有异丙托溴铵气雾剂,定量吸入,起效较沙丁胺醇等短效β_2受体激动剂慢,但其持续时间长,30~90分钟达最大效果,可维持6~8小时,使用剂量为40~80 μg(每喷20 μg),每天3~4次,不良反应小。噻托溴铵是长效抗胆碱药,可以选择性作用于M_1和M_2受体,作用长达24小时以上,吸入剂量为18 μg,每天1次。③茶碱类药物:茶碱缓释或控释片,0.2 g,每12小时1次;氨茶碱0.1 g,每天3次。

激素:对高风险COPD患者(C组和D组患者),长期吸入激素与长效β_2受体激动剂的联合制剂可增加运动耐量、减少急性加重发作频率、提高生活质量。目前常用剂型有氟地卡松/沙美特罗、布地奈德/福莫特罗。不推荐对COPD患者采用长期口服激素及单一吸入激素治疗。

祛痰药:常用药物有盐酸氨溴索30 mg,每天3次,N-乙酰半胱氨酸0.2 g,每天3次,或羧甲司坦0.5 g,每天3次。

中医治疗:某些中药具有祛痰、支气管舒张和免疫调节等作用,可用于COPD治疗。

(3)氧疗:长期氧疗的目的是使患者在静息状态下达到$PaO_2 \geqslant 8.0$ kPa(60 mmHg)和(或)使血氧饱和度升至90%。COPD稳定期患者进行长期家庭氧疗,可以提高慢性呼吸衰竭患者的生存率,对血流动力学、血液学特征、运动能力、肺生理和精神状态都会产生有益的影响。长期家庭氧疗应在极重度COPD患者中应用,具体指征:①$PaO_2 \leqslant 7.3$ kPa(55 mmHg)或血氧饱和度$\leqslant 88\%$,有或无高碳酸血症;②PaO_2为7.3~8.0 kPa(55~60 mmHg)或血氧饱和度$< 89\%$,并有肺动脉高压、心力衰竭水肿或红细胞增多(血细胞比容> 0.55)。长期家庭氧疗一般是经鼻导管吸入氧气,流量为1.0~2.0 L/min,每天吸氧持续时间> 15小时。

(4)通气支持:无创通气已广泛用于极重度COPD稳定期患者。无创通气联合长期氧疗对某些患者,尤其是在日间有明显高碳酸血症的患者或许有一定益处。无创通气可以改善生存率但不能改善生命质量。COPD 合并阻塞性睡眠呼吸暂停综合征的患者,应用持续正压通气在改善生存率和住院率方面有明确益处。

(5)康复治疗:康复治疗对进行性气流受限、严重呼吸困难而很少活动的 COPD 患者,可以改善其活动能力,提高生命质量。康复治疗包括呼吸生理治疗、肌肉训练、营养支持、精神治疗和教育等多方面。

(6)其他措施:①免疫调节剂,该类药物对降低 COPD 急性加重的严重程度可能具有一定作用,但尚未得到确证,不推荐作为常规使用;②疫苗,流行性感冒疫苗有灭活疫苗和减毒活疫苗,应根据每年预测的流行性感冒病毒种类制备,该疫苗可降低 COPD 患者的严重程度和病死率,可每年接种 1 次(秋季)或 2 次(秋、冬季)。肺炎链球菌疫苗含有 23 种肺炎链球菌荚膜多糖,虽已用于 COPD 患者,但尚缺乏有力的临床观察资料。

(二)COPD 急性加重期的处理

COPD 急性加重的治疗目标为最小化本次急性加重的影响,预防再次急性加重的发生。根据急性加重期的原因和病情严重程度,决定患者院外治疗或住院治疗。多数患者可以使用支气管舒张剂、激素和抗生素在院外治疗。COPD 急性加重可以预防,减少急性加重及住院次数的措施有戒烟、接种流行性感冒和肺炎疫苗、掌握吸入装置用法等与治疗有关的知识、吸入长效支气管舒张剂或联合应用吸入激素、使用磷酸二酯酶-4 抑制剂。

1.院外治疗

COPD 急性加重早期、病情较轻的患者可以在院外治疗,但需注意病情变化,及时决定送医院治疗的时机。院外治疗包括适当增加以往所用支气管舒张剂的剂量及频度,单一吸入短效 β_2 受体激动剂或联合应用吸入短效 β_2 受体激动剂和短效抗胆碱药。对较严重的患者,可给予较大剂量雾化治疗数天,如沙丁胺醇 2 500 μg、异丙托溴铵 500 μg 或沙丁胺醇 1 000 μg 加用异丙托溴铵 250~500 μg 雾化吸入,每天 2~4 次。症状较重及有频繁急性加重史的患者,除使用支气管舒张剂外,还可考虑口服激素,如泼尼松 30~40 mg/d,连用 10~14 天,也可用激素联合 β_2 受体激动剂雾化吸入治疗。COPD 症状加重,特别是有脓性痰液时应积极给予抗生素治疗。抗生素的选择应依据患者急性加重的严重程度及常见的致病菌来决定,结合患者所在地区致病菌及耐药菌的流行情况,选择敏感的抗生素,疗程为 5~10 天。

2.住院治疗

病情严重的COPD急性加重患者需要住院治疗,到医院就医或住院治疗的指征:①症状明显加重,如突然出现静息状况下呼吸困难;②重度COPD;③出现新的体征或原有体征加重(如发绀、意识改变和外周水肿);④有严重的伴随疾病(如心力衰竭或新近发生的心律失常);⑤初始治疗方案失败;⑥高龄;⑦诊断不明确;⑧院外治疗无效或条件欠佳。

COPD急性加重患者收入重症监护室的指征:①严重呼吸困难且对初始治疗反应不佳;②意识障碍(如嗜睡、昏迷等);③经氧疗和无创机械通气低氧血症[$PaO_2<6.7$ kPa(50 mmHg)]仍持续或呈进行性恶化,和(或)高碳酸血症[$PaCO_2>9.3$ kPa(70 mmHg)]无缓解甚至恶化,和(或)严重呼吸性酸中毒(pH<7.30)无缓解甚至恶化。

(1)低流量吸氧:氧流量调节以改善患者的低氧血症、保证88%～92%氧饱和度为目标,氧疗30～60分钟应进行动脉血气分析,以确定氧合满意而无二氧化碳潴留或酸中毒。

(2)抗菌药物:抗菌药物治疗的指征如下。①呼吸困难加重、痰量增加和脓性痰是3个必要症状;②脓性痰在内的两个必要症状;③需要有创或无创机械通气治疗。临床上应用何种类型的抗菌药物要根据当地细菌耐药情况选择,对于反复发生急性加重、严重气流受限和(或)需要机械通气的患者应进行痰培养。药物治疗途径(口服或静脉给药)取决于患者的进食能力和抗菌药物的药物代谢动力学特点,最好给予口服治疗。呼吸困难改善和脓痰减少提示治疗有效。抗菌药物的治疗疗程为5～10天。

临床上选择抗生素要考虑有无铜绿假单胞菌感染的危险因素:①近期住院史;②经常(>4次/年)或近期(近3个月内)抗菌药物应用史;③病情严重(FEV_1占预计值%<30%);④应用口服类固醇激素(近2周服用泼尼松>10 mg/d)。

初始抗菌治疗的建议:①对无铜绿假单胞菌危险因素者,主要依据急性加重严重程度、当地耐药状况、费用和潜在的依从性选择药物,病情较轻者推荐使用青霉素、阿莫西林加或不加用克拉维酸、大环内酯类、氟喹诺酮类、第1代或第2代头孢菌素类抗生素,一般可口服给药,病情较重者可用β内酰胺类/酶抑制剂、第2代头孢菌素类、氟喹诺酮类和第3代头孢菌素类。②有铜绿假单胞菌危险因素者如能口服,可选用环丙沙星,需要静脉用药时可选择环丙沙星、抗铜绿假单胞菌的β内酰胺类,不加或加用酶抑制剂,同时可加用氨基糖苷类药物。③应根据患者病情的严重程度和临床状况是否稳定选择使用口服或静脉用药,静脉用药 3 天以上,如病情稳定可以改为口服。

(3)支气管舒张剂:药物同稳定期。短效支气管舒张剂雾化吸入治疗较适用于 COPD 急性加重期的治疗,对于病情较严重者可考虑静脉滴注茶碱类药物。联合用药的支气管舒张作用更强。

(4)激素:住院的 COPD 急性加重患者宜在应用支气管舒张剂基础上,口服或静脉滴注激素,激素剂量要权衡疗效及安全性,建议口服泼尼松 30～40 mg/d,连续用 10～14 天停药,对个别患者视情况逐渐减量停药;也可以静脉给予甲泼尼龙 40～80 mg,每天 1 次,3～5 天改为口服。

(5)辅助治疗:在监测出入量和血电解质的情况下适当补充液体和电解质,注意维持液体和电解质平衡,注意补充营养,对不能进食者需经胃肠补充要素饮食或给予静脉高营养;对卧床、红细胞增多或脱水的患者,无论是否有血栓栓塞性疾病史,均需考虑使用肝素或低分子肝素抗凝治疗。此外,还应注意痰液引流,积极排痰治疗(如刺激咳嗽、叩击胸部、体位引流和湿化气道等),识别及治疗合并症(如冠状动脉粥样硬化、糖尿病和高血压等)及其并发症(如休克、弥散性血管内凝血和上消化道出血等)。

(6)机械通气:可通过无创或有创方式实施机械通气,在此条件下,通过药物治疗消除 COPD 急性加重的原因,使急性呼吸衰竭得到逆转。进行机械通气的患者应有动脉血气监测。

无创通气:COPD 急性加重期患者应用无创通气可降低 $PaCO_2$,降低呼吸频率、呼吸困难程度,减少呼吸机相关肺炎等并发症和住院时间,更重要的是降低病死率和插管率。①适应证(具有下列至少 1 项):呼吸性酸中毒;严重呼吸困难且具有呼吸肌疲劳或呼吸功能增加的临床征象,或两者皆存在,如使用辅助呼吸肌、腹部矛盾运动或肋间隙凹陷。②禁忌证(符合下列条件之一):呼吸抑制或停止;心血管系统功能不稳定(低血压、心律失常和心肌梗死);嗜睡、意识障碍或患者不合作;易发生误吸(吞咽反射异常、严重上消化道出血);痰液黏稠或有大量气道分泌物;近期曾行面部或胃、食管手术;头面部外伤,固有的鼻咽部异常;极度肥胖;严重胃肠胀气。

有创通气:在积极的药物和无创通气治疗后,患者的呼吸衰竭仍进行性恶化,出现危及生命的酸碱失衡和(或)意识改变时,宜用有创机械通气治疗,待病情好转后,可根据情况采用无创通气进行序贯治疗,具体应用指征:①不能耐受无创通气或无创通气失败,或存在使用无创通气的禁忌证;②呼吸或心搏骤停;③呼吸暂停导致意识丧失或窒息;④意识模糊、镇静无效的精神运动性躁动;

⑤严重误吸;⑥持续性气道分泌物排出困难;⑦心率＜50 次/分且反应迟钝;⑧严重的血流动力学不稳定,补液和血管活性药无效;⑨严重的室性心律失常;⑩危及生命的低氧血症,且患者不能耐受无创通气。在决定终末期 COPD 患者是否使用机械通气时,还需充分考虑到病情好转的可能性、患者本人及家属的意愿,以及强化治疗条件是否许可。使用最广泛的 3 种通气模式包括同步间歇指令通气、压力支持通气和同步间歇指令通气与压力支持通气联合模式。由于 COPD 患者广泛存在内源性呼气末正压,导致吸气功耗增加和人机不协调,因此,可常规加用适度的外源性呼气末正压,压力为内源性呼气末正压的 70%～80%。

第二节　自发性气胸

气胸为肺组织及脏层胸膜破裂,或胸壁及壁层胸膜被穿透,空气进入胸膜腔,形成胸膜腔积气和肺脏萎缩。可分成自发性、外伤性和医源性 3 类。医源性气胸由诊断和治疗操作所致。外伤性气胸是胸壁的直接或间接损伤所致。而在没有创伤或人为因素的情况下,肺组织及脏层胸膜自发性破裂,空气进入胸膜腔,称为自发性气胸。自发性气胸又可分为原发性自发性气胸和继发自发性气胸两型,前者又称特发性气胸,多见于瘦高体型的男性青壮年,常规 X 线检查肺部无显著病变,但可有胸膜下肺大疱,多在肺尖部,其形成机制可能与吸烟、身高和小气道炎症有关,也可能与非特异性炎症瘢痕或弹性纤维先天性发育不良有关;后者多见于有基础肺部病变者(如肺结核、COPD、肺癌、肺脓肿等),由于病变引起细支气管不完全阻塞,形成肺大疱破裂。月经性气胸仅在月经来潮前后 24～72 小时发生,可能是胸膜上有异位子宫内膜破裂所致。妊娠期气胸可因每次妊娠而发生,可能与激素变化和胸廓顺应性改变有关。发生气胸后,胸膜腔内负压可变成正压,致使静脉回心血流受阻,产生程度不同的心、肺功能障碍。

一、诊断要点

(一)临床表现特点

气胸病情的轻重与有无肺基础疾病及功能状态、气胸发生的缓急、胸腔内积气量及其压力高低等因素有关。若原已存在严重肺功能减退,即使气胸量小,也可有明显的呼吸困难;青年人即使肺压缩80％以上,有的症状也可以很轻。发病前部分患者可能有抬举重物用力过猛、咳嗽、打喷嚏、屏气或高喊大笑等诱因,但多数患者在正常活动或安静休息时发病。

典型症状为突发性胸痛,继之有胸闷和呼吸困难,并可有刺激性咳嗽。胸痛是由于胸膜牵拉、撕裂的结果,其性质如刀割或针刺样锐痛,并随深呼吸而加剧,以后逐渐转为持续性隐痛;疼痛部位位于患侧腋下、锁骨下及肩胛下,有时可向同侧肩背或上腹部放射。少量气胸无明显症状或先有气急后逐渐平稳;大量气胸时,患者感胸闷、气短、呼吸困难,不能平卧。继发性气胸由于肺部病变广泛,肺功能减退,并发气胸往往气急显著,伴发绀;张力性自发性气胸常呈进行性严重呼吸困难,有窒息感,甚至发生呼吸衰竭和休克,若不及时抢救,常引起死亡。少量气胸时体征不明显。气胸在30％以上,患侧胸部膨隆,呼吸运动减弱,叩诊呈鼓音,语音震颤及呼吸音减弱或消失。大量气胸可使心脏、气管向对侧移位。少量胸腔积液常是由于空气刺激胸膜产生的渗出液,但也可能由于气胸导致胸膜粘连带撕裂引起血气胸。

由于肺泡破裂逸出的气体进入肺间质,形成间质性COPD。肺间质内的气体沿血管鞘可进入纵隔,甚至进入胸部或腹部皮下组织,导致皮下气肿。张力性自发性气胸抽气或闭式引流后,亦可沿针孔或切口出现胸壁皮下气肿或全身皮下气肿及纵隔气肿。气体积聚在纵隔间隙可压迫纵隔大血管,出现干咳、呼吸困难、呕吐及胸骨后疼痛,并向双肩或双臂放射。疼痛常因呼吸运动及吞咽动作而加剧。患者发绀、颈静脉曲张、低血压、心浊音界缩小或消失、心音遥远,心尖部可听到与心跳同步的"咔嗒"声。皮下气肿及纵隔气肿随胸腔内气体排出减压而自行吸收。若纵隔气肿张力过高影响呼吸及循环,可做胸骨上窝切开排气。

(二)辅助检查

1.X线检查

X线检查(包括透视、摄片)显示气胸是确诊的依据。它可以显示肺脏萎缩的程度、肺内病变情况及有无胸膜粘连、胸腔积液和纵隔移位等。此外,还可从后前位X线胸片判断气胸容量,即侧胸壁至肺边缘的距离为1 cm时,约占单侧胸腔容量的25％,2 cm时约占50％,故从侧胸壁与肺边缘的距离≥2 cm为大量气胸,<2 cm为小量气胸。如从肺尖气胸线至胸腔顶部估计气胸的大小,距离≥3 cm为大量气胸,<3 cm为小量气胸。

2.CT扫描

CT扫描表现为胸膜腔内出现极低密度的气体影,伴有肺组织不同程度的萎缩改变。CT 对于少量气胸、局限性气胸及肺大疱与气胸的鉴别比 X 线胸片更敏感和准确。

(三)临床分型

根据脏层胸膜破口的情况及其发生后对胸腔内压力影响,将自发性气胸分为闭合性(单纯性)气胸、张力性(高压性)气胸和交通性(开放性)气胸 3 种类型,见表 2-5。但这 3 种类型自发性气胸在病情发展过程中可以相互转换。因此,对于任何类型的自发性气胸,均应严密观察,以及时发现病情的转变。

表 2-5　自发性气胸的分型

分型	破口特点	临床表现	胸腔压力测定
闭合性(单纯性)	破口较小,且迅速闭合,故空气进入较少	一般的胸闷或轻度气短,无明显呼吸困难,抽气后迅速缓解	一般在 $-0.2\sim-0.1$ kPa($-2\sim-1$ cmH$_2$O),但有时为正压,在 1 次或数次抽气后不再上升为正压
交通性(开放性)	破口较大,不易关闭,空气自由进出	呼吸困难比较明显,抽气后好转,但不久又出现呼吸困难	压力为 $-0.2\sim0.4$ kPa($-2\sim4$ cmH$_2$O),由于空气自由进出,抽气后仍不能维持负压,症状改善不显著
张力性(高压性)	破裂的肺组织和脏层胸膜形成单向活瓣,吸气时空气可进入胸膜腔,呼气时破口关闭,气体不能排出,故胸膜腔内压力迅速增高	严重呼吸困难、发绀、休克等危重症状,甚至昏迷	压力为明显的正压,因空气只能进入,不能排出,故抽气后不久压力又再升高,症状改善短暂

为了便于临床观察和处理,尚可根据临床表现把自发性气胸分为稳定型和不稳定型,符合下列所有表现者为稳定型,否则为不稳定型:呼吸频率<24 次/分;心率 60～120 次/分;血压正常;呼吸室内空气时血氧饱和度>90%;两次呼吸间说话成句。

(四)鉴别诊断

依据典型症状和体征,一般诊断并不困难,局限性少量气胸或原有 COPD 者,须借助 X 线检查等来帮助确诊。主要应注意鉴别的疾病有急性心肌梗死、支气管哮喘、COPD、肺栓塞、肺大疱,其他如消化性溃疡穿孔、膈疝、胸膜炎和肺癌等。

二、治疗要点

自发性气胸的治疗目的是促进患侧肺复张、消除病因及减少复发。具体措施有保守治疗、胸腔减压、经胸腔镜手术或开胸手术等。应根据气胸的类型与病因、发生频次、肺压缩程度、病情状态及有无并发症等适当选择。持续性气胸(指自发性气胸经肋间切开水封瓶引流或加用持续负压吸引,仍然漏气超过 14 天者)或复发性气胸(指单侧气胸发作超过 2 次或双侧性气胸发作3 次以上者,这两种气胸通称为顽固性气胸)均提示肺内有不可逆的病理改变,应积极治疗,预防复发是十分重要的。

(一)保守治疗

保守治疗主要适用于稳定型小量气胸、首次发生的症状较轻的闭合性气胸。应严格卧床休息,高浓度吸氧(10 L/min)治疗。剧烈咳嗽者口服喷托维林 25 mg,每天 3 次,或可待因 0.03 g,每天 3 次。保持大便通畅。保守治疗需密切监测病情改变,尤其在气胸发生后 24～48 小时内,同时重视肺基础疾病的治疗。若患者年龄偏大,并有肺基础疾病如 COPD,其胸膜破裂口愈合慢,呼吸困难等症状严重,即使气胸量较小,原则上不主张采取保守治疗。此外,气胸患者应常规使用抗生素治疗直至胸膜腔愈合为止,可选用青霉素、氨苄西林、氨基糖苷类、氟喹诺酮类、头孢菌素类等药物。

(二)排气疗法

1.胸膜腔穿刺抽气法

胸膜腔穿刺抽气法适用于少量气胸(20%以下)、呼吸困难较轻、心肺功能尚好的闭合性气胸患者。抽气可加速肺复张,迅速缓解症状。通常选择患侧胸部锁骨中线第 2 肋间为穿刺点,局限性气胸则要选择相应的穿刺部位。皮肤消毒后用气胸针或细导管直接穿刺入胸膜腔,随后连接于 50 mL 或 100 mL 注射器或人工气胸机抽气并测压,直到患者呼吸困难缓解为止。一般 1 次抽气量不宜超过 1 000 mL 或使胸膜腔压力降至"0"上下,每天或隔天抽气 1 次。对危及生命的张力性气胸的紧急处理,在没有条件的医疗单位或现场救治中,可用粗针头迅速刺入胸膜腔,以达到暂时减压的目的。亦可采用粗注射针头,将针柄接扎上橡皮指套,指套末端剪一小口,针插进胸膜腔后,高压气体迅速自小口排出,到达负压时,指套囊即瘪塌,小口闭合,外界空气不能进入。此为临时性急救措施,此后仍应行胸腔水封瓶闭式引流。

2.胸腔闭式引流术

胸腔闭式引流术适用于不稳定型气胸、呼吸困难明显、肺压缩程度较重、交通性和张力性气胸、反复发生气胸的患者。无论其气胸容量多少,均应尽早行胸腔闭式引流。对经胸膜腔穿刺抽气效果不佳者,也应插管引流。插管部位多取锁骨中线外侧第 2 肋间,或腋前线第 4~5 肋间。如为局限性气胸或需引流胸腔积液,则应根据 X 线检查选择适当部位。上述部位局部消毒、麻醉后,沿肋骨上缘平行做1.5~2.0 cm 皮肤切口,用套管针穿刺进入胸膜腔,拔去针芯,通过套管将灭菌胶管插入胸腔;或经钝性分离肋间组织达胸膜,再穿破胸膜将导管直接送入胸膜腔。目前多用带有针芯的硅胶管经切口直接插入胸腔,使用方便。16~22 F 导管适用于大多数患者,如有支气管胸膜瘘或机械通气的患者,应选择24~28 F 的大导管。导管固定后,另一端可连接 Heimlich 单向活瓣,或置于水封瓶的水面下 1~2 cm,使胸腔内压力保持在 0.1~0.2 kPa(1~2 cmH$_2$O)以下,插管成功则导管持续溢出气泡,呼吸困难迅速缓解,压缩的肺可在数小时至数天内复张。对肺压缩严重、时间较长的患者,插管后应夹住引流管分次引流,避免胸腔内压力骤降产生肺复张后肺水肿。水封瓶应消毒应用,瓶内液体可用消毒清水或生理盐水,一般隔天更换 1 次消毒水封瓶。水封瓶一般放在病床边的地面上,并应避免将其提高到接近胸腔的水平。若未见气泡溢出,且患侧肺呼吸音已恢复,可认为肺已复张;如经 X 线检查确认肺复张,则用止血钳夹住导管,观察24~48 小时,复查如再无气胸的存在,则可拔管。有时虽未见气泡溢出,但患者症状缓解不明显,应考虑为导管不通畅或部分滑出胸膜腔,需及时更换导管或做其他处理。

单纯水封瓶闭式引流为正压排气引流,胸膜腔内须达一定正压,气体才能排出(引流玻管没水不宜太深,一般为 1~2 cm)。此法简便易行,但排气有时不彻底,肺复张稍慢。有时为补救肺复张较慢的不足,于引流数天后,估计瘘孔已经闭合,可令患者轻轻咳嗽,使胸膜腔产生短暂正压,以利气体排出。若胸膜腔内气体迅速减少,说明瘘孔确已闭合;如虽有不少气体排出,但胸膜腔内气体不见减少,则提示瘘孔并未闭合,不宜令患者咳嗽排气,可继续行单纯水封瓶闭式引流。若应用胸腔水封瓶闭式引流 2~3 周仍溢出气泡者,考虑药物粘连。注药后由于瘘孔部位产生渗出、粘连、闭合,95% 以上患者均在 1~2 天将残留胸腔气体从水封瓶排出而肺全复张。极少数患者肺复张较慢,在确定瘘孔已闭合和气道通畅后,则可行低的负压吸引,促使肺复张。

负压吸引水封瓶闭式引流是在水封瓶排气管中,安装一个压力调节瓶调节负压,压力调节管下端离水面 8～12 cm,即抽吸负压为 0.8～1.2 kPa(8～12 cmH$_2$O),最深不宜超过 14 cm。如有胸腔积液,可在水封瓶前加一个液体收集瓶,以便观察排液情况。如肺已完全复张,可试停负压吸引,夹住引流管让患者活动,观察 48～72 小时经透视或胸片证实气胸未再复发后,可拔除导管,伤口以蝶形胶布拉拢,纱布覆盖。

原发性自发性气胸经导管引流后,即可使肺完全复张;继发性自发性气胸常因气胸分隔,单导管引流效果不佳,有时需在患侧胸腔插入多根导管。双侧同时发生自发性气胸者,可在双侧胸腔插管引流。

(三)胸膜粘连术(化学性胸膜固定术)

胸膜粘连术是将无菌的刺激性物质(硬化剂)注入胸膜腔,诱发化学性胸膜炎,使脏层、壁层胸膜粘连,瘘孔闭合,消失胸膜腔间隙,使空气无处积存,从而治疗和避免气胸复发。该方法也称为化学性胸膜固定术,适用于不宜手术或拒绝手术的下列患者:①持续性或复发性自发性气胸;②双侧气胸;③合并肺大疱;④肺功能低下,不能耐受胸科手术者。常用的硬化剂有滑石粉 5 g(或 5％悬液 100 mL)、四环素(红霉素)0.5 g、硝酸银溶液(1‰ 20～30 mL)、樟脑油(1‰ 10 mL)等,由于滑石粉胸膜固定术自发性气胸复发率为 7％～15％,仅次于手术(0.6％～2％),故以滑石粉为首选。滑石粉 5 g 用生理盐水 60～100 mL 稀释后经胸腔导管注入胸膜腔,夹管 1～2 小时引流;或经胸腔镜直视下喷洒粉剂。胸腔注入硬化剂前,尽可能使肺完全复张。注入药物后,嘱患者多方向转动体位,以使注入物质均匀涂在胸膜表面。为避免药物引起的局部剧痛,可先注入适量(200 mg)利多卡因,让患者转动体位,充分麻醉胸膜,15～20 分钟再注入药物。若 1 次无效,可重复注药。观察 1～3 天,经 X 线透视或照片证实气胸已吸收,可拔除引流管。此法成功率高,故有人主张在对自发性气胸患者胸腔闭式引流后,肺全复张的拔管前均行滑石粉注入胸腔(转动体位后引流出),以减少或防止自发性气胸复发。

(四)手术治疗

经内科治疗无效的气胸可为手术的适应证,主要适用于长期气胸、血气胸、双侧气胸、复发性气胸、张力性气胸引流失败者、胸膜增厚致肺膨胀不全或影像学有多发性肺大疱者。手术治疗成功率高,远期效果较好,复发率较低。手术治疗包括胸腔镜下手术和开胸手术。

第三节　支气管扩张症

支气管扩张症(简称支气管扩张)是指由支气管及其周围肺组织的慢性炎症所导致的支气管壁肌肉和弹性组织破坏,管腔形成不可逆性扩张、变形。本病多数为获得性,患者多有童年麻疹、百日咳或支气管肺炎等病史。临床症状有慢性咳嗽、咳大量脓痰和反复咯血。过去本病常见,在呼吸系统疾病中发病率仅次于肺结核;随着人民生活的改善和麻疹、百日咳疫苗的预防接种,以及抗生素的应用等,本病已明显减少。

一、病因和发病机制

多种原因都可以引起支气管扩张。虽然我国近年来由支气管-肺感染所致的支气管扩张(感染性支气管扩张)和由支气管-肺结核所致的支气管扩张(结核性支气管扩张)患病人数已明显减少,但仍然是各种原因中最多见的。由其他原因引起的支气管扩张也应受到重视。

支气管扩张发病机制中的关键环节为支气管感染和支气管阻塞,两者相互影响,形成恶性循环,最终导致支气管扩张。另外,支气管外部纤维的牵拉、先天性发育缺陷及遗传因素等也可引起支气管扩张。

(一)支气管-肺感染

婴幼儿时期严重的支气管-肺感染是引起支气管扩张的主要原因之一,如麻疹、百日咳、流行性感冒等,可并发细菌感染而引起细支气管炎和严重的支气管肺炎,从而造成支气管管壁的破坏和附近组织纤维收缩。这些病变使支气管引流不畅,分泌物潴留,导致阻塞,而阻塞又容易诱发感染。因感染－阻塞－感染的过程反复进行,最终导致支气管扩张。支气管和肺部慢性感染,如慢性肺脓肿等,使支气管管壁的弹性纤维和平滑肌破坏、断裂,支气管变薄,弹性下降,易于扩张。肺结核在痊愈过程中常伴有支气管肺组织纤维组织增生,牵拉支气管,造成局部支气管扭曲、变形,分泌物不易被清除;随后继发的普通细菌感染使病变进入感染－阻塞－感染的恶性循环过程,最终形成支气管扩张。

(二)支气管器质性阻塞

支气管管腔内肿瘤、异物或管外肿大淋巴结可以造成支气管狭窄或部分阻塞,在支气管内形成活瓣作用,使得空气吸入容易而呼出难,阻塞部位以下的支气管内压逐渐增高,造成管腔扩张,同时部分阻塞使得引流不畅,易引起继发感染而破坏管壁,形成本病。

(三)支气管外部的牵拉作用

肺组织的慢性感染或结核病灶愈合后的纤维组织牵拉,也可形成支气管扩张。

(四)先天及遗传因素

纤毛细胞发育不全,使纤毛杆与各纤丝之间只有致密基质,而浮状物与纤丝间的联系和(或)动力蛋白侧臂有所缺失,这将引起纤毛固定,纤毛-黏液排送系统的功能明显降低,故易发生支气管扩张、鼻窦炎、中耳炎、支气管炎和肺炎等。卡塔格内综合征包括右位心、鼻旁窦炎和支气管扩张 3 种病变。多认为纤毛功能异常是其发病的原因,胚胎发育早期,纤毛功能异常使内脏不能进行正常转位,从而形成右位心和其他内脏反位。纤毛功能异常也影响精子的运动,故男性患者常有不孕症。

遗传因素参与支气管扩张形成,如囊性纤维化、先天性低丙种球蛋白血症、先天性肺血管发育畸形等。囊性纤维化在白种人中较常见,但我国基本无病例报道。

二、病理

支气管弹力组织、肌层及软骨等陆续遭受破坏,由纤维组织代替,管腔逐渐扩张。按形态分为柱状和囊状两种,常合并存在。柱状扩张的管壁破坏较轻。随着病情发展,破坏严重,才出现囊状扩张。管壁黏膜的纤毛上皮细胞被破坏,反复出现慢性和急性炎症,黏膜有炎症细胞和溃疡形成,柱状上皮细胞常有鳞状化生。支气管动脉和肺动脉的终末支常有扩张与吻合,有的毛细血管扩张形成血管瘤,以致患者常有咯血。受累肺叶或肺段多见肺容积缩小甚至肺不张。周围肺组织常见反复感染的病理改变。

感染性支气管扩张多见于下叶基底段支气管的分支。由于左下叶支气管较细长,且受心脏血管的压迫,引流不畅,容易导致继发感染,故左下叶支气管扩张多于右下叶。舌叶支气管开口接近下叶背段,易受下叶感染的影响,故左下叶与舌叶的支气管扩张常同时存在。结核性支气管扩张多位于肺上叶,特别多见于上叶尖段与后段支气管及其分支。下叶背段的支气管扩张多数也是结核性支气管扩张。右中叶支气管较细长,周围有内、外、前 3 组淋巴结围绕,易引起肺不张及继发感染,反复发作也可发生支气管扩张。

三、临床表现

(一)症状

一部分患者支气管扩张的起病可追查到童年曾有麻疹、百日咳或支气管肺炎的病史,以后常有反复发作的呼吸道感染,但多数患者询问不出特殊病史。早期轻度支气管扩张可完全无症状,或仅有轻微咳嗽和少量咳痰症状;经过若干时间,由于支气管化脓性感染逐渐加重,病变范围逐渐扩大,出现咳嗽、咳大量脓痰和反复咯血等典型的支气管扩张症状。部分患者由于首先咯血而就诊,经X线胸片或肺高分辨率CT检查而发现本病。此类患者平时无慢性咳嗽、大量脓痰等症状,主要表现为反复咯血,故又称干性支气管扩张,其病变多位于上叶支气管,引流较好,故不易感染,常见于结核性支气管扩张患者。

1.慢性咳嗽、咳大量脓痰

一般多为阵发性,每天痰量可达 $100\sim400$ mL,咳痰多在体位改变时,如起床及就寝时最多,因为支气管扩张感染后,管壁黏膜被破坏,丧失了清除分泌物的功能,引起分泌物的积滞,当体位改变时,分泌物接触到正常黏膜,引起刺激,出现咳嗽及咳大量脓痰。痰液呈黄色脓样,若有厌氧菌混合感染则有臭味。收集全天痰液于玻璃瓶中,数小时后分层:上层为泡沫,下悬脓性成分;中层为混浊黏液;下层为坏死组织沉淀物。

2.反复咯血

多数患者有反复咯血,血量不等,可为痰中带血或小量咯血,亦可表现为大咯血。其原因是支气管表层肉芽组织创面上的小血管或管壁内扩张的小血管破裂出血所致。干性支气管扩张以咯血为主要症状,平时有咳嗽,但咳痰不明显。

3.反复肺部感染

其特点是同一肺段反复发生肺炎并迁延不愈。常由上呼吸道感染向下蔓延,支气管感染加重、引流不畅时,炎症扩展至病变支气管周围的肺组织所致。感染重时,出现发热、咳嗽加剧、痰量增多、胸闷、胸痛等症状。因扩张的支气管发生扭曲、变形,引流更差,常于同一肺段反复发生肺炎。由于长期反复感染,反复使用抗生素,使耐药菌的出现概率明显增高,例如耐药性铜绿假单胞菌就比较多见,给治疗带来困难。

4.慢性感染中毒症状

反复继发感染可引起全身中毒症状,如发热、盗汗、食欲下降、消瘦、贫血等,儿童可影响发育。

(二)体征

早期支气管扩张可无异常体征。病变严重或继发感染,使支气管内有渗出物时,病变部位可听到固定而持久的局限性湿啰音,痰咳出后湿啰音仅可暂时减少或消失。若合并有肺炎时,则可有叩诊浊音和呼吸音减弱等肺炎体征。随着并发症如支气管肺炎、肺纤维化、胸膜增厚与肺气肿等的发生,可出现相应的体征。病程较长的支气管扩张患者,可有发绀、杵状指(趾)等体征,全身营养状况也较差。

四、实验室和辅助检查

(一)影像学检查

由于支气管扩张的本质特征是其不可逆性的解剖学改变,故影像学检查对于诊断具有决定性的价值。①后前位 X 线胸片检查:诊断支气管扩张的特异性好,但敏感性不高。早期轻症患者,一般后前位 X 线胸片检查常无特殊发现,或仅有患侧肺纹理增强。疾病后期,X 线胸片显示不规则环状透光阴影,或呈蜂窝状(卷发影),甚至有液平面,可以确认囊性支气管扩张的存在。有时可见肺段或肺叶不张。对于已经确诊为支气管扩张的患者复诊或进行随访时,一般可以仅行后前位 X 线胸片检查。②胸部高分辨率 CT 检查:对于支气管扩张具有确诊价值,可明确支气管扩张累及的部位、范围和病变性质,初次诊断支气管扩张的患者,如条件许可,应进行本项检查。柱状扩张管壁增厚,并延伸至肺的周边;囊状扩张表现为支气管显著扩张,成串或成簇囊样病变,可含气液平面;常见肺不张或肺容积缩小的表现。以往支气管碘油或碘水造影结果是确诊支气管扩张的金标准。现在由于胸部 CT 技术不断发展,特别是多排 CT 检查技术应用于临床,其成像时间很短,扫描层厚很薄(最小层厚可<1 mm),影像的空间分辨率和密度分辨率都很高,对支气管扩张的诊断准确性很高,加之使用方便,没有支气管造影的不良反应。因此,CT 检查技术已经取代了支气管造影检查。

(二)纤维支气管镜检查

由于目前常规使用的纤维支气管镜一般可以到达 3 级支气管,可以窥见4 级支气管,而支气管扩张病变一般都发生于较远端的支气管,故经纤维支气管镜直接窥见支气管扩张病变的概率不高。部分患者通过此项检查可发现出血部位及支气管阻塞的原因,对支气管扩张的病因及定位诊断有一定帮助;经纤维支气管镜取培养标本对于明确感染的病原菌有一定价值。

(三)肺功能检查

支气管扩张的肺功能改变与病变的范围及性质有密切关系。病变局限者，由于肺具有极大的贮备力，肺功能一般无明显改变。柱状扩张对肺功能影响较轻微。囊状扩张的支气管破坏较严重，可并发阻塞性肺气肿。肺功能的损害表现为阻塞性通气障碍，可见第 1 秒钟用力呼气容积和最大通气量减低，残气容积占肺总量百分比增高。随着病情的进展，功能性损害加重，出现通气与血流比例失调及弥散功能的障碍等，可导致动脉血氧分压降低和动脉血氧饱和度下降。病变严重时，可并发肺源性心脏病，甚至发生右心衰竭。

(四)血常规检查

无感染时血白细胞计数一般正常，继发感染时则可增高。

(五)痰微生物检查

痰涂片可发现革兰氏阴性及阳性细菌；培养可检出致病菌，药物敏感试验结果对于临床正确选用抗生素具有一定指导价值。

(六)其他

怀疑有免疫功能缺陷者，应对其体液免疫与细胞免疫功能进行检查，例如进行血免疫球蛋白 G(IgG)、免疫球蛋白 A(IgA)、免疫球蛋白 M(IgM)浓度测定。怀疑有纤毛功能障碍者，可以取其呼吸道黏膜活体组织检查(简称活检)标本行电镜检查。怀疑囊性纤维化者，应测定其汗液的钠浓度，还可以进行有关基因的检测。

五、诊断和鉴别诊断

(一)诊断

根据慢性咳嗽、大量脓痰、反复咯血及肺部感染等病史，肺部闻及固定而持久的局限性湿啰音，结合 X 线胸片检查发现符合支气管扩张的影像改变等，可作出诊断；对于临床怀疑支气管扩张，但后前位 X 线胸片无明显异常的患者，依据胸部 CT 尤其是高分辨率 CT 扫描结果可作出诊断。

明确诊断为支气管扩张者，还要注意了解其基础疾病，我国以感染性支气管扩张和结核性支气管扩张多见，但也应该注意其他较少见的病因，必要时应进行相应的实验室检查。

(二)鉴别诊断

1.慢性支气管炎

有时与支气管扩张不易鉴别,但多发生于40岁以上的患者,咳嗽、咳痰症状以冬、春季节为主,痰为白色泡沫样黏痰,感染急性发作时可呈脓性,痰量较少,且无反复咯血史。肺部的干、湿啰音散在分布。

2.肺脓肿

有大量咳脓痰史,但起病急骤,有寒战、高热等中毒症状,X线检查可发现脓肿阴影或脓腔。需要注意的是,慢性肺脓肿常并发支气管扩张,支气管扩张患者亦易发生肺脓肿。对此类患者,首先应行抗感染治疗,炎症控制后,应行CT检查,以明确诊断。

3.肺结核

可有慢性咳嗽、咳痰,但常有午后低热、盗汗、消瘦等全身结核中毒症状,且痰量少。病变多位于上叶,体征为肺尖或锁骨下区轻度浊音和细湿啰音。X线检查可发现病灶,可有钙化。痰内可查见抗酸杆菌。

4.支气管肺癌

干性支气管扩张以咯血为主,有时易误诊为肺癌。但后者多发生于40岁以上的男性吸烟患者,行胸部X线检查、纤维支气管镜检查、痰细胞学检查等可作出鉴别诊断。

5.先天性支气管囊肿

与支气管相通且合并感染时,可有发热、咳嗽、咳痰及反复咯血。X线检查和胸部CT检查可帮助诊断,可见边缘整齐光滑、圆形或卵圆形的阴影,多位于上肺野或两肺弥漫性分布,有时可有液平面,受累肺叶一般无明显的容积缩小或肺不张。

六、治疗

支气管扩张的内科治疗重点为控制感染和促进痰液引流,必要时应考虑外科手术切除。

(一)内科治疗

1.一般治疗

根据病情轻重,合理安排休息。合并感染及咯血时,应卧床休息。平时应避免受凉,劝导戒烟,预防呼吸道感染。反复长期感染、反复咯血而身体虚弱者,应加强营养。

2.控制感染

有发热、咳脓痰等化脓性感染时,可根据病情、痰培养及药物敏感试验结果选用抗感染药物。病情较轻者可选用口服抗感染药物;病情较重者可静脉使用抗感染药物,如喹诺酮类、头孢菌素类等;怀疑有厌氧菌感染者可使用甲硝唑。疗程以控制感染为度,即全身中毒症状消失,痰量及脓性成分减少,肺部湿啰音减少或消失即可停药。不宜长期使用抗感染药物,以免发生真菌感染等不良反应。

3.祛除痰液

(1)体位引流:可促进脓痰排出,减轻中毒症状,有时较抗感染药物治疗更易见效。应根据病变部位采用相应体位。一般要求病变部位较气管和喉部为高的体位,使病肺处于高位,使引流支气管的开口向下。如病变在下叶时,最适用的引流法是使患者俯卧,前胸靠近床沿,头向下,进行深呼吸和咳痰。病变在中叶取仰卧位,床脚垫高 30 cm 左右,取头低脚高位。病变在上叶则可取坐位或其他适当姿势,以利排痰。体位引流应持之以恒。

(2)祛痰剂:可使痰液稀薄便于咳出,如氯化铵 0.3 g,溴己新16 mg,盐酸氨溴索片 30 mg,鲜竹沥10 mL,每天服 3 次。

(3)雾化吸入:可稀释分泌物,使其易于排出,促进引流,有利于控制感染。可选用生理盐水超声雾化吸入,每天 2～3 次。雾化吸入宜在体位引流痰液后实施。

4.咯血的处理

大量咯血可引起窒息死亡,必须积极治疗。

(二)外科治疗

随着抗感染药物的不断发展,外科手术已较少采用,但对那些病灶局限而内科治疗无效者,仍应考虑手术治疗。手术适应证:反复发作的严重呼吸道急性感染或大量咯血,病变范围一般不超过两个肺叶,年龄一般在 10～40 岁,全身情况良好,心肺功能无严重障碍的患者。术后随访显示,10％～40％的患者咯血及感染等支气管扩张症状再发,可能是由于术前对一部分扩张支气管漏诊所致,但也有一部分患者是术后残存支气管因扭曲、移位导致引流不畅而新产生支气管扩张,因此手术应严格掌握适应证。大咯血患者有时需急诊手术治疗。病变广泛或伴有严重肺气肿、肺功能严重损害者,为手术禁忌证。

七、预防

积极防治呼吸道感染,尤其是幼年时期的麻疹、百日咳、鼻窦炎、支气管肺炎、肺脓肿等,积极预防、治疗肺结核,对预防支气管扩张的发生具有重要意义。

第四节　支气管哮喘

支气管哮喘是全球范围内最常见的慢性呼吸道疾病,它是由多种细胞(如嗜酸性粒细胞、肥大细胞、T 细胞、中性粒细胞、气道上皮细胞等)和细胞组分参与的气道慢性炎症性疾病。这种慢性炎症导致气道高反应性的产生,通常出现广泛多变的可逆性气流受限,并引起反复发作的喘息、气急、胸闷或咳嗽等症状,常在夜间和(或)清晨发作、加剧,多数患者可自行缓解或经治疗缓解。哮喘的发病率在世界范围内呈上升趋势。据统计,全世界约有 3 亿人患有哮喘,全球患病率为 1％～18％。我国有 1 000 万～3 000 万哮喘患者。2000 年我国 0～14 岁儿童哮喘患病率为 0.12％～3.34％,较 10 年前平均上升了 64.84％。

一、病因

目前认为支气管哮喘是一种有明显家族聚集倾向的多基因遗传性疾病,它的发生既受遗传因素,又受环境因素的影响。

(一)遗传

近年来随着分子生物学技术的发展,哮喘相关基因的研究也取得了一定的进展,第 5、6、11、12、13、14、17、19、21 号染色体可能与哮喘有关,但具体关系尚不清楚,哮喘的多基因遗传特征为:①外显不全;②遗传异质化;③多基因遗传;④协同作用。这就导致在一个群体中发现的遗传连锁有相关性,而在另一个不同群体中则不能发现这种相关性。

国际哮喘遗传学协作研究组曾研究了 3 个种族共 140 个家族,采用 360 个常染色体上短小串联重复多态性遗传标记进行全基因扫描。将哮喘候选基因粗略定位于 5p15、5q23-31、6p21-23、11q13、12q14-24.2、13q21.3、14q11.2-13、17p11、1q11.2、19q13.4、21q21。这些哮喘遗传易感基因大致分 3 类:①决定变态反应性疾病易感的人类白细胞抗原-Ⅱ类分子基因遗传多态性(如 6p21-23);②T 细胞受体高度多样性与特异性免疫球蛋白 E(IgE);③决定 IgE 调节及哮喘特征性气道炎症发生发展的细胞因子基因及药物相关基因(如 11q13、5q31-33)。而

5q31-33 区域内含有包括细胞因子簇白细胞介素-3、白细胞介素-4、白细胞介素-9、白细胞介素-13、粒细胞-巨噬细胞集落刺激因子和 β_2 肾上腺素能受体、淋巴细胞糖皮质激素受体、白三烯 C4 合成酶等多个与哮喘发病相关的候选基因。这些基因对 IgE 调节及对哮喘的炎症发生发展很重要,因此 5q31-33 又被称为细胞因子基因簇。上述染色体区域的鉴定无一显示有与一个以上种族人群存在连锁的证据,表明特异性哮喘易感基因只有相对重要性,同时表明环境因素或调节基因在疾病表达方面,对于不同种族可能存在差异,也提示哮喘具有不同的分子基础。这些遗传学染色体区域很大,平均含>20 Mb 的 DNA 和数千个基因,而且目前由于标本量的限制,许多结果不能被重复。因此,寻找并鉴定哮喘相关基因还有大量的工作要做。

(二)变应原

1.变应原

尘螨是最常见的变应原,是哮喘在世界范围内重要的发病因素。常见的有4种,即屋尘螨、粉尘螨、宇尘螨和多毛螨。屋尘螨是持续潮湿气候中最主要的螨虫。真菌亦是存在于室内空气中的变应原之一,常见为青霉、曲霉、交链孢霉等。花粉与草粉是最常见的引起哮喘发作的室外变应原,木本植物(树花粉)常引起春季哮喘,而禾本植物的草类花粉常引起秋季哮喘。

2.职业性变应原

常见的变应原有谷物粉、面粉、动物皮毛、木材、丝、麻、木棉、饲料、蘑菇、松香、活性染料、乙二胺等。低分子量致敏物质的作用机制尚不明确,高分子量的致敏物质可能是通过与变应原相同的变态反应机制致敏患者并引起哮喘发作。

3.药物及食物添加剂

药物引起哮喘发作有特异性过敏和非特异性过敏两种,前者以生物制品过敏最常见,而后者发生于交感神经阻滞剂和增强副交感神经作用剂,如普萘洛尔、新斯的明。食物过敏大多属于Ⅰ型变态反应,如牛奶,鸡蛋,鱼、虾、蟹等海鲜及调味类食品等可作为变应原,常可诱发哮喘患者发作。

(三)促发因素

1.感染

哮喘的形成和发作与反复呼吸道感染有关,尤其是呼吸道病毒感染,最常见的是鼻病毒,其次是流行性感冒病毒、副流行性感冒病毒、呼吸道合胞病毒及冠状病毒等。病毒感染引起气道上皮细胞产生多种炎症介质,使随后吸入的变应原的炎症反应和气道收缩反应增强,亦可诱导速激肽和组胺失活减少,提高迷走神经介导的反射性支气管收缩。细菌感染在急性哮喘中的作用还未确定。近年来,衣原体和支原体感染报道有所增多,部分哮喘患者治疗衣原体感染可改善症状。

2.气候改变

当气温、湿度、气压和空气中离子等发生改变时可诱发哮喘,故在寒冷季节或秋冬气候转变时较多发病。

3.环境污染

环境污染与哮喘发病关系密切。诱发哮喘的有害刺激物中,最常见的是煤气(尤其是 SO_2)、油烟、被动吸烟、杀虫喷雾剂等。烟雾可刺激处于高反应状态的哮喘患者的气道,使支气管收缩,甚至痉挛,致哮喘发作。

4.精神因素

患者紧张不安、情绪激动等,也会促使哮喘发作,一般认为是通过大脑皮质和迷走神经反射或过度换气所致。

5.运动

有 70%～80% 的哮喘患者在剧烈运动后诱发哮喘发作,称为运动性哮喘。典型症状是运动 6～10 分钟,在停止运动后 1～10 分钟内出现支气管痉挛,临床表现为咳嗽、胸闷、喘鸣,听诊可闻及哮鸣音,多数患者在 30～60 分钟内可自行缓解。运动后约有 1 小时的不应期,40%～50% 的患者在此期间再进行运动则不发生支气管痉挛。有些患者虽无哮喘症状,但是运动前后的肺功能测定能发现存在支气管痉挛,可能机制为剧烈运动后过度呼吸,使气道黏膜的水分和热量丢失,呼吸道上皮暂时出现渗透压过高,诱发支气管平滑肌痉挛。

6.药物

有些药物可引起哮喘发作,主要包括阿司匹林在内的非甾体抗炎药(nonsteroidal anti-inflammatory drug,NSAID)、含碘造影剂或交感神经阻滞剂等,如误服普萘洛尔等 β_2 受体阻滞剂可引发哮喘。2.3%～20% 的哮喘患者因服用阿司匹林等 NSAID 诱发哮喘,称为阿司匹林哮喘。在阿司匹林哮喘中,部分患者合并有鼻息肉,被称为阿司匹林过敏-哮喘-鼻息肉三联征,其临床特点为:①服用阿司匹林等 NSAID 诱发剧烈哮喘,多在摄入后 30 分钟到 3 小时内发生;②儿童多在 2 岁之前发病,但大多为 30～40 岁的中年患者;③女性多于男性,男女之比约为 2∶3;④发病无明显季节性;⑤病情较重,大多对糖皮质激素有依赖性;⑥半数以上有鼻息肉,常伴有过敏性鼻炎和(或)鼻窦炎,鼻息肉切除后有时哮喘症状加重或促发;⑦变应原皮试多呈阴性反应;⑧血清总 IgE 多正常;⑨其家族中较少有过敏性疾病的患者。发病机制尚未完全明确,有人认为患者的支气管环氧合酶可能因一种传染性介质(可能是病毒)的影响,致使环氧合酶易受阿司匹林等药物的抑制,影响了花生四烯酸的代谢,抑制前列腺素的合成及生成不均衡,有气道扩张作用的前列腺素 E_2 和 I_2 明显减少,而有收缩支气管平滑肌作用的前列腺素 $F_{2\alpha}$ 的合成较多,前列腺素 E_2、I_2 或前列腺素 $F_{2\alpha}$ 失衡。环氧合酶被抑制后,花生四烯酸的代谢可能被转移到脂氧化酶途径,致使收缩支气管平滑肌的白三烯生成增多,导致支气管平滑肌强而持久的收缩。阿司匹林过敏的患者,对其他抑制环氧合酶的 NSAID 存在交叉过敏(对乙酰氨基酚除外,主要原因考虑为阿司匹林哮喘抑制环氧合酶-1,而对乙酰氨基酚通过抑制环氧合酶-3发挥作用)。

7.月经、妊娠等生理因素

不少女性哮喘患者在月经前 3～4 天有哮喘加重的现象,可能与经前期孕酮的突然下降有关。如果患者每月必发,且经量不多,适时地注射黄体酮,有时可阻止严重的经前期哮喘。妊娠对哮喘的影响并无规律性,大多病情未见明显变化,妊娠对哮喘的作用主要表现为机械性的影响及哮喘有关的激素变化,如果处理得当,则不会对妊娠和分娩产生不良后果。

8.围生期胎儿的环境

妊 9 周的胎儿胸腺已可产生 T 细胞,且在整个妊娠期胎盘主要产生辅助性Ⅱ型 T 细胞因子,因而在肺的微环境中,Th_2 的反应是占优势的。若母亲已有特异性体质,又在妊娠期接触大量的变应原或受到呼吸道病毒特别是合胞病毒的反复感染,即可能加重其调控的变态反应,以致出生后存在变态反应和哮喘发病的可能性。

二、发病机制

哮喘是多种炎症细胞和炎症介质参与的气道慢性炎症,该炎症过程与气道高反应性和哮喘症状密切相关;气道结构细胞特别是气道上皮细胞和上皮下基质、免疫细胞的相互作用,以及气道神经调节的异常均加重气道高反应性,且直接或间接加重气道炎症。

(一)变态反应性炎症

目前研究认为哮喘是由 Th_2 细胞驱导的对变应原的一种高反应。由其产生的气道炎症可分为以下几类。

1.IgE 介导的、T 细胞依赖的炎症途径

可分为以下 3 个阶段：IgE 激活和免疫球蛋白 Fc 受体启动；炎症介质和细胞因子的释放；黏附分子表达促使白细胞跨膜移动。Th₂ 细胞分泌白细胞介素-4 调控 B 细胞生成 IgE，后者结合到肥大细胞、嗜碱性粒细胞和嗜酸性粒细胞上的特异性受体，使之呈现致敏状态；当再次接触同种抗原时，抗原与特异性 IgE 交联结合，从而导致炎症介质链式释放。根据效应发生时间和持续时间，可分为早期相反应（引起速发性哮喘反应）和晚期相反应（引起迟发性哮喘反应），前者在接触变应原后数秒内发生，可持续数小时，与哮喘的急性发作有关；后者在变应原刺激后 6～12 小时发生，可持续数天，引起气道的慢性炎症。有多种炎症细胞，包括肥大细胞、嗜酸性粒细胞、嗜碱性粒细胞、T 细胞、肺泡巨噬细胞、中性粒细胞和气道上皮细胞参与气道炎症的形成（表 2-6），其中肥大细胞是气道炎症的主要原发效应细胞。炎症细胞、炎症介质和细胞因子的相互作用是维持气道炎症反应的基础（表 2-7）。

表 2-6　参与气道慢性炎症的主要炎症细胞

炎症细胞	作　用
肥大细胞	变应原刺激或渗透压变化均可活化肥大细胞，释放收缩支气管的炎症介质（组胺、巯乙胺酰白三烯、前列腺素 D₂）；气道内肥大细胞增多与气道高反应性相关
嗜酸性粒细胞	破坏气道上皮细胞；参与生长因子的释放和气道重建
T 细胞	释放细胞因子白细胞介素-4、白细胞介素-5、白细胞介素-9 和白细胞介素-13，这些因子参与嗜酸性粒细胞炎症，刺激 B 细胞产生 IgE；参与整个气道炎症反应
树突细胞	诱导初始型 T 细胞对吸入抗原的初级免疫反应和变态反应，还可诱导免疫耐受的形成，并在调节免疫反应和免疫耐受中起决定作用
巨噬细胞	变应原通过低亲和力 IgE 受体激活巨噬细胞，释放细胞因子和炎症介质发挥"放大效应"
中性粒细胞	在哮喘患者的气道内、痰液中数量增加，但其病理生理作用尚不明确，可能是类固醇激素应用所致

表 2-7　调控哮喘气道慢性炎症的主要介质

介质	作　用
化学因子	主要表达于气道上皮细胞，趋化炎症细胞至气道；内皮素趋化嗜酸性粒细胞；胸腺活化调控因子和巨噬细胞源性趋化因子趋化 Th₂ 细胞
白三烯	主要由肥大细胞、嗜酸性粒细胞分泌，是潜在的支气管收缩剂，其抑制剂可改善肺功能和哮喘症状

续表

介质	作 用
细胞因子	参与炎症反应,白细胞介素-1β、肿瘤坏死因子-β 扩大炎症反应;粒细胞-巨噬细胞集落刺激因子延长嗜酸性粒细胞存活时间;白细胞介素-5 有助于嗜酸性粒细胞分化;白细胞介素-4 有助于 Th₂ 增殖发育;白细胞介素-13 有助于 IgE 合成
组胺	由肥大细胞分泌,收缩支气管,参与炎症反应
一氧化氮	由气道上皮细胞产生,是潜在的血管扩张剂,其与气道炎症密切相关,因此呼出气一氧化氮常被用来监测哮喘控制状况
前列腺素 D₂	由肥大细胞分泌,是支气管扩张剂,趋化 Th₂ 细胞至气道

2.非 IgE 介导、T 细胞依赖的炎症途径

Th₂ 细胞还可通过释放的多种细胞因子(白细胞介素-4、白细胞介素-13、白细胞介素-3、白细胞介素-5 等)直接引起各种炎症细胞的聚集和激活,以这种方式直接促发炎症反应,主要是迟发型变态反应。如嗜酸性粒细胞聚集活化(白细胞介素-5 起主要作用)分泌的主要碱基蛋白、嗜酸性粒细胞阳离子蛋白、嗜酸性粒细胞衍生的神经毒素、过氧化物酶和胶原酶等均可引起气道损伤;中性粒细胞分泌的蛋白水解酶等可进一步加重炎症反应。此外,上述炎症及其炎症介质可促使气道固有细胞活化,如肺泡巨噬细胞可释放前列腺素、血小板活化因子等加重哮喘反应;气道上皮细胞和血管内皮细胞产生内皮素,是所知的最强的支气管平滑肌收缩剂,且还具有促进黏膜腺体分泌和促平滑肌及成纤维细胞增殖的效应,参与气道重构。

在慢性哮喘缓解期内,气道炎症主要由 Th₂ 分泌的细胞因子如白细胞介素-5 等趋化嗜酸性粒细胞浸润所致;而在急性发作期,气道内中性粒细胞趋化因子白细胞介素-8 浓度增加,中性粒细胞浸润。因此,对于逐渐减少吸入激素用量而引起症状加重的可通过增加吸入激素用量来抑制嗜酸性粒细胞活性;对于突然停用吸入激素而引起的哮喘加重,则需加用长效的受体激动剂以减弱中性粒细胞的炎症反应。

有关哮喘免疫调节紊乱的机制,得到最广泛关注的"卫生学假说"认为童年时期胃肠道暴露于细菌或细菌产物能够促进免疫系统的成熟,预防哮喘的发生。其核心为 Th₁/Th₂ 细胞因子平衡学说,认为诸如哮喘等变态反应性疾病是由 Th₂ 细胞驱导的对无害抗原或变应原的一种高反应。Th₁ 和 Th₂ 细胞所产生的细胞因子有相互制约彼此表型分化及功能的特性。干扰素和白细胞介素-4 分别

为 Th_1 和 Th_2 特征性细胞因子。α 干扰素、白细胞介素-12 可促使活化的 Th_0 细胞向 Th_1 方向发育,而白细胞介素-4 则促使其向 Th_2 方向发育。当 Th_1 细胞占优势时,就会抑制 Th_2 细胞的功能。如果婴幼儿时呼吸系统或消化系统受到感染,比如结核病、麻疹、寄生虫病甚至甲型肝炎病毒感染等,有可能通过巨噬细胞产生 α 干扰素和白细胞介素-12,继而刺激自然杀伤细胞产生 γ 干扰素,后者可增强 Th_1 细胞的发育,同时抑制 Th_2 细胞的活化,从而抑制变态反应性疾病的发生发展。

早年发现肠道寄生虫的感染虽然可以强有力的增加 Th_2 反应,但是它却同样减少了变态反应性疾病的发生。哮喘患者血清、支气管肺泡和体外 T 细胞培养的 γ 干扰素水平是升高的,并且与肺功能的下降呈明显正相关性。一些病毒、支原体和衣原体感染可致产生 γ 干扰素的 $CD4^+$ 和 $CD8^+$ T 细胞活化,通常使哮喘恶化。这些表明 γ 干扰素在哮喘免疫病理中促炎因子的作用可能比其下调 Th_2 细胞因子的作用更明显。由此可见,基于 Th_1/Th_2 相互制约的卫生学假说并不能完全解释哮喘发生的免疫失调机制,把哮喘的免疫病理核心看成是 Th_1 和 Th_2 的失衡,试图通过上调 Th_1 纠正 Th_2 的免疫偏倚以治疗变应性哮喘的思路可能是考虑问题过于简单化。

目前提出了一种基于调节性 T 细胞理论的新假说。该假说认为,大多数病原体表面存在病原相关性分子。当以树突细胞为主的抗原呈递细胞接触抗原时,除抗原吞噬呈递过程外,表面一些特殊的模式识别受体如 Toll 样受体和凝集素受体与病原相关性分子结合,可能通过抑制性刺激分子或分泌白细胞介素-10、转化生长因子-β 等调节性因子促进 Th_0 细胞向具有调节功能的调节性 T 细胞分化,最具代表性的是表达 $CD4^+$、$CD25^+$ 产生大量白细胞介素-10 的亚群,还有 $CD4^+$、$CD25^-$ 的抑制性 T 细胞。这些具有抑制调节功能的 T 细胞亚群会同时抑制 Th_1 和 Th_2 介导的病理过程。由于优越的卫生条件,缺乏微生物暴露,减少了细菌脂多糖等病原相关性分子通过模式识别受体刺激免疫调节细胞的可能性,导致后天 Th_1 或 Th_2 反应发展过程中失去调节性 T 细胞的平衡调节作用。相比之下,儿童期接触的各种感染因素可激活调节性 T 细胞,可能在日后抑制病原微生物诱导的过强 Th_1 或 Th_2 反应中发挥重要的功能。

(二)气道重塑

除了气道炎症反应外,哮喘患者气道发生重塑,可导致相对不可逆的气道狭窄。研究证实,非正常愈合的损伤上皮细胞可能主动参与了哮喘气道炎症的发生发展及气道重塑形成过程。Holgate 在上皮-间质营养单位学说中提出哮喘气道上皮细胞正常修复机制受损,转化生长-β_1与促上皮生长因子-表皮生长因子分泌失衡,继而导致气道重塑,是难治性哮喘的重要发病机制。哮喘患者损伤的气道上皮呈现以持续高表达表皮生长因子受体为特征的修复延迟,可能通过内皮素-1和(或)转化生长因子-β_1介导早期丝裂原活化蛋白激酶家族信号网络通路而实现,诱导上皮下成纤维细胞表达 α-平滑肌肌动蛋白,实现成纤维细胞向肌成纤维细胞转化。上皮下成纤维细胞活化使过量基质沉积,活化的上皮细胞与上皮下成纤维细胞还可生成释放大量的炎症介质,包括成纤维细胞生长因子、胰岛素样生长因子、血小板衍化生长因子、内皮素-1、转化生长因子-β_1和转化生长因子-β_2,导致气道重建。由此推测,保护气道黏膜、恢复正常上皮细胞表型,可能在未来哮喘治疗中占有重要地位。

气道组织和结构细胞的重塑与 T 细胞依赖的炎症通过信号转导相互作用,屏蔽变应原诱导的机体正常的 T 细胞免疫耐受机制,可能是慢性哮喘持续发展、气道高反应性存在的根本原因。延迟愈合的重塑气道上皮高表达内皮素-1可能是诱导 Th_2 细胞在气道聚集,引起哮喘特征性嗜酸性粒细胞气道炎症的一个重要原因。因此,气道上皮细胞"重塑"有可能激活特异性的炎症信号转导通路,加速 $CD4^+$ T 细胞亚群的活化,从而使变应原诱导的局部黏膜免疫炎症持续发展。

(三)气道高反应性

气道反应性是指气道对各种化学、物理或药物刺激的收缩反应。气道高反应性是指气道对正常不引起或仅引起轻度应答反应的刺激物出现过度的气道收缩反应。气道高反应性是哮喘的重要特征之一。气道炎症是导致气道高反应性最重要的机制,当气道受到变应原或其他刺激后,由于多种炎症细胞、炎症介质和细胞因子的参与及气道上皮和上皮内神经的损害等而导致气道高反应性。有人认为,气道基质细胞内皮素的自分泌及旁分泌及细胞因子(尤其是肿瘤坏死因子-α)与内皮素相互作用在气道高反应性的形成上有重要作用。此外,气道高反应性与 β 肾上腺素能受体功能低下、胆碱能神经兴奋性增强和非肾上腺素能非胆碱能神经的抑制功能缺陷有关。在病毒性呼吸道感染、冷空气、SO_2、干燥空气、低渗和高渗溶液等理化因素刺激下均可使气道反应性增高。气道高反应性程度与气道炎症密切相关,但两者并非等同。气道高反应性目前已公认是支气管哮喘患者的共同病理生理特征,然而出现气道高反应者并非都是支气管哮喘,如长期吸烟、接触臭氧、病毒性上呼吸道感染、COPD、过敏性鼻炎、支气管扩张等患者也可出现,所以应该全面理解气道高反应性的临床意义。

(四)神经因素

支气管的自主神经支配很复杂,除以前所了解的胆碱能神经、肾上腺素能神经外,还存在非肾上腺素能非胆碱能神经系统。支气管哮喘与β肾上腺素能受体功能低下和迷走神经张力亢进有关,并可能存在有α肾上腺素能神经的反应性增加。非肾上腺素能非胆碱能神经系统又分为抑制性非肾上腺素能非胆碱能神经系统和兴奋性非肾上腺素能非胆碱能神经系统。抑制性非肾上腺素能非胆碱能是产生气道平滑肌松弛的主要神经系统,其神经递质尚未完全阐明,可能是血管活性肠肽和(或)组胺酸甲硫胺。血管活性肠肽具有扩张支气管、扩张血管、调节支气管腺体分泌的作用,是最强烈的内源性支气管扩张物质,而气道平滑肌的收缩可能与该系统的功能受损有关。兴奋性非肾上腺素能非胆碱能是一种无髓鞘感觉神经系统,其神经递质是P物质,而该物质存在于气道迷走神经化学敏感性的C纤维传入神经中。当气道上皮损伤后暴露出C纤维传入神经末梢,受炎症介质的刺激,引起局部轴突反射,沿传入神经侧索逆向传导,并释放感觉神经肽,如P物质、神经激肽、降钙素基因相关肽,结果引起支气管平滑肌收缩、血管通透性增强、黏液分泌增多等。近年来研究证明,一氧化氮是人类非肾上腺素能非胆碱能的主要神经递质,在正常情况下主要产生构建型一氧化氮。在哮喘发病过程中,细胞因子刺激气道上皮细胞产生的诱导型一氧化氮则可使血管扩张,加重炎症过程。

三、病理

支气管哮喘气道的基本病理改变为气道炎症和重塑。炎症包括肥大细胞、肺巨噬细胞、嗜酸性粒细胞、淋巴细胞与中性粒细胞浸润。支气管哮喘气道改变可引起气道黏膜下水肿、微血管通透性增加、支气管内分泌物潴留、支气管平滑肌痉挛、纤毛上皮剥离,基膜漏出、杯状细胞增殖及支气管分泌物增加等病理改变,称为慢性剥脱性嗜酸性粒细胞性支气管炎。

早期表现为支气管黏膜肿胀、充血,分泌物增多,气道内炎症细胞浸润,气道平滑肌痉挛等可逆性的病理改变。上述的改变可随气道炎症的程度而变化。若哮喘长期反复发作,支气管呈现慢性炎症改变,表现为柱状上皮细胞纤毛倒伏、脱落,上皮细胞坏死,黏膜上皮层杯状细胞增多,黏液蛋白产生增多,支气管黏膜层大量炎症细胞浸润、黏液腺增生、基膜增厚,支气管平滑肌增生,则进入气道重塑阶段,主要表现为上皮下肌成纤维细胞增多导致胶原的合成增加,形成增厚的上皮下基膜层,可累及全部支气管树,主要发生在膜性和小的软管性气道,即中央气道,是哮喘气道重塑不同于 COPD 的特征性病理改变。具有收缩性的上皮下肌成纤维细胞增加,可能是哮喘气道高反应性形成的重要病理生理基础。

气道炎症和重塑并行,与气道高反应性密切相关。后者如气道壁的厚度与气道开始收缩的阈值成反比关系,平滑肌增生使支气管对刺激的收缩反应更强烈,血管容量增加可使气道阻力增高,同时这些因素具有协同/累加效应。肉眼可见肺膨胀及肺气肿较为突出,支气管及细支气管内含有黏稠痰液及黏液栓。支气管壁增厚,黏膜充血肿胀形成皱襞,黏液栓塞局部可发生肺不张。

广泛的气道狭窄是产生哮喘临床症状的基础。气道狭窄的机制包括支气管平滑肌收缩、黏膜水肿、慢性黏液栓形成、气道重塑及肺实质弹性支持的丢失。

四、临床表现

典型的支气管哮喘出现反复发作的胸闷、气喘、呼吸困难、咳嗽等症状,在发作前常有鼻塞、打喷嚏、眼痒等先兆症状,发作严重者可短时间内出现严重呼吸困难,导致低氧血症。有时咳嗽为唯一症状(咳嗽变异型哮喘)。在夜间或凌晨发作和加重是哮喘的特征之一。哮喘症状可在数分钟内发作,有些症状轻者可自行缓解,但大部分需积极处理。

发作时可出现两肺散在、弥漫分布的呼气相哮鸣音,呼气相延长,有时吸气、呼气相均有干啰音。严重发作时可出现呼吸音低下,哮鸣音消失,临床上称为"静止肺",预示着病情危重,随时会出现呼吸骤停。

哮喘患者在不发作时可无任何症状和体征。

五、诊断

(一)诊断标准

(1)反复发作喘息、气急、胸闷或咳嗽,多与接触变应原、冷空气、物理和化学性刺激、病毒性上呼吸道感染、运动等有关。

(2)发作时在双肺可闻及散在或弥漫性,以呼气相为主的哮鸣音,呼气相延长。

(3)上述症状和体征可经治疗缓解或自行缓解。

(4)除外其他疾病所引起的喘息、气急、胸闷和咳嗽。

(5)临床表现不典型者,应至少具备以下 1 项试验阳性:①支气管激发试验或运动激发试验阳性;②支气管舒张试验阳性(FEV_1 增加≥12%,且 FEV_1 增加绝对值≥200 mL);③最大呼气流量 1 天内变异率≥20%。

符合(1)~(4)条或(4)、(5)条者,可以诊断为支气管哮喘。

(二)分期

根据临床表现可分为急性发作期、慢性持续期和临床缓解期。慢性持续期是指每周均不同频度和(或)不同程度地出现症状(喘息、气急、胸闷、咳嗽等);临床缓解期指经过治疗或未经治疗,症状、体征消失,肺功能恢复到急性发作前水平,并维持3个月以上。

(三)相关诊断试验

1.变应原检测

有体内的变应原皮肤点刺试验和体外的特异性 IgE 检测,可明确患者的过敏症状,指导患者尽量避免接触变应原及进行特异性免疫治疗。

2.肺功能测定

肺功能测定有助于确诊支气管哮喘,也是评估哮喘控制程度的重要依据之一。主要有通气功能检测、支气管舒张试验、支气管激发试验、最大呼气流量及其日变异率测定。哮喘发作时呈阻塞性通气改变,呼气流速指标显著下降。FEV_1、EFV_1/FVC、最大呼气中期流速及最大呼气流量均下降。肺容量指标见 FVC 减少、残气量增高、功能残气量和肺容量增高,残气占肺总量百分比增高。缓解期上述指标可正常。对于有气道阻塞的患者,可行支气管舒张试验,常用药物为支气管扩张剂(沙丁胺醇、特布他林),如 FEV_1 较用药前增加>12%,且绝对值增加>200 mL,为支气管舒张试验阳性,对诊断支气管哮喘有帮助。对于有哮喘症状但肺功能正常的患者,可行支气管激发试验,常用吸入激发剂为醋甲胆碱、组胺。吸入激发剂后其通气功能下降、气道阻力增加。在设定的激发剂量范围内,如 FEV_1 下降>20%,为支气管激发试验阳性,使 FEV_1 下降20%的累积剂量或累积浓度可对气道反应性增高的程度作出定量判断。最大呼气流量及其日变异率可反映通气功能的变化,哮喘发作时最大呼气流量下降,并且哮喘患者常有通气功能昼夜变化,夜间或凌晨通气功能下降,如果昼夜最大呼气流量变异率≥20%有助于诊断为哮喘。

3.胸部 X 线检查

胸部 X 线摄片多无明显异常。但哮喘严重发作者应常规行胸部 X 线检查,注意有无肺部感染、肺不张、气胸、纵隔气肿等并发症的存在。

4.其他

痰液中嗜酸性粒细胞或中性粒细胞计数、呼出气一氧化氮可评估与哮喘相关的气道炎症。

六、鉴别诊断

(一)上气道肿瘤、喉水肿和声带功能障碍

这些疾病可致患者出现气喘,但主要表现为吸气性呼吸困难,肺功能测定流速-容量曲线可见吸气相流速减低。纤维喉镜或支气管镜检查可明确诊断。

(二)各种原因所致的支气管内占位

支气管内良、恶性肿瘤和支气管内膜结核等导致的固定的、局限性哮鸣音,需与哮喘鉴别。胸部 CT 检查、纤维支气管检查可明确诊断。

(三)急性左心衰竭

急性左心衰竭发作时症状与哮喘相似,阵发性咳嗽、气喘,两肺可闻及广泛的湿啰音和哮鸣音,需与哮喘鉴别。但急性左心衰竭患者常有风湿性心脏病、冠状动脉粥样硬化性心脏病(简称冠心病)等心脏疾病史,胸片可见心影增大、肺淤血,有助于鉴别。

(四)嗜酸性粒细胞

嗜酸性粒细胞性肺炎、变态反应肉芽肿性血管炎、结节性多动脉炎、变应性肉芽肿等患者除有喘息外,胸部 X 线或 CT 检查提示肺内有浸润阴影,并可自行消失或复发。常有肺外的其他表现,血清免疫学检查可发现相应的异常。

(五)COPD

COPD 患者亦出现呼吸困难,常与哮喘症状相似,大部分 COPD 患者对支气管扩张剂和抗炎药疗效不如哮喘,对气道阻塞的可逆性不如哮喘。但临床上有大约 10% 的 COPD 患者对激素和支气管扩张剂反应很好,这部分患者往往同时合并有哮喘。而支气管哮喘患者晚期出现气道重塑亦可以合并 COPD。

七、治疗和管理

(一)控制目标

近年来,随着对支气管哮喘病因和发病机制认识的不断深入,明确了气道的慢性炎症是哮喘的本质,因此针对气道炎症的抗感染治疗是哮喘的根本治疗;并且意识到哮喘的气道炎症持续存在于疾病的整个过程,故治疗哮喘应该与治疗糖尿病、高血压等其他慢性疾病一样,长期规范地应用药物治疗,从而预防哮喘急性发作,减少并发症的发生,改善肺功能,提高生活质量,以达到并维持哮喘的临床控制。2006 年全球哮喘防治创议明确指出,哮喘的治疗目标是达到并维持哮喘的临床控

制,哮喘临床控制的定义包括以下 6 项:①无(或≤2 次/周)白天症状;②无日常活动(包括运动)受限;③无夜间症状或因哮喘憋醒;④无(或≤2 次/周)需接受缓解药物治疗;⑤肺功能正常或接近正常;⑥无哮喘急性加重。哮喘虽然不能被根治,但经过规范治疗,大多数哮喘患者都可以得到很好的控制。相关研究结果表明,对于大多数哮喘患者(包括轻度、中度、重度),经过吸入性糖皮质激素加长效 β_2 受体激动剂(沙美特罗/氟替卡松)联合用药 1 年,有接近 80% 的患者可以达到指南所定义的临床控制。

(二)治疗药物

哮喘的治疗药物根据其作用机制可分为具有扩张支气管作用和抗炎作用两大类,某些药物兼有扩张支气管和抗炎作用。

1.扩张支气管药物

(1)β_2 受体激动剂:通过对气道平滑肌和肥大细胞膜表面的 β_2 受体的兴奋,舒张气道平滑肌、减少肥大细胞和嗜碱性粒细胞脱颗粒和介质的释放、降低微血管的通透性、增加气道上皮纤毛的摆动等,从而缓解哮喘症状。此类药物较多,可分为短效(作用维持 4～6 小时)和长效(作用维持 12 小时)β_2 受体激动剂。后者又可分为速效(数分钟起效)和缓慢起效(30 分钟起效)两种。

短效 β_2 受体激动剂:常用的药物如沙丁胺醇和特布他林等。有吸入、口服、注射给药途径。①吸入给药:可供吸入的短效 β_2 受体激动剂有气雾剂、干粉剂和溶液。这类药物舒张气道平滑肌作用强,通常在数分钟内起效,疗效可维持数小时,是缓解轻、中度急性哮喘症状的首选药物,也可用于运动性哮喘的预防。如沙丁胺醇每次吸入 100～200 μg 或特布他林 250～500 μg,必要时每 20 分钟重复 1 次。这类药物应按需间歇使用,不宜长期、单一使用,也不宜过量应用,否则可引起骨骼肌震颤、低血钾、心律失常等不良反应。压力型定量手控气雾剂和干粉吸入装置吸入短效 β_2 受体激动剂不适用于重度哮喘发作,其溶液(如沙丁胺醇、特布他林)经雾化吸入适用于轻至重度哮喘发作。②口服给药:如沙丁胺醇、特布他林等,通常在服药后 15～30 分钟起效,疗效维持 4～6 小时。如沙丁胺醇 2～4 mg,特布他林 1.25～2.5 mg,每天 3 次。使用虽较方便,但心悸、骨骼肌震颤等不良反应比吸入给药时明显。缓释剂型和控释剂型的平喘作用维持时间可达 8～12 小时,适用于夜间哮喘患者的预防和治疗。长期、单一应用 β_2 受体激动剂可造成细胞膜 β_2 受体的下调,表现为临床耐药现象,应予以避免。③注射给药:虽然平喘作用较为迅速,但因全身不良反应的发生率较高,较少

使用。

长效 β_2 受体激动剂:这类 β_2 受体激动剂的分子结构中具有较长的侧链,舒张支气管平滑肌的作用可维持 12 小时以上。有吸入、口服和透皮给药等途径,目前在我国临床使用的吸入长效 β_2 受体激动剂有以下两种。①沙美特罗:经气雾剂或碟剂装置给药,给药后 30 分钟起效,平喘作用维持 12 小时以上,推荐剂量为 50 μg,每天 2 次吸入。②福莫特罗:经都保装置给药,给药后 3～5 分钟起效,平喘作用维持 8～12 小时。平喘作用具有一定的剂量依赖性,推荐剂量为 4.5～9 μg,每天 2 次吸入。福莫特罗因起效迅速,可按需用于哮喘急性发作时的治疗。近年来推荐联合吸入性糖皮质激素和长效 β_2 受体激动剂治疗哮喘,这两者具有协同的抗炎和平喘作用,并可增加患者的依从性,减少大剂量吸入性糖皮质激素引起的不良反应,尤其适合于中、重度持续哮喘患者的长期治疗。口服长效 β_2 受体激动剂有丙卡特罗、班布特罗,作用时间可维持 12～24 小时,适用于中、重度哮喘的控制治疗,尤其适用于缓解夜间症状。透皮吸收剂型有妥洛特罗贴剂,妥洛特罗本身为中效 β_2 受体激动剂,由于采用结晶储存系统来控制药物的释放,药物经过皮肤吸收,疗效可维持 24 小时,可减轻全身不良反应,每天只需贴 1 次,使用方法简单,对预防夜间症状有较好疗效。长效 β_2 受体激动剂不推荐长期单独使用,应该在医师指导下与吸入性糖皮质激素联合使用。

(2)茶碱类药物:具有舒张支气管平滑肌作用,并具有强心、利尿、扩张冠状动脉、兴奋呼吸中枢和呼吸肌等作用,低浓度茶碱还具有抗炎和免疫调节作用。

口服给药:包括氨茶碱和控(缓)释型茶碱。短效氨茶碱用于轻、中度哮喘急性发作的治疗,控(缓)释型茶碱用于慢性哮喘的长期控制治疗。一般剂量为每天 6～10 mg/kg。控(缓)释型茶碱口服后昼夜血药浓度平稳,平喘作用可维持 12～24 小时,尤其适用于夜间哮喘症状的控制。茶碱与糖皮质激素和抗胆碱药联合应用具有协同作用。但本品与 β_2 受体激动剂联合应用时,易出现心率增快和心律失常,应慎用并适当减少剂量。

静脉给药:氨茶碱加入葡萄糖溶液中,缓慢静脉注射[注射速度不宜超过 0.25 mg/(kg·min)]或静脉滴注,适用于中重度哮喘的急性发作。负荷剂量为 4～6 mg/kg,维持剂量为 0.6～0.8 mg/(kg·h)。由于茶碱的“治疗窗”窄,茶碱代谢存在较大的个体差异,药物不良反应较多,可引起心律失常、血压下降,甚至死亡,在有条件的情况下应监测其血药浓度,及时调整浓度和滴速。对于以往长期口服茶碱的患者,更应注意其血药浓度,尽量避免静脉注射,防止茶碱中毒。茶碱的有效、安全的血药浓度范围为 6～15 mg/L。影响茶碱代谢的因素较多,如发热性疾病、妊娠、抗结核治疗可以降低茶碱的血药浓度;而肝脏疾病、充血性心力衰竭及合用西咪替丁或喹诺酮类、大环内酯类等药物均可影响茶碱代谢而使其排泄减慢,导致茶碱的毒性增加,应引起临床医师们的重视,并酌情调整剂量。多索茶碱的作用与氨茶碱相同,但不良反应较轻。二羟丙茶碱的作用较茶碱弱,不良反应也较少。

抗胆碱药:吸入型抗胆碱药如溴化异丙托品和噻托溴铵可阻断节后迷走神经传出支,通过降低迷走神经张力而舒张支气管。本品吸入给药,有气雾剂、干粉剂和雾化溶液 3 种剂型。经压力型定量手控气雾剂吸入溴化异丙托品气雾剂,常用剂量为 40~80 μg,每天 3~4 次;经雾化泵吸入溴化异丙托品溶液的常用剂量为 50~125 μg,每天 3~4 次。噻托溴铵为长效抗胆碱药,对 M_1 和 M_3 受体具有选择性抑制作用,每天 1 次吸入给药。本品与 β_2 受体激动剂联合应用具有协同、互补作用。

2.抗炎药物

(1)糖皮质激素:糖皮质激素是最有效的抗变态反应性炎症的药物,其药理作用机制有:①抑制各种炎症细胞包括巨噬细胞、嗜酸性粒细胞、T 细胞、肥大细胞、树突状细胞和气道上皮细胞等的生成、活化及其功能;②抑制白细胞介素-2、白细胞介素-4、白细胞介素-5、白细胞介素-13、粒细胞-巨噬细胞集落刺激因子等各种细胞因子的产生;③抑制磷脂酶 A_2、一氧化氮合酶、白三烯、血小板活化因子等炎症介质的产生和释放;④增加抗炎产物的合成;⑤抑制黏液分泌;⑥活化和提高气道平滑肌 β_2 受体的反应性,增加细胞膜上 β_2 受体的合成;⑦降低气道高反应性。糖皮质激素通过与细胞内糖皮质激素受体结合,形成糖皮质激素受体-激素复合体转运至核内,从而调节基因的转录,抑制各种细胞因子和炎症介质的基因转录和合成,增加各种抗炎蛋白的合成,从而发挥其强大的抗炎作用。激素的给药途径有吸入、口服和静脉给药。

吸入给药:吸入给药是哮喘治疗的主要给药途径,药物直接作用于呼吸道,起效快,所需剂量小,不良反应少。吸入性糖皮质激素的局部抗炎作用强,通过吸气过程给药,药物直接作用于呼吸道,通过消化道和呼吸道进入血液的药物大部分被肝脏灭活,因此全身不良反应少。研究证明吸入性糖皮质激素可以有效改善哮喘症状,提高生活质量,改善肺功能,降低气道高反应性,控制气道炎症,减少哮喘发作的频率,减轻发作的严重程度,降低病死率。吸入性糖皮质激素的局部不良反应包括声音嘶哑、咽部不适和念珠菌感染。吸药后及时漱口、选用干粉吸入剂或加用储雾器可减少上述不良反应。吸入性糖皮质激素全身不良反应的大小与药物剂量、药物的生物利用率、肝脏首过代谢率及全身吸收药物的半衰期等因素有关。目前有证据表明,成人哮喘患者每天吸入低、中剂量激素,不会出现明显的全身不良反应。长期高剂量吸入性糖皮质激素可能出现的全身不良反应包括皮肤瘀斑、肾上腺功能的抑制和骨质疏松等。目前,吸入性糖皮质激素主要有 3 类。①定量气雾剂。②干粉吸入剂:主要有布地奈德都保、丙酸氟替卡松碟剂及含布地奈德、丙酸氟替卡松的联合制剂。干粉吸入装置比普通定量气雾剂使用方便,配合容易,吸入下呼吸道的药物量较多,局部不良反应较轻,是目前较好的剂型。③雾化溶液:目前仅有布地奈德溶液,经射流装置雾化吸入,对患者吸气的配合要求不高,起效较快,适用于哮喘急性发作时的治疗。

口服给药:适用于中度哮喘发作、慢性持续哮喘吸入大剂量吸入性糖皮质激素治疗无效的患者和作为静脉应用激素治疗后的序贯治疗。一般使用半衰期较短的糖皮质激素,如泼尼松、甲泼尼龙等。对于糖皮质激素依赖型哮喘,可采用每天或隔天清晨顿服给药的方式,以减少外源性激素对脑-垂体-肾上腺轴的抑制作用。泼尼松的维持剂量最好每天≤10 mg。长期口服糖皮质激素可能会引起骨质疏松症、高血压、糖尿病、下丘脑-垂体-肾上腺轴的抑制、肥胖症、白内障、青光眼、皮肤菲薄导致皮纹和瘀斑、肌无力等不良反应。对于伴有结核病、寄生虫感染、骨质疏松、青光眼、糖尿病、严重忧郁或消化性溃疡的哮喘患者,全身给予糖皮质激素治疗时应慎重,并应密切随访。全身使用激素对于中度以上的哮喘急性发作是必需的,可以预防哮喘的恶化、减少因哮喘而急诊或住院的机会、降低病死率。建议早期、足量、短程使用。推荐剂量:泼尼松龙40～50 mg/d,3～10 天。具体使用要根据病情的严重程度,当症状缓解时应及时停药或减量。

静脉给药:哮喘重度急性发作时,应及时静脉给予琥珀酸氢化可的松(400～1 000 mg/d)或甲泼尼龙(80～160 mg/d)。无糖皮质激素依赖倾向者,可在短期(3～5 天)内停药;有激素依赖倾向者,应延长给药时间,控制哮喘症状后改为口服给药,并逐步减少激素用量。

(2)白三烯调节剂:包括半胱氨酰白三烯受体阻滞剂和 5-脂氧化酶抑制剂,半胱氨酰白三烯受体阻滞剂具有较强的抗炎作用,通过对气道平滑肌和其他细胞表面白三烯受体的拮抗,抑制肥大细胞和嗜酸性粒细胞释放的半胱氨酰白三烯的致喘和致炎作用。本品可减轻哮喘症状、改善肺功能、减少哮喘的恶化。但其抗炎作用不如吸入性糖皮质激素,不能取代吸入性糖皮质激素。作为联合治疗中的一种药物,可减少中、重度哮喘患者每天吸入的吸入性糖皮质激素的剂量,并可提高吸入性糖皮质激素的临床疗效,本品与吸入性糖皮质激素联用的疗

效比吸入长效 β_2 受体激动剂与吸入性糖皮质激素联用的疗效稍差。但本品服用方便,尤其适用于阿司匹林哮喘、运动性哮喘和伴有变应性鼻炎哮喘患者的治疗。口服给药,如扎鲁司特 20 mg,每天 2 次;孟鲁司特 10 mg,每天 1 次。

(3)色甘酸钠和尼多酸钠:是一种非皮质激素类抗炎药,可抑制 IgE 介导的肥大细胞释放介质,并可选择性抑制巨噬细胞、嗜酸性粒细胞和单核细胞等炎症细胞介质的释放。能预防变应原引起的速发和迟发反应及运动和过度通气引起的气道收缩。吸入给药,不良反应较少。

(4)抗 IgE 单克隆抗体:抗 IgE 单克隆抗体可以阻断肥大细胞的脱颗粒,减少炎症介质的释放,可应用于血清 IgE 水平增高的哮喘的治疗。主要用于经过吸入性糖皮质激素和长效 β_2 受体激动剂联合治疗后症状仍未控制的严重变应性哮喘患者。该药临床使用的时间尚短,其远期疗效与安全性有待进一步观察。

(5)抗组胺药物:酮替芬和新一代组胺 H_1 受体阻滞剂氯雷他定、阿司咪唑、曲尼司特等具有抗变态反应作用,其在哮喘治疗中作用较弱,可用于伴有变应性鼻炎的哮喘患者的治疗。

第三章

消化内科常见病

第一节　胃食管反流病

一、概说

胃食管反流病（gastroesophageal reflux disease,GERD）是指胃内容物反流入食管,引起不适症状和(或)并发症的一种疾病。如酸(碱)反流导致的食管黏膜破损称为反流性食管炎。常见症状有胸骨后疼痛或烧灼感、反酸、胃灼热、恶心、呕吐、咽下困难,甚至吐血等。

本病经常和慢性胃炎、消化性溃疡或食管裂孔疝等病并存,但也可单独存在。广义上讲,凡能引起胃食管反流的情况,如系统性硬化、妊娠呕吐及任何原因引起的呕吐,或长期放置胃管、三腔管等,均可导致 GERD,引起继发性反流性食管炎。长期反复不愈的食管炎可致食管瘢痕形成、食管狭窄,或裂孔疝、慢性局限性穿透性溃疡,甚至发生癌变。

2006 年中国 GERD 共识意见中提出 GERD 可分为非糜烂性胃食管反流病、反流性食管炎和 Barrett 食管 3 种类型,也可称为 GERD 相关疾病。有人认为胃食管反流病的 3 种类型相对独立,相互之间不转化或很少转化,但有些学者则认为这三者之间可能有一定相关性。①非糜烂性胃食管反流病指存在反流相关的不适症状,但内镜下未见 Barrett 食管和食管黏膜破损。②反流性食管炎指内镜下可见食管远段黏膜破损。③Barrett 食管指食管远段的鳞状上皮被柱状上皮所取代。

在 GERD 的 3 种疾病形式中,非糜烂性胃食管反流病最为常见,反流性食管炎可合并食管狭窄、溃疡和消化道出血,Barrett 食管有可能发展为食管腺癌。这 3 种疾病形式之间相互关联和进展的关系需要进一步研究。

蒙特利尔共识意见对 GERD 进行了分类,将 GERD 的表现分为食管综合征和食管外综合征,食管外综合征再分为明确相关和可能相关。食管综合征包括以下两种。①症状综合征:典型反流综合征、反流性胸痛综合征。②伴食管破损的综合征:反流性食管炎、反流性食管狭窄、Barrett食管、食管腺癌。食管外综合征包括以下两种:①明确相关的,如反流性咳嗽综合征、反流性喉炎综合征、反流性哮喘综合征、反流性牙侵蚀综合征。②可能相关的,如咽炎、鼻窦炎、特发性肺纤维化、复发性中耳炎。广泛使用GERD蒙特利尔定义中公认的名词将会使GERD的研究更加全球化。

在正常情况下,食管下端与胃交界上缘3~5 cm范围内,有一高压带(食管下括约肌)构成一个压力屏障,能防止胃内容物反流入食管。当食管下括约肌关闭不全时,或食管黏膜防御功能破坏时,不能防止胃十二指肠内容物反流到食管,以致胃酸、胃蛋白酶、胆盐和胰酶等损伤食管黏膜,均可促使发生GERD。其中尤以食管下括约肌功能失调引起的反流性食管炎为主要机制。

二、诊断

(一)临床表现

本病初起可不出现症状,但有胃食管明显反流者,常出现下列自觉症状。

1.胸骨后烧灼感或疼痛

此为最早、最常见的症状,表现为在胸骨后感到烧灼样不适,并向胸骨上切迹、肩胛部或颈部放射,在餐后1小时躺卧或增高腹内压时出现,严重者可使患者于夜间醒来,口服抗酸剂后迅速缓解,但一部分长期有反流症状的患者,亦可伴有挤压性疼痛,与体位或进食无关,抗酸剂不能使之缓解,进酸性或热性液体时,则反使疼痛加重。

胃灼热亦可在食管运动障碍或心、胆囊及胃十二指肠疾病中出现,确诊仍有赖于其他客观检查。

2.胃食管反流

胃食管反流表现为酸性或苦味液体反流到口腔,偶尔有食物从胃反流到口内,若严重者夜间出现反酸,可将液体或食物吸入肺内,引起阵发性咳嗽、呼吸困难及非季节性哮喘等。

3.咽下困难

初期多因炎症而有咽下轻度疼痛和阻塞不顺的感觉,进而可出现食管痉挛,多有间歇性咽下梗阻,后期食管狭窄则咽下困难,甚至有进食后不能咽下的间断反吐现象,严重患者可呈间歇性咽下困难,伴有咽下疼痛,此时不一定有食管狭

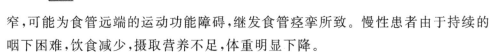

窄,可能为食管远端的运动功能障碍,继发食管痉挛所致。慢性患者由于持续的咽下困难,饮食减少,摄取营养不足,体重明显下降。

4.出血

严重的活动性炎症,由于黏膜糜烂出血,可出现大便潜血阳性,或吐出物带血,或引起轻度缺铁性贫血,饮酒后出血更重。

5.消化道外症状

该病可引发慢性咽炎、慢性声带炎和气管炎等。这是由于胃食管的经常性反流,对咽部和声带产生损伤性炎症,引起咽部烧灼感;还可以引发口腔黏膜糜烂和舌、唇、口腔的烧灼感;反流性食管炎还可导致反复发作的咳嗽、哮喘、夜间呼吸暂停、心绞痛样胸痛。

反流性食管炎出现症状的轻重与反流量、伴发裂孔疝的大小及内镜所见的组织病变程度均无明显的正相关,而与反流物质和食管黏膜接触时间有密切关系。症状严重者,反流时食管 pH 在 4.0 以下,而且酸清除时间明显延长。

(二)辅助检查

1.上消化道内镜检查

上消化道内镜检查有助于确定有无反流性食管炎及有无并发症,如食管裂孔疝、食管炎性狭窄、食管癌等,结合病理活体组织检查(简称活检)有利于明确病变性质。但内镜下的食管炎不一定均由反流所致,还有其他病因如吞服药物、真菌感染、腐蚀剂等,需除外。一般来说,远端食管炎常由反流引起。

2.钡餐检查

反流性食管炎患者的食管钡餐检查可显示下段食管黏膜皱襞增粗、不光滑,可见浅龛影或伴有狭窄等,食管蠕动可减弱。有时可显示食管裂孔疝,表现为贲门增宽,胃黏膜疝入食管内,尤其在头低位时,钡剂可向食管反流。卧位时如吞咽小剂量的硫酸钡,则显示多数 GERD 患者的食管体部和食管下括约肌排钡延缓。一般来说,此项检查阳性率不高,有时难以判断病变性质。

3.食管 pH 监测

24 小时食管 pH 监测能详细显示酸反流、昼夜酸反流规律、酸反流与症状的关系及患者对治疗的反应,使治疗个体化。其对反流性食管炎的阳性率>80%,对非糜烂性胃食管反流病的阳性率为 50%～75%。此项检查虽能显示过多的酸反流,也是迄今为止公认的金标准,但也有假阴性。

4.食管测压

食管测压能显示食管下括约肌压力低下,一过性食管下括约肌松弛情况。

尤其是松弛后蠕动压低及食管蠕动收缩波幅低下或消失,这些正是 GERD 的运动病理基础。在 GERD 的诊断中,食管测压除帮助食管 pH 电极定位、术前评估食管功能和预测手术外,还能预测抗反流治疗的疗效和是否需长期维持治疗。

5.食管胆汁反流监测

其方法是将光纤导管的探头放置食管下括约肌上缘之上 5 cm 处,以分光光度法监测食管反流物内的胆红素含量,并将结果输回光电子系统。胆汁是十二指肠内容物的重要成分。其中含有的胆红素是胆汁中的主要的色素成分,在 453 nm 处有特殊的吸收高峰,可间接表明食管暴露于十二指肠内容物的情况。此项检查虽能间接反映十二指肠胃食管的反流情况,但有其局限性,一是胆红素不是唯一的有害物质,二是反流物中的黏液、食物颗粒、血红蛋白等的影响可出现假阳性的结果。

6.其他

对食管黏膜超微结构的研究可了解反流存在的病理生理学基础;无线食管 pH 测定可提供更长时间的酸反流检测;腔内阻抗技术的应用可监测所有反流事件,明确反流物的性质(气体、液体或气体和液体混合物),与食管 pH 监测联合应用可明确反流物为酸性或非酸性,还可明确反流物与反流症状的关系。

三、临床诊断

(一)GERD 诊断

1.临床诊断

(1)有典型的胃灼热和反流症状,且无幽门梗阻或消化道梗阻的证据,临床上可考虑为 GERD。

(2)有食管外症状,又有反流症状,可考虑是反流相关或可能相关的食管外症状,如反流相关的咳嗽、哮喘。

(3)如仅有食管外症状,但无典型的胃灼热和反流症状,尚不能诊断为 GERD。宜进一步了解食管外症状发生的时间、与进餐和体位的关系及其他诱因。需注意有无重叠症状(如同时有 GERD 和肠易激综合征或功能性消化不良)、焦虑、抑郁状态、睡眠障碍等。

2.上消化道内镜检查

由于我国是胃癌、食管癌的高发国家,内镜检查已广泛开展,因此,对于拟诊患者一般先进行内镜检查,特别是症状发生频繁、程度严重,伴有报警征象,或有肿瘤家族史,或患者很希望内镜检查时。上消化道内镜检查有助于确定有无反流性食管炎及有无并发症,如食管裂孔疝、食管炎性狭窄及食管癌等;有助于非糜烂性胃食管反流病的诊断;先行内镜检查比先行诊断性治疗能够有效地缩短诊断时间。对食管黏膜破损者,可按 1994 年洛杉矶会议提出的分级标准,将内镜下食管病变严重程度分为 A~D 级。A 级:食管黏膜有 1 个或几个<5 mm 的黏膜损伤。B 级:同 A 级外,连续病变黏膜损伤>5 mm。C 级:非环形的超过2 个皱襞以上的黏膜融合性损伤(范围<75%食管周径)。D 级:广泛黏膜损伤,病灶融合,损伤范围>75%食管周径或全周性损伤。

3.诊断性治疗

对拟诊患者或怀疑有反流相关食管外症状的患者,尤其是上消化道内镜检查阴性时,可采用诊断性治疗。

质子泵抑制剂(proton pump inhibitor,PPI)诊断性治疗(PPI 试验)已被证实是行之有效的方法。建议服用标准剂量 PPI 1 天 2 次,疗程为 1~2 周。服药后如症状明显改善,则支持酸相关 GERD 的诊断;如症状改善不明显,则可能有酸以外的因素参与或不支持诊断。

PPI 试验不仅有助于诊断 GERD,同时还启动了治疗。其本质在于 PPI 阳性与否充分强调了症状与酸之间的关系,是反流相关的检查。PPI 阴性有以下几种可能:①抑酸不充分;②存在酸以外因素诱发的症状;③症状不是反流引起的。

PPI 试验具有方便、可行、无创和敏感性高的优点,缺点是特异性较低。

(二)非糜烂性胃食管反流病诊断

1.临床诊断

非糜烂性胃食管反流病主要依赖症状学特点进行诊断,典型的症状为胃灼热和反流。患者以胃灼热症状为主诉时,如能排除可能引起胃灼热症状的其他疾病,且内镜检查未见食管黏膜破损,可作出非糜烂性胃食管反流病的诊断。

2.相关检查

内镜检查对非糜烂性胃食管反流病的诊断价值在于可排除反流性食管炎或Barrett 食管及其他上消化道疾病,如溃疡或胃癌。

3.诊断性治疗

PPI 试验是目前临床诊断非糜烂性胃食管反流病最为实用的方法。PPI 治疗后,胃灼热等典型反流症状消失或明显缓解,提示症状与酸反流相关,如内镜检查无食管黏膜破损的证据,临床可诊断为非糜烂性胃食管反流病。

（三）Barrett 食管诊断

1.临床诊断

Barrett 食管本身通常不引起症状，临床主要表现为 GERD 的症状，如胃灼热、反流、胸骨后疼痛、吞咽困难等。但约 25% 的患者无 GERD 症状，因此在筛选 Barrett 食管时不应仅局限于有反流相关症状的人群；行常规胃镜检查时，对无反流症状的患者也应注意有无 Barrett 食管存在。

2.内镜诊断

Barrett 食管的诊断主要根据内镜检查和食管黏膜活检结果。如内镜检查发现食管远端有明显的柱状上皮化生并得到病理学检查证实时，即可诊断为 Barrett 食管。按内镜下表现分型如下。①全周型：红色黏膜向食管延伸，累及全周，与胃黏膜无明显界限，游离缘距食管下括约肌 3 cm 以上。②岛型：齿状线 1 cm 以上出现斑片状红色黏膜。③舌型：与齿状线相连，伸向食管呈火舌状。

按柱状上皮化生长度分为以下 2 种。①长段 Barrett 食管：上皮化生累及食管全周，且长度≥3 cm。②短段 Barrett 食管：柱状上皮化生未累及食管全周，或虽累及全周，但长度＜3 cm。

内镜表现如下。①鳞状柱状上皮交界处内镜标志：食管鳞状上皮表现为淡粉色光滑上皮，胃柱状上皮表现为橘红色，鳞、柱状上皮交界处构成的齿状 Z 线，即为鳞状柱状上皮交界处。②食管胃连接部内镜标志：为管状食管与囊状胃的交界处，其内镜下定位的标志为最小充气状态下胃黏膜皱襞的近侧缘和（或）食管下端纵行栅栏样血管末梢。③明确区分鳞状柱状上皮交界处及食管胃连接部：这对于识别 Barrett 食管十分重要，因为在解剖学上食管胃连接部与内镜观察到的鳞状柱状上皮交界处并不一致，且反流性食管炎黏膜在外观上可与 Barrett 食管混淆，所以确诊 Barrett 食管需病理活检证实。④Barrett 食管内镜下典型表现：食管胃连接部近端出现橘红色柱状上皮，即鳞状柱状上皮交界处与食管胃连接部分离。Barrett 食管的长度测量应从食管胃连接部开始向上至鳞状柱状上皮交界处。内镜下亚甲蓝染色有助于对灶状肠化生的定位，并能指导活检。

3.病理学诊断

（1）活检取材：推荐使用四象限活检法，即常规从食管胃连接部开始向上以 2 cm 的间隔分别在 4 个象限取活检；对怀疑有 Barrett 食管癌变者，应向上每隔 1 cm 在 4 个象限取活检；对有溃疡、糜烂、斑块、小结节狭窄和其他腔内异常者，均应取活检行病理学检查。

（2）组织分型。①贲门腺型：与贲门上皮相似，有胃小凹和黏液腺，但无主细胞和壁细胞。②胃底腺型：与胃底上皮相似，可见主细胞和壁细胞，但 Barrett 食管上皮萎缩较明显，腺体较少且短小，此型多分布于 Barrett 食管远端近贲门处。③特殊肠化生型：又称Ⅲ型肠化生或不完全小肠化生型，分布于鳞状细胞和柱状细胞交界处，化生的柱状上皮中可见杯状细胞为其特征性改变。

（3）Barrett 食管的异型增生。①低度异型增生：由较多小而圆的腺管组成，腺上皮细胞拉长，细胞核染色质浓染，核呈假复层排列，黏液分泌很少或不分泌，增生的细胞可扩展至黏膜表面。②高度异型增生：腺管形态不规则，呈分支或折叠状，有些区域失去极性。与低密度型增生相比，高度异型增多细胞核更大，形态不规则且呈簇状排列，核膜增厚，核仁呈明显双嗜性，间质无浸润。

四、鉴别诊断

（一）反流性食管炎

两病可合并存在，在临床上，两者均可出现反流性症状，如胃灼热感、反酸、咽下困难及出血等。可因腹内压或胃内压增高而加重症状。但反流性食管炎症状仅限于 GERD。而食管裂孔疝不但影响食管，也侵及附近神经，甚至影响心肺功能，故其反流症状较重，胸骨后可出现明显疼痛，也可出现咽部异物感和阵发性心律不齐。而在诊断上，食管裂孔疝主要依靠 X 线钡餐，而反流性食管炎主要依靠内镜。

（二）食管贲门黏膜撕裂综合征

食管贲门黏膜撕裂综合征最典型的病史是先有干呕或呕吐正常胃内容物1 次或多次，随后呕吐新鲜血液，诊断主要靠内镜。由于浅表的撕裂病损，在出血后 48～72 小时内多数已愈合，因此应及时做内镜检查。

（三）食管贲门失弛缓症

这是一种食管的神经肌肉功能障碍性疾病，也可出现如反流性食管炎样的食物反流、吞咽困难及胸骨后疼痛等症状。但本症多见于 20～40 岁的年轻患者，发病常与情绪波动及冷饮有关。X 线钡餐检查可见鸟嘴状及钡液平面等特征性改变。食管压力测定可观察到食管下端 2/3 无蠕动，吞咽时食管下括约肌压力比静止压升高 1.33 kPa，并松弛不完全，必要时可做内镜检查，以排除其他疾病。

（四）弥漫性食管痉挛

弥漫性食管痉挛也可伴有吞咽困难和胸骨后疼痛，是一种食管下端 2/3 无蠕动而又强烈收缩的疾病,一般不常见,可发生在任何年龄。食管钡餐检查可见"螺旋状食管",即食管收缩时食管外观呈锯齿状。食管测压试验可观察到反复非蠕动性高幅度持久的食管收缩。

(五)食管癌

食管癌以进行性咽下困难为典型症状,出现胃灼热和反酸的症状较少,但若由于肿瘤的糜烂及溃疡形成或伴有食管炎症,亦可见到胸骨后烧灼痛,一般进行食管 X 线钡餐检查或食管镜检查,不难与反流性食管炎作出鉴别。

五、并发症

(一)食管并发症

1.反流性食管炎

反流性食管炎在内镜下可见远段食管黏膜的破损,甚至出现溃疡,是 GERD 食管损伤的最常见的后果和表现。

2.Barrett 食管

Barrett 食管多发生于鳞状上皮与柱状上皮交界处。蒙特利尔定义认为,当内镜疑似食管化生活检发现柱状上皮时,应诊断为 Barrett 食管,并具体说明是否存在肠型化生。

3.食管狭窄和出血

反流性食管狭窄是严重反流性疾病的结果。长期食管炎症由于瘢痕形成而致食管狭窄,表现为吞咽困难、反胃和胸骨后疼痛,狭窄多发生于食管下段。GERD 引起的出血罕见,主要见于食管溃疡者。

4.食管腺癌

蒙特利尔共识意见明确指出食管腺癌是 GERD 的并发症,食管腺癌的危险性与胃灼热的频率和时间成正比,慢性 GERD 症状增加食管腺癌的危险性。长节段 Barrett 食管伴化生是食管腺癌最重要的、明确的危险因素。

(二)食管外并发症

反流性食管炎由于反流的胃液侵袭咽部、声带和气管,引起慢性咽炎、声带炎和气管炎,甚至吸入性肺炎。

六、治疗

参照 2006 年"中国 GERD 治疗共识意见"进行治疗。

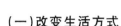
(一)改变生活方式

抬高床头、睡前 3 小时不再进食、避免高脂肪食物、戒烟酒、减少摄入可以降低食管下括约肌压力的食物(如巧克力、薄荷、咖啡、洋葱、大蒜等)。减轻体重可减少 GERD 患者反流症状。

(二)抑制胃酸分泌

抑制胃酸的药物包括 H_2 受体拮抗剂和 PPI 等。

1.初始治疗的目的是尽快缓解症状,治愈食管炎

(1) H_2 受体拮抗剂仅适用于轻至中度 GERD 患者。 H_2 受体拮抗剂(西咪替丁、雷尼替丁、法莫替丁等)治疗反流性 GERD 的食管炎愈合率为 50%～60%,胃灼热症状缓解率为 50%。

(2)PPI 是 GERD 治疗中最常用的药物,伴有食管炎的 GERD 治疗首选。临床奥美拉唑、兰索拉唑、泮托拉唑、雷贝拉唑和埃索美拉唑可供选用。在标准剂量下,新一代 PPI 具有更强的抑酸作用。

PPI 治疗反流性食管炎的内镜下 4 周、8 周愈合率分别为 80% 和 90% 左右,PPI 推荐采用标准剂量,疗程 8 周。部分患者症状控制不满意时可加大剂量或换一种 PPI。

(3)非糜烂性胃食管反流病治疗的主要药物是 PPI。由于非糜烂性胃食管反流病发病机制复杂,PPI 对其症状疗效不如反流性食管炎,但 PPI 是治疗非糜烂性胃食管反流病的主要药物,治疗的疗程应不少于 8 周。

2.维持治疗是巩固疗效、预防复发的重要措施

GERD 是一种慢性疾病,停药后半年的食管炎与症状复发率分别为 80% 和 90%,故经初始治疗后,为控制症状、预防并发症,通常需采取维持治疗。

目前维持治疗的方法有 3 种:维持原剂量或减量、间歇用药、按需治疗。采取哪一种维持治疗方法,主要根据患者症状及食管炎分级来选择药物与剂量,通常严重的反流性食管炎需足量维持治疗,非糜烂性胃食管反流病可采用按需治疗。 H_2 受体拮抗剂长期使用会产生耐受性,一般不适合作为长期维持治疗的药物。

(1)原剂量或减量维持:维持原剂量或减量使用 PPI,每天 1 次,长期使用以维持症状持久缓解,预防食管炎复发。

(2)间歇治疗:PPI 剂量不变,但延长用药周期,最常用的是隔天疗法。3 天1 次或周末疗法因间隔太长,不符合 PPI 的药物代谢动力学,抑酸效果较差,不提倡使用。在维持治疗过程中,若症状出现反复,应增至足量 PPI 维持。

(3)按需治疗:按需治疗仅在出现症状时用药,症状缓解后即停药。按需治疗建议在医师指导下,由患者自己控制用药,没有固定的治疗时间,治疗费用低于维持治疗。

3.Barrett 食管治疗

虽有文献报道 PPI 能延缓 Barrett 食管的进程,尚无足够的循证依据证实其能逆转 Barrett 食管。Barrett 食管伴有反流性食管炎及反流症状者,采用大剂量 PPI 治疗,并长期维持治疗。

4.控制夜间酸突破

夜间酸突破指在每天早、晚餐前服用 PPI 治疗的情况下,夜间胃内 pH<4 持续时间>1 小时。控制夜间酸突破是治疗 GERD 的措施之一。治疗方法包括调整 PPI 用量、睡前加用 H_2 受体拮抗剂、应用血浆半衰期更长的 PPI 等。

(三)对 GERD 可选择性使用促动力药物

在 GERD 的治疗中,抑酸药物治疗效果不佳时,考虑联合应用促动力药物,特别是对于伴有胃排空延迟的患者。

(四)手术与内镜治疗应综合考虑,慎重决定

GERD 手术与内镜治疗的目的是增强食管下括约肌抗反流作用,缓解症状,减少抑酸剂的使用,提高患者的生活质量。

Barrett 食管伴高度不典型增生、食管严重狭窄等并发症,可考虑内镜或手术治疗。

第二节　贲门失弛缓症

贲门失弛缓症是一种食管运动障碍性疾病,以食管缺乏蠕动和食管下括约肌松弛不良为特征。临床上贲门失弛缓症表现为患者对液体和固体食物均有吞咽困难、体重减轻、餐后反食、夜间呛咳及胸骨后不适或疼痛。

一、流行病学

贲门失弛缓症是一种少见疾病。欧美国家较多,发病率每年为(0.5～8)/10 万,

男、女发病率接近,约为 1∶1.15。本病多见于 30～40 岁的成年人,其他年龄亦可发病。

二、病因和发病机制

病因可能与基因遗传、病毒感染、自身免疫及心理-社会因素有关。贲门失弛缓症的发病机制有先天性、肌源性和神经源性学说。先天性学说认为本病是常染色体隐性遗传;肌源性学说认为贲门失弛缓症食管下括约肌压力升高是由食管下括约肌本身病变引起;但最近的研究表明,贲门失弛缓症患者的病理改变主要在神经而不在肌肉,目前人们广泛接受的是神经源性学说。

三、临床表现

患者主要症状为吞咽困难、反食、胸痛,也可有呼吸道感染、贫血、体重减轻等表现。

(一)吞咽困难

几乎所有的患者均有程度不同的吞咽困难。起病多较缓慢,病初吞咽困难时有时无、时轻时重,后期则转为持续性。吞咽困难多呈间歇性发作,常因与人共餐、情绪波动、发怒、忧虑、惊骇或进食过冷和辛辣等刺激性食物而诱发。大多数患者吞咽固体和液体食物同样困难,少部分患者吞咽液体食物较固体食物更困难,故以此征象与其他食管器质性狭窄所产生的吞咽困难相鉴别。

(二)反食

多数患者合并反食症状。随着咽下困难的加重,食管的进一步扩张,一定数量的内容物可潴留在食管内达数小时或数天,而在体位改变时反流出来,尤其是在夜间平卧位更易发生。从食管反流出来的内容物因未进入过胃腔,故无胃内呕吐物酸臭的特点,但可混有大量黏液和唾液。

(三)胸痛

胸痛是发病早期的主要症状之一,发生率为 40％～90％,性质不一,可为闷痛、灼痛或针刺痛。疼痛部位多在胸骨后及中上腹,疼痛发作有时类似心绞痛,甚至舌下含化硝酸甘油片后可获缓解。疼痛发生的原因可能是食管平滑肌强烈收缩或食物滞留性食管炎所致。随着吞咽困难的逐渐加剧,梗阻以上食管的进一步扩张,疼痛反而逐渐减轻。

(四)体重减轻

此症状与吞咽困难的程度相关。严重吞咽困难可有明显的体重下降,但很少有恶病质样变。

(五)呼吸道症状

由于食物反流,尤其是夜间反流,误入呼吸道引起吸入性感染,出现刺激性咳嗽、咳痰、气喘等症状。

(六)出血和贫血

患者可有贫血表现,偶有出血,多为食管炎所致。

(七)其他

后期患者食管极度扩张,可压迫胸腔内器官而产生干咳、气急、发绀和声音嘶哑等。患者很少发生呃逆,为本病的重要特征。

(八)并发症

本病可继发食管炎、食管溃疡、自发性食管破裂、食管癌等。贲门失弛缓症患者患食管癌的风险为正常人的 14～140 倍。有研究报道,贲门失弛缓症治疗 30 年后,19％的患者死于食管癌。因其合并食管癌时临床症状可无任何变化,临床诊断比较困难,容易漏诊。

四、实验室及其他检查

(一)X 线检查

X 线检查是诊断本病的首选方法。

1.胸部平片检查

本病初期,胸片可无异常。随着食管扩张,可在后前位胸片见到纵隔右上边缘膨出。在食管高度扩张、伸延与弯曲时,可见纵隔增宽而超过心脏右缘,有时可被误诊为纵隔肿瘤。当食管内潴留大量食物和气体时,食管内可见液平面。大部分患者可见胃泡消失。

2.食管钡餐检查

动态造影可见食管的收缩具有紊乱和非蠕动性,吞咽时食管下括约肌不松弛,钡餐常难以通过贲门部而潴留于食管下端,并显示远端食管扩张、黏膜光滑,末端变细呈鸟嘴形或漏斗形。

(二)内镜检查

内镜下可见食管体部扩张呈憩室样膨出,无张力,蠕动差。食管内见大量食物和液体潴留,贲门口紧闭,内镜通过有阻力,但均能通过。若不能通过则要考虑有无其他器质性原因所致狭窄。

(三)食管测压

本病最重要的特点是吞咽后食管下括约肌松弛障碍,食管体部无蠕动收缩,食管下括约肌压力升高[>4 kPa(30 mmHg)],不能松弛、松弛不完全或短暂松弛(<6 秒),食管内压高于胃内压。

(四)放射性核素检查

用放射性核素锝标记液体后吞服,显示食管通过时间和节段性食管通过时间,同时也显示食管影像。立位时,食管通过时间平均为 7 秒,最长不超过15 秒。卧位时比立位时要慢。

五、诊断

根据病史有典型的吞咽困难、反食、胸痛等临床表现,结合典型的食管钡餐影像及食管测压结果即可确诊本病。

六、鉴别诊断

(一)反流性食管炎伴食管狭窄

本病反流物有酸臭味,或混有胆汁,胃灼热症状明显,应用 PPI 治疗有效。食管钡餐检查无典型的"鸟嘴样"改变,食管下括约肌压力降低,且低于胃内压力。

(二)恶性肿瘤

恶性肿瘤细胞侵犯肌间神经丛或肿瘤环绕食管远端压迫食管,可见与贲门失弛缓症相似的临床表现,包括食管钡餐影像。常见的肿瘤有食管癌、贲门胃底癌等,内镜下活检具有重要的鉴别作用。如果内镜不能达到病变处,则应行扩张后取活检行计算机体层显像(CT)检查以明确诊断。

(三)弥漫性食管痉挛

本病亦为食管动力障碍性疾病,与贲门失弛缓症有相同的症状。但食管钡餐显示为强烈的不协调的非推进型收缩、呈现串珠样或螺旋状改变。食管测压显示为吞咽时食管各段同期收缩、重复收缩,食管下括约肌压力大部分是正常的。

(四)继发性贲门失弛缓症

淀粉样变性、特发性假性肠梗阻、迷走神经切断术后等也可以引起类似贲门失弛缓症的表现,食管测压无法区别病变是原发性或继发性。但这些疾病均累及食管以外的消化道或其他器官,借此与本病鉴别。

七、治疗

目前尚无有效的方法恢复受损的肌间神经丛功能,主要是针对食管下括约肌,不同程度解除食管下括约肌的松弛障碍,降低食管下括约肌压力,预防并发症。主要治疗手段有药物治疗、内镜下治疗和手术治疗。

(一)药物治疗

目前可用的药物有硝酸甘油和钙通道阻滞剂,如硝酸甘油 0.6 mg,每天 3 次,餐前 15 分钟舌下含化;或硝酸异山梨酯 10 mg,每天 3 次;或硝苯地平 10 mg,每天 3 次。由于药物治疗的效果并不完全,且作用时间较短,一般仅用于贲门失弛缓症的早期、老年高危患者或拒绝其他治疗的患者。

(二)内镜治疗

1.内镜下食管下括约肌内注射肉毒毒素

肉毒毒素是肉毒梭状杆菌产生的外毒素,是一种神经肌肉抗胆碱药。它能与神经肌肉接头处突触前胆碱能末梢快速而强烈地结合,阻断神经冲动的传导而使骨骼肌麻痹,还可抑制平滑肌的活动,抑制胃肠道平滑肌的收缩。内镜下注射肉毒毒素是一种简单、安全且有效的治疗手段,但由于肉毒毒素在几天后降解,其对神经肌肉接头处突触前胆碱能末梢的作用减弱或消失,因此,若要维持疗效,需要反复注射。

2.食管扩张

球囊扩张术是目前治疗贲门失弛缓症最为有效的非手术疗法,它的近期及远期疗效明显优于其他非手术治疗,但并发症发生率较高,尤其以穿孔最为严重,发生率为 1%~5%。球囊扩张的原理主要是通过强力作用,使食管下括约肌发生部分撕裂,解除食管远端梗阻,缓解临床症状。

3.手术治疗

Heller 肌切开术是迄今治疗贲门失弛缓症的标准手术,其目的是降低食管下括约肌压力,缓解吞咽困难,同时保持一定的食管下括约肌压力,防止食管反流的发生。手术方式分为开放性手术和微创性手术两种。开放性手术术后症状缓解率可达80%~90%,但 10%~46% 的患者可能发生食管反流。因此大多数学者主张加做防反流手术。尽管开放性手术的远期效果是肯定的,但是由于其创伤大、术后恢复时间长、费用昂贵,一般不作为贲门失弛缓症的一线治疗手段,仅在其他治疗方法失败,且患者适合手术时才选用开放性手术。

第三节 急 性 胃 炎

急性胃炎是由多种不同的病因引起的急性胃黏膜炎症,包括急性单纯性胃炎、急性糜烂出血性胃炎和吞服腐蚀物引起的急性腐蚀性胃炎与胃壁细菌感染所致的急性化脓性胃炎。其中,临床意义最大和发病率最高的是以胃黏膜糜烂、出血为主要表现的急性糜烂出血性胃炎。

一、流行病学

迄今为止,目前国内外尚缺乏有关急性胃炎的流行病学调查。

二、病因

急性胃炎的病因众多,大致有外源性和内源性两大类,包括急性应激、化学性损伤(如药物、酒精、胆汁、胰液)和急性细菌感染等。

(一)外源性因素

1.药物

各种非甾体抗炎药(nonsteroidal anti-inflammatory drug,NSAID),包括阿司匹林、吲哚美辛、吡罗昔康和多种含有该类成分复方药物,以及糖皮质激素和某些抗生素及氯化钾等均可导致胃黏膜损伤。

2.酒精

主要是大量酗酒致急性胃黏膜胃糜烂甚至胃出血。

3.生物性因素

沙门菌、嗜盐菌和葡萄球菌等细菌或其毒素可使胃黏膜充血水肿和糜烂。幽门螺杆菌(*Helicobacter pylori*,Hp)感染可引起急、慢性胃炎,发病机制类似,将在慢性胃炎中详细叙述。

4.其他

某些机械性损伤(包括胃内异物或胃柿石等)可损伤胃黏膜。放射疗法可致胃黏膜受损。偶可见因吞服腐蚀性化学物质(强酸、强碱、甲酚及氯化汞、砷、磷等)引起的腐蚀性胃炎。

(二)内源性因素

1.应激因素

多种严重疾病如严重创伤、烧伤或大手术及颅脑病变和重要脏器功能衰竭等可导致胃黏膜缺血、缺氧而损伤。通常称为应激性胃炎,如果为脑血管病变、头颅部外伤和脑手术后引起的胃十二指肠急性溃疡称为 Cushing 溃疡,而大面积烧灼伤所致溃疡称为 Curling 溃疡。

2.局部血供缺乏

局部血供缺乏主要是腹腔动脉栓塞治疗后或少数因动脉硬化致胃动脉的血栓形成或栓塞引起供血不足。另外,还可见于肝硬化门静脉高压并发上消化道出血者。

3.急性蜂窝织炎或化脓性胃炎

此两者甚少见。

三、病理生理学和病理组织学

(一)病理生理学

胃黏膜防御机制包括黏膜屏障、黏液屏障、黏膜上皮修复、黏膜和黏膜下层丰富的血流、前列腺素和肽类物质(表皮生长因子等)和自由基清除系统。上述结果破坏或保护因素减少,使胃腔中的 H^+ 逆弥散至胃壁,肥大细胞释放组胺,导致血管充血甚至出血、黏膜水肿及间质液渗出,同时可刺激壁细胞分泌盐酸、主细胞分泌胃蛋白酶原。若致病因子损伤腺颈部细胞,则胃黏膜修复延迟、更新受阻而出现糜烂。

严重创伤、大手术、大面积烧伤、脑血管意外和严重脏器功能衰竭及休克或者败血症等所致的急性应激的发生机制为:急性应激→皮质-垂体前叶-肾上腺皮质轴活动亢进、交感-副交感神经系统失衡→机体的代偿功能不足→不能维持胃黏膜微循环的正常运行→黏膜缺血、缺氧→黏液和碳酸氢盐分泌减少及内源性前列腺素合成不足→黏膜屏障破坏和 H^+ 反弥散→降低黏膜内 pH→进一步损伤血管与黏膜→糜烂和出血。

NSAID 所引起者可抑制环氧合酶致使前列腺素产生减少,导致黏膜缺血、缺氧。氯化钾和某些抗生素或抗肿瘤药等可直接刺激胃黏膜引起浅表损伤。

酒精可致上皮细胞损伤和破坏,黏膜水肿、糜烂和出血。另外,幽门关闭不全、胃切除(主要是 Billroth Ⅱ式)术后可引起胃十二指肠反流,此时由胆汁和胰液等组成的碱性肠液中的胆盐、溶血磷脂酰胆碱、磷脂酶 A 和其他胰酶可破坏胃黏膜屏障,引起急性炎症。

门静脉高压可致胃黏膜毛细血管和小静脉扩张及黏膜水肿,组织学表现为只有轻度或无炎症细胞浸润,可有显性或非显性出血。

(二)病理学改变

急性胃炎主要病理和组织学表现以胃黏膜充血、水肿,表面有片状渗出物或黏液覆盖为主。黏膜皱襞上可见局限性糜烂或弥漫性陈旧性糜烂或新鲜出血,糜烂加深可累及胃腺体。

显微镜下可见黏膜固有层有多少不等的中性粒细胞、淋巴细胞、浆细胞和少量嗜酸性粒细胞浸润,可有水肿。表面的单层柱状上皮细胞和固有腺体细胞出现变性与坏死。重者黏膜下层亦有水肿和充血。

腐蚀性胃炎患者若接触了高浓度的腐蚀物质且长时间接触,则胃黏膜出现凝固性坏死、糜烂和溃疡,重者可出现穿孔或出血,甚至发生腹膜炎。

另外少见的化脓性胃炎可表现为整个胃壁(主要是黏膜下层)炎性增厚,大量中性粒细胞浸润,黏膜坏死。可有胃壁脓性蜂窝织炎或胃壁脓肿。

四、临床表现

(一)症状

部分患者可有上腹痛、腹胀、恶心、呕吐和嗳气及食欲缺乏等,如伴胃黏膜糜烂出血,则有呕血和(或)黑便,大量出血可引起出血性休克。有时上腹胀气明显。细菌感染导致者可出现腹泻,并有疼痛、吞咽困难和呼吸困难(由于喉头水肿所致)。腐蚀性胃炎可吐出血性黏液,严重者可发生食管或胃穿孔,引起胸膜炎或弥漫性腹膜炎。化脓性胃炎起病常较急,有上腹剧痛、恶心和呕吐、寒战和高热,血压可下降,出现中毒性休克。

(二)体征

上腹部压痛是常见体征,尤其多见于严重疾病引起的急性胃炎出血者。腐蚀性胃炎因口腔黏膜、食管黏膜和胃黏膜都有损害,口腔、咽喉黏膜充血、水肿和糜烂。化脓性胃炎有时体征似急腹症。

五、辅助检查

急性糜烂出血性胃炎的确诊有赖于急诊胃镜检查,一般应在出血后24～48小时内进行,可见到以多发性糜烂、浅表溃疡和出血灶为特征的急性胃黏膜病损。黏液成糊状或者黏液中可有新鲜或陈旧血液。一般急性应激所致的胃黏膜病损以胃体、胃底部为主,而 NSAID 或酒精所致的则以胃窦部为主。注意 X 线钡剂检查并无诊断价值。出血者做呕吐物或大便隐血试验、红细胞计数和血红蛋白测定。感染因素引起者,做白细胞计数和分类检查、大便常规检查和培养。

六、诊断和鉴别诊断

主要由病史和症状作出拟诊,经胃镜检查可得以确诊。但吞服腐蚀物质者禁忌胃镜检查。有长期服用 NSAID、酗酒及临床重危患者,均应想到急性胃炎的可能。对于鉴别诊断,腹痛为主者,应通过反复询问病史与急性胰腺炎、胆囊炎和急性阑尾炎等急腹症甚至急性心肌梗死相鉴别。

七、治疗

(一)基础治疗

基础治疗包括给予镇静、禁食、补液、解痉、止吐等对症支持治疗。此后给予流质或半流质饮食。

(二)针对病因治疗

针对病因治疗包括根除 Hp、去除 NSAID 或酒精等诱因。

(三)对症处理

表现为反酸、上腹隐痛、烧灼感和嘈杂者,给予 H_2 受体拮抗剂或 PPI。以恶心、呕吐或上腹胀闷为主者,可选用甲氧氯普胺、多潘立酮或莫沙必利等促动力药。以痉挛性疼痛为主者,可给予莨菪碱等药物进行对症处理。

有胃黏膜糜烂、出血者,可用抑制胃酸分泌的 H_2 受体拮抗剂或 PPI 外,还可同时应用胃黏膜保护药如硫糖铝或铝碳酸镁等。

对于较大量的出血则应采取综合措施进行抢救。当并发大量出血时,可以冰水洗胃或在冰水中加去甲肾上腺素(每 200 mL 冰水中加 8 mL),或同管内滴注碳酸氢钠,浓度为 1 000 mmol/L,24 小时滴 1 L,使胃内 pH 保持在 5 以上。凝血酶是有效的局部止血药,并有促进创面愈合作用,大剂量时止血作用显著。常规的止血药,如卡巴克络、抗血栓溶芳酸和酚磺乙胺等可静脉应用,但效果一般。内镜下止血往往可收到较好效果。

其他具体的药物请参照"慢性胃炎"和"消化性溃疡"的部分章节。

八、并发症的诊断、预防和治疗

急性胃炎的并发症包括穿孔、腹膜炎、水和电解质紊乱及酸碱失衡等。为预防细菌感染,可选用抗生素治疗。因过度呕吐致脱水者,应及时补充水和电解质,并适时检测血气分析,必要时纠正酸碱平衡紊乱。对于穿孔或腹膜炎者,必要时行外科治疗。

九、预后

病因去除后,急性胃炎多在短期内恢复正常。若病因长期持续存在,则可转为慢性胃炎。由于绝大多数慢性胃炎的发生与 Hp 感染有关,而 Hp 自发清除少见,故慢性胃炎可持续存在,但多数患者无症状。流行病学研究显示,部分 Hp 相关性胃窦炎(<20%)可发生十二指肠溃疡。

第四节 慢 性 胃 炎

慢性胃炎是由各种病因引起的胃黏膜慢性炎症。根据新悉尼胃炎系统和我国 2006 年颁布的《中国慢性胃炎共识意见》标准,由内镜及病理组织学变化,将慢性胃炎分为非萎缩性(浅表性)胃炎及萎缩性胃炎两大基本类型和一些特殊类型胃炎。

一、流行病学

Hp 感染为慢性非萎缩性胃炎的主要病因。大致上说来,慢性非萎缩性胃炎发病率与 Hp 感染情况相平行,慢性非萎缩性胃炎流行情况因不同国家、不同地区 Hp 感染情况而异。一般 Hp 感染率发展中国家高于发达国家,感染率随年龄增加而升高。我国属 Hp 高感染率国家,估计人群中 Hp 感染率为 40%～70%。慢性萎缩性胃炎是原因不明的慢性胃炎,在我国是一种常见病、多发病,在慢性胃炎中占 10%～20%。

二、病因

(一)慢性非萎缩性胃炎的常见病因

1.Hp 感染

Hp 感染是慢性非萎缩性胃炎最主要的病因,两者的关系符合 Koch 提出的确定病原体为感染性疾病病因的 4 项基本要求,即该病原体存在于该病的患者中,病原体的分布与体内病变分布一致,清除病原体后疾病可好转,在动物模型中该病原体可诱发与人相似的疾病。

研究表明,80%～95%的慢性活动性胃炎患者胃黏膜中有 Hp 感染,5%～20%

的 Hp 阴性率反映了慢性胃炎病因的多样性;Hp 相关胃炎者,Hp 胃内分布与炎症分布一致;根除 Hp 可使胃黏膜炎症消退,一般中性粒细胞消退较快,但淋巴细胞、浆细胞消退需要较长时间;志愿者和动物模型中已证实 Hp 感染可引起胃炎。

Hp 感染引起的慢性非萎缩性胃炎中胃窦为主的全胃炎患者,胃酸分泌可增加,十二指肠溃疡发生的危险度较高;而胃体为主的全胃炎患者,胃溃疡和胃癌发生的危险性增加。

2.胆汁和其他碱性肠液反流

幽门括约肌功能不全时,含胆汁和胰液的十二指肠液反流入胃,可削弱胃黏膜屏障功能,使胃黏膜遭到消化液的刺激作用,产生炎症、糜烂、出血和上皮化生等病变。

3.其他外源性因素

酗酒、服用 NSAID 等药物、某些刺激性食物等均可反复损伤胃黏膜。这类因素均可各自或与 Hp 感染协同作用而引起或加重胃黏膜慢性炎症。

(二)慢性萎缩性胃炎的主要病因

1973 年,Strickland 将慢性萎缩性胃炎分为 A、B 两型。A 型是胃体弥漫性萎缩,导致胃酸分泌下降,影响维生素 B_{12} 及内因子的吸收,因此常合并恶性贫血,与自身免疫有关;B 型在胃窦部,少数人可发展成胃癌,与 Hp、化学损伤(胆汁反流、吸烟、酗酒等)有关,在我国,80%以上的慢性萎缩性胃炎属于 B 型。

胃内攻击因子与防御修复因子失衡是慢性萎缩性胃炎发生的根本原因。具体病因与慢性非萎缩性胃炎相似,包括:Hp 感染;长期饮浓茶、烈酒、咖啡,食用过热、过冷、过于粗糙的食物,可导致胃黏膜的反复损伤;长期大量服用 NSAID 如阿司匹林、吲哚美辛等,可抑制胃黏膜前列腺素的合成,破坏黏膜屏障;烟草中的尼古丁不仅影响胃黏膜的血液循环,还可导致幽门括约肌功能紊乱,造成胆汁反流;各种原因的胆汁反流均可破坏黏膜屏障造成胃黏膜慢性炎症改变。比较特殊的是,壁细胞抗原和抗体结合形成免疫复合体在补体参与下,破坏壁细胞;胃黏膜营养因子(如胃泌素、表皮生长因子等)缺乏;心力衰竭、动脉粥样硬化、肝硬化合并门静脉高压、糖尿病、甲状腺疾病、慢性肾上腺皮质功能减退、尿毒症、干燥综合征、胃血流量不足及精神因素等均可导致胃黏膜萎缩。

三、病理生理学和病理学

(一)病理生理学

1.Hp 感染

Hp 感染途径为粪-口或口-口途径,其外壁靠黏附素而紧贴胃上皮细胞。

Hp 感染的持续存在,致使腺体破坏,最终发展成为萎缩性胃炎。感染 Hp 后胃炎的严重程度除了与细菌本身有关外,还决定于患者机体情况和外界环境。如带有空泡毒素和细胞毒相关基因者,胃黏膜损伤明显较重。患者的免疫应答反应强弱、其胃酸的分泌情况、血型、民族和年龄差异等也影响胃黏膜炎症程度。此外,患者饮食情况也有一定作用。

2.自身免疫机制

研究早已证明,以胃体萎缩为主的 A 型萎缩性胃炎患者血清中,存在壁细胞抗体和内因子抗体。前者的抗原是壁细胞分泌小管微绒毛膜上的质子泵 H^+/K^+-ATP 酶,它破坏壁细胞而使胃酸分泌减少。而内因子抗体则对抗内因子(壁细胞分泌的一种糖蛋白),使食物中的维生素 B_{12} 无法与后者结合被末端回肠吸收,最后引起维生素 B_{12} 吸收不良,甚至导致恶性贫血。内因子抗体具有特异性,几乎仅见于胃萎缩伴恶性贫血者。

造成胃酸和内因子分泌减少或丧失,恶性贫血是 A 型萎缩性胃炎的终末阶段,是自身免疫性胃炎最严重的标志。当泌酸腺完全萎缩时,称为胃萎缩。

另外,近年来发现 Hp 感染者中也存在着自身免疫反应,其血清抗体能与宿主胃黏膜上皮及黏液起交叉反应,如菌体 Lewis X 和 Lewis Y 抗原。

3.外源性损伤因素破坏胃黏膜屏障

碱性十二指肠液反流等,可减弱胃黏膜屏障功能。致使胃腔内 H^+ 通过损害的屏障,反弥散入胃黏膜内,使炎症不易消散。长期慢性炎症又加重屏障功能的减退,如此恶性循环,使慢性胃炎久治不愈。

4.生理因素和胃黏膜营养因子缺乏

萎缩性变化和肠化生等皆与衰老相关,而炎症细胞浸润程度与年龄关系不大。这主要是老年患者的胃黏膜小血管扭曲,小动脉壁玻璃样变性,管腔狭窄导致黏膜营养不良、分泌功能下降引起的。

新近研究证明,某些胃黏膜营养因子(胃泌素、表皮生长因子等)缺乏或胃黏膜感觉神经终器对这些因子不敏感可引起胃黏膜萎缩。如手术后残胃炎原因之一是 G 细胞数量减少,而引起胃泌素营养作用减弱。

5.遗传因素

萎缩性胃炎、维生素 B_{12} 吸收不良的患病率和壁细胞抗体、内因子抗体的阳性率很高,提示可能有遗传因素的影响。

(二)病理学

慢性胃炎病理变化是由胃黏膜损伤和修复过程所引起。病理组织学的描述包括活动性慢性炎症、萎缩和化生及异型增生等。此外,在慢性炎症过程中,胃黏膜也有反应性增生变化,如黏膜肌增厚、淋巴滤泡形成、纤维组织和腺管增生等。

近年来对于慢性胃炎尤其是慢性萎缩性胃炎的病理组织学有不少新的进展。以下结合2006年9月中华医学会消化病学分会的全国第二届慢性胃炎共识会议中制定的慢性胃炎诊治的共识意见,论述以下关键进展问题。

1.萎缩的定义

1996年,新悉尼系统把萎缩定义为"腺体的丧失",这是模糊而易产生歧义的定义,反映了当时肠化生是否属于萎缩,病理学家有不同认识。其后国际上一个病理学家的自由组织——萎缩联谊会进行了3次研讨会,并在2002年发表了对萎缩的新分类,12位学者中有8位也曾是悉尼系统的执笔者,故此意见可认为是悉尼系统的补充和发展,有很高的权威性。

萎缩联谊会把萎缩新定义为"萎缩是胃固有腺体的丧失",将萎缩分为3种情况,即无萎缩、未确定萎缩和萎缩,进而将萎缩分两个类型,即非化生性萎缩和化生性萎缩。前者特点是腺体丧失伴有黏膜固有层中的纤维化或纤维肌增生;后者是胃黏膜腺体被化生的腺体所替换。这两类萎缩的程度分级仍用最初悉尼系统的标准和新悉尼系统的模拟评分图,分为4级,即无、轻度、中度和重度萎缩。国际的萎缩新定义对我国来说不是新的,我国学者早年就认为"肠化生或假幽门腺化生不是胃固有腺体,因此尽管胃腺体数量未减少,但也属萎缩",并在全国第一届慢性胃炎共识会议中做了说明。

多灶性萎缩性胃炎的胃黏膜萎缩呈灶状分布,即使活检块数少,只要病理活检发现有萎缩,就可诊断为萎缩性胃炎。需注意取材于糜烂或溃疡边缘的组织易存在萎缩,但不能简单地视为萎缩性胃炎。此外,活检组织太浅、组织包埋方向不当等因素均可影响萎缩的判断。

"未确定萎缩"是国际新提出的观点,认为黏膜层炎症很明显时,单核细胞密集浸润造成腺体被取代、移置或隐匿,以致难以判断这些"看来似乎丧失"的腺体是否真正丧失,此时暂先诊断为"未确定萎缩",最后诊断延期到炎症明显消退(大部分在Hp根除治疗后3~6个月),再取活检时作出。对萎缩的诊断采取了比较谨慎的态度。

目前,我国共识意见并未采用此概念。因为:①炎症明显时腺体被破坏、数量减少,在这个时点上,病理按照萎缩的定义可以诊断为萎缩,非病理不能。②一般临床希望活检后有病理结论,病理如不做诊断,会出现临床难作出诊断、

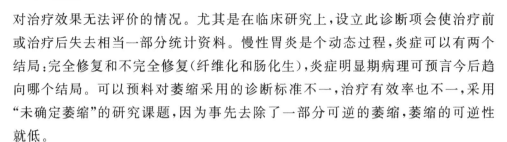

对治疗效果无法评价的情况。尤其是在临床研究上,设立此诊断项会使治疗前或治疗后失去相当一部分统计资料。慢性胃炎是个动态过程,炎症可以有两个结局:完全修复和不完全修复(纤维化和肠化生),炎症明显期病理可预言今后趋向哪个结局。可以预料对萎缩采用的诊断标准不一,治疗有效率也不一,采用"未确定萎缩"的研究课题,因为事先去除了一部分可逆的萎缩,萎缩的可逆性就低。

2.肠化生分型的临床意义与价值

用黏液染色能区分肠化生亚型,然而,肠化生分型的意义并未明了。传统观念认为,肠化生亚型中的小肠型和完全型肠化生无明显癌前病变意义,而大肠型肠化生的胃癌发生危险性增高,从而引起临床的重视。支持肠化生分型有意义的学者认为化生是细胞表型的一种非肿瘤性改变,通常在长期不利环境作用下出现。这种表型改变可以是干细胞内出现体细胞突变的结果,或是表现遗传修饰的变化导致后代细胞向不同方向分化的结果。胃内肠化生部位发现很多遗传改变,这些改变甚至可出现在异型增生前。他们认为肠化生中不完全型结肠型者,具有大多数遗传学改变,有发生胃癌的危险性。但近年来,越来越多的临床资料显示其预测胃癌价值有限而更强调重视肠化生范围,肠化生分布范围越广,其发生胃癌的危险性越高。十多年来罕有从大肠型肠化生随访发展成癌的报道。另外,从病理检测的实际情况看,肠化生以混合型多见,大肠型肠化生的检出率与活检块数有密切关系,即活检块数越多,大肠型肠化生检出率越高。客观地讲,该型肠化生的遗传学改变和胃不典型增生(上皮内瘤)的改变相似。因此,对肠化生分型的临床意义和价值的争论仍未有定论。

3.关于异型增生

异型增生(上皮内瘤变)是重要的胃癌癌前病变,分为轻度和重度(或低级别和高级别)两级。异型增生和上皮内瘤变是同义词,后者是世界卫生组织国际癌症研究协会推荐使用的术语。

4.萎缩和肠化生发生过程是否存在不可逆转点

胃黏膜萎缩的产生主要有两种途径:一是干细胞区室和(或)腺体被破坏;二是选择性破坏特定的上皮细胞而保留干细胞。这两种途径在慢性 Hp 感染中均可发生。

萎缩与肠化生的逆转报道已经不在少数,但是否所有患者均有逆转可能;是否在萎缩的发生与发展过程中存在某一不可逆转点;这一转折点是否可能为肠化生,已明确 Hp 感染而诱发慢性胃炎,经历慢性炎症→萎缩→肠化生→异型增生等多个步骤最终发展至胃癌;可否通过根除 Hp 来降低胃癌发生危险性始终是近年来关注的热点。多数研究表明,根除 Hp 可防止胃黏膜萎缩和肠化生的进一步发展,但萎缩、肠化生是否能得到逆转尚待更多研究证实。

Mera 和 Correa 等最新报道了一项长达 12 年的大型前瞻性随机对照研究,纳入 795 例具有胃癌前病变的成人患者,随机给予他们抗 Hp 治疗和(或)抗氧化治疗。他们观察到萎缩黏膜在 Hp 根除后持续保持阴性 12 年后可以完全消退,而肠化生黏膜也有逐渐消退的趋向,但可能需要随访更长时间。他们认为,通过抗 Hp 治疗来进行胃癌的化学预防是可行的策略。

但是,部分学者认为在考虑萎缩的可逆性时,需区分缺失腺体的恢复和腺体内特定细胞的再生。在后一种情况下,干细胞区室被保留,去除有害因素可使壁细胞和主细胞再生,并完全恢复腺体功能。当腺体及干细胞被完全破坏后,腺体的恢复只能由周围未被破坏的腺窝来完成。

当萎缩伴有肠化生时,逆转机会进一步减小。如果肠化生是对不利因素的适应性反应,而且不利因素可以被确定和去除,此时肠化生有可能逆转。但是,肠化生还有很多其他原因,如胆汁反流、高盐饮食等。这意味着即使 Hp 感染个体,感染以外的其他因素亦可以引发或加速化生的发生。如果肠化生是稳定的干细胞内体细胞突变的结果,则改变黏膜的环境也许不能使肠化生逆转。

1992—2002 年的 34 篇文献里,根治 Hp 后萎缩可逆和无好转的基本各占一半,主要由于萎缩诊断标准、随访时间和间隔长短、活检取材部位和数量不统一所造成。建议制定统一随访方案,联合各医疗单位合作研究,使能得到大宗病例的统计资料。根治 Hp 可以产生某些有益效应,如消除炎症,消除活性氧所致的 DNA 损伤,缩短细胞更新周期,提高低胃酸者的泌酸量,并逐步恢复胃液维生素 C 的分泌。在预防胃癌方面,这些已被证实的结果可能比希望萎缩和肠化生逆转重要得多。

实际上,国际著名学者对有无此不可逆转点也有争论。如美国的 Correa 教授并不认同它的存在,而英国有学者则强烈认为在异型增生发展至胃癌的过程中有某个节点,越过此则基本处于不可逆转阶段,但至今为止尚未明确此点的确切位置。

四、临床表现

流行病学研究表明,多数慢性非萎缩性胃炎患者无任何症状。少数患者可有上腹痛或不适、上腹胀、早饱、嗳气、恶心等非特异性消化不良症状。某些慢性萎缩性胃炎患者可有上腹部灼痛、胀痛、钝痛或胀闷且以餐后为著,还可有食欲缺乏、恶心、嗳气、便秘或腹泻等症状。内镜检查和胃黏膜组织学检查结果与慢性胃炎患者症状的相关分析表明,患者的症状缺乏特异性,且症状有无及严重程度与内镜所见及组织学分级并无肯定的相关性。

伴有胃黏膜糜烂者,可有少量或大量上消化道出血,长期少量出血可引起缺铁性贫血。胃体萎缩性胃炎可出现恶性贫血,常有全身衰弱、疲软、神情淡漠、隐性黄疸,消化道症状一般较少。

体征多不明显,有时上腹轻压痛,胃体胃炎严重时可有舌炎和贫血。

慢性萎缩性胃炎的临床表现不仅缺乏特异性,而且与病变程度并不完全一致。

五、辅助检查

(一)胃镜及活检

1.胃镜检查

随着内镜器械的长足发展,内镜观察更加清晰。内镜下慢性非萎缩性胃炎可见红斑(点状、片状、条状)、黏膜粗糙不平、出血点(斑)、黏膜水肿及渗出等基本表现,尚可见糜烂及胆汁反流。萎缩性胃炎主要表现为黏膜色泽白,不同程度的皱襞变平或消失。在不过度充气状态下,可见血管纹,轻度萎缩时见到模糊的血管,重度时看到明显血管分支。内镜下肠化生黏膜呈灰白色颗粒状小隆起,重者贴近观察有绒毛状变化。肠化生也可以呈平坦或凹陷外观。如果喷洒亚甲蓝色素,肠化生区可能出现被染上蓝色,非肠化生黏膜不着色。

胃黏膜血管脆性增加可致黏膜下出血,为壁内出血,表现为水肿或充血胃黏膜上见点状、斑状或线状出血,可有多发、新鲜和陈旧性出血相混杂。如观察到黑色附着物,常提示糜烂等致出血。

值得注意的是,少数 Hp 感染性胃炎可有胃体部皱襞肥厚,甚至宽度达到5 mm 以上,且在适当充气后皱襞不能展平,用活检钳将黏膜提起时,可见帐篷征,这是和恶性浸润性病变鉴别点之一。

2.病理组织学检查

萎缩的确诊依赖于病理组织学检查。萎缩的肉眼与病理符合率仅为38%～78%,这与萎缩或肠化生甚至 Hp 的分布都是非均匀的,或者说多灶性萎缩性胃炎的胃黏膜萎缩呈灶状分布有关。当然,只要病理活检发现有萎缩,就可诊断为萎缩性胃炎。但如果未能发现萎缩,却不能轻易排除萎缩的可能。如果不取足够多的标本或者内镜医师并未在病变最重部位（这也需要内镜医师的经验）活检，则可能遗漏病灶。反之，当在糜烂或溃疡边缘的组织活检时，即使病理发现了萎缩，却不能简单地视为萎缩性胃炎，这是因为活检组织太浅、组织包埋方向不当等因素均可影响萎缩的判断。还有，根除 Hp 可使胃黏膜活动性炎症消退，慢性炎症程度减轻。一些因素可影响结果的判断，如：①活检部位的差异。②Hp 感染时胃黏膜大量炎症细胞浸润，形如萎缩；但根除 Hp 后胃黏膜炎症细胞消退，黏膜萎缩、肠化生可恢复。然而在胃镜活检取材多少问题上，病理学家的要求与内镜医师出现了矛盾。从病理组织学观点来看，活检块数为 5 块或更多则有利于组织学的准确判断，然而，就内镜医师而言，考虑到患者的医疗费用，主张 2～3 块即可。

（二）Hp 检测

活检时可同时检测 Hp，并可在内镜检查时多取 1 块组织做快呋塞米素酶检查以增加诊断的可靠性。其他检查 Hp 的方法包括：①胃黏膜直接涂片或组织切片，然后以革兰氏或吉姆萨染色（经典方法），甚至苏木精-伊红染色，免疫组化染色则有助于检测球形 Hp。②细菌培养：为金标准；需特殊培养基和微需氧环境，培养时间为 3～7 天，阳性率可能不高但特异性高，且可做药物敏感试验。③血清 Hp 抗体测定：多在流行病学调查时用。④尿素呼吸试验：是一种非侵入性诊断法，口服 ^{13}C 或 ^{14}C 标记的尿素后，检测患者呼气中的 $^{13}CO_2$ 或 $^{14}CO_2$ 量，结果准确。⑤聚合酶链反应法：能特异性地检出不同来源标本中的 Hp。

根除 Hp 治疗后，可在胃镜复查时重复上述检查，亦可采用非侵入性检查手段，如 ^{13}C 或 ^{14}C 尿素呼气试验、粪便 Hp 抗原检测及血清学检查。应注意，近期使用抗生素、PPI、铋剂等药物，因有暂时抑制 Hp 作用，会使上述检查（血清学检查除外）呈假阴性。

（三）X 线钡剂检查

X 线钡剂检查主要是能很好地显示胃黏膜相的气钡双重造影。对于萎缩性胃炎，常常可见胃皱襞相对平坦和减少。但依靠 X 线诊断慢性胃炎价值不如胃镜和病理组织学检查。

（四）实验室检查

1.胃酸分泌功能测定

非萎缩性胃炎胃酸分泌常正常，有时可以增高。萎缩性胃炎病变局限于胃窦时，胃酸可正常或减少，胃酸减少是由于泌酸细胞数量减少和 H^+ 向胃壁反弥散所致。测定基础胃液分泌量及注射组胺或五肽胃泌素后测定最大胃酸分泌量和高峰胃酸分泌量以判断胃泌酸功能,有助于萎缩性胃炎的诊断及指导临床治疗。A 型慢性萎缩性胃炎患者多无酸或低酸,B 型慢性萎缩性胃炎患者可正常或低酸,往往在给予酸分泌刺激药后,亦不见胃液和胃酸分泌。

2.胃蛋白酶原测定

胃体黏膜萎缩时血清胃蛋白酶原 Ⅰ 水平及胃蛋白酶原 Ⅰ/Ⅱ 比例下降,严重者可伴餐后血清 G-17 水平升高;胃窦黏膜萎缩时餐后血清 G-17 水平下降,严重者可伴胃蛋白酶原 Ⅰ 水平及胃蛋白酶原 Ⅰ/Ⅱ 比例下降。然而,这主要是一种统计学上的差异。

日本学者发现无症状胃癌患者,本法 85% 阳性,胃蛋白酶原 Ⅰ 或比值降低者,推荐进一步胃镜检查,以检出伴有萎缩性胃炎的胃癌。该试剂盒用于诊断萎缩性胃炎和判断胃癌倾向在欧洲国家应用要多于我国。

3.血清胃泌素测定

如果以放射免疫法检测血清胃泌素,则正常值应低于 100 pg/mL。慢性萎缩性胃炎以胃体为主者,因壁细胞分泌胃酸缺乏、反馈性地 G 细胞分泌胃泌素增多,致胃泌素中度升高。特别是当伴有恶性贫血时,该值可达 1 000 pg/mL 或更高。注意此时要与胃泌素瘤相鉴别,后者是高胃酸分泌。慢性萎缩性胃炎以胃窦为主时,空腹血清胃泌素正常或降低。

4.自身抗体

血清壁细胞抗体和内因子抗体阳性对诊断慢性胃体萎缩性胃炎有帮助,尽管血清内因子抗体阳性率较低,但胃液中内因子抗体的阳性,则十分有助于恶性贫血的诊断。

5.血清维生素 B_{12} 浓度和维生素 B_{12} 吸收试验

慢性胃体萎缩性胃炎时,维生素 B_{12} 缺乏,常低于 200 ng/L。维生素 B_{12} 吸收试验能检测维生素 B_{12} 在末端回肠吸收情况,且可与回盲部疾病和严重肾功能障碍相鉴别。同时服用 [58]Co 和 [57]Co(加有内因子)标记的氰钴素胶囊。此后收集 24 小时尿液。如两者排出率均 >10% 则正常,若尿中 [58]Co 排出率低于 10%,而 [57]Co 的排出率正常则常提示恶性贫血;而两者均降低的常常是回盲部疾病或者肾衰竭者。

六、诊断和鉴别诊断

(一)诊断

鉴于多数慢性胃炎患者无任何症状,或即使有症状也缺乏特异性体征,因此根据症状和体征难以作出慢性胃炎的正确诊断。慢性胃炎的确诊主要依赖于内镜检查和胃黏膜活检组织学检查,尤其是后者的诊断价值更大。

按照悉尼胃炎标准要求,完整的诊断应包括病因、部位和形态学 3 个方面。例如,诊断为"胃窦为主的慢性活动性 Hp 胃炎"和"NSAID 相关性胃炎"。当胃窦和胃体炎症程度相差 2 级或以上时,加上"为主"修饰词,如"慢性(活动性)胃炎,胃窦显著"。当然这些诊断结论最好是在病理报告后给出,实际的临床工作中,胃镜医师可根据胃镜下表现给予初步诊断。病理诊断则主要依据新悉尼胃炎系统,如图 3-1 所示。

对于自身免疫性胃炎诊断,要予以足够的重视。因为胃体活检者甚少,或者很少开展壁细胞抗体和内因子抗体的检测,诊断该病者很少。为此,如果遇到以全身衰弱和贫血为主要表现,而上消化道症状往往不明显者,应做血清胃泌素测定和(或)胃液分析,异常者进一步做维生素 B_{12} 吸收试验,血清维生素 B_{12} 浓度测定可获确诊。注意不能仅仅凭活检诊断本病,特别标本数少时,这是因为 Hp 感染性胃炎后期,胃窦肠化生,Hp 上移,胃体炎症变得显著,可与自身免疫性胃炎表现相重叠,但后者胃窦黏膜的变化很轻微。另外,淋巴细胞性胃炎也可出现类似情况,而其并无泌酸腺萎缩。

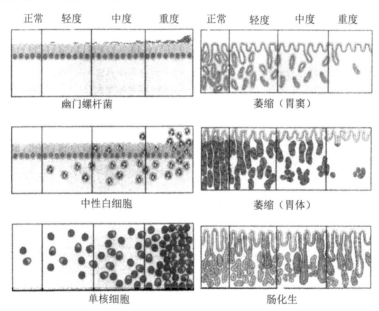

图 3-1　新悉尼胃炎系统

A 型、B 型萎缩性胃炎特点见表 3-1。

(二)鉴别诊断

1.功能性消化不良

2006年,《中国慢性胃炎共识意见》将消化不良症状与慢性胃炎做了对比:一方面慢性胃炎患者可有消化不良的各种症状;另一方面,一部分有消化不良症状者,如果胃镜和病理检查无明显阳性发现,可能仅仅为功能性消化不良。当然,少数功能性消化不良患者可同时伴有慢性胃炎。这样在慢性胃炎与消化不良症状之间形成较为错综复杂的关系。但一般说来,消化不良症状的有无和严重程度与慢性胃炎的内镜所见或组织学分级并无明显相关性。

表 3-1 A 型和 B 型慢性萎缩性胃炎的鉴别

项 目		A 型慢性萎缩性胃炎	B 型慢性萎缩性胃炎
部位	胃窦	正常	萎缩
	胃体	弥漫性萎缩	多然性
血清胃泌素		明显升高	不定,可以降低或不变
胃酸分泌		降低	降低或正常
自身免疫抗体(内因子抗体和壁细胞抗体)阳性率		90%	10%
恶性贫血发生率		90%	10%
可能的病因		自身免疫、遗传因素	Hp、化学损伤

2.早期胃癌和胃溃疡

几种疾病的症状有重叠或类似,但胃镜及病理检查可鉴别。重要的是,如遇到黏膜糜烂,尤其是隆起性糜烂,要多取活检和及时复查,以排除早期胃癌。这是因为即使是病理组织学诊断,也有一定局限性。原因主要是:①胃黏膜组织学变化易受胃镜检查前夜的食物(如某些刺激性食物加重黏膜充血)性质、被检查者近日是否吸烟、胃镜操作者手法的熟练程度、患者恶心反应等诸种因素影响。②活检部位的选取:慢性胃炎病变程度在整个黏膜面上并非一致,要多点活检才能作出全面估计,判断治疗效果时,尽量在黏膜病变较重的区域或部位活检,如做治疗前、后比较,则应在相同或相近部位活检。③病理诊断易受病理医师主观经验的影响。

3.慢性胆囊炎与胆石症

其与慢性胃炎症状十分相似,同时并存者也较多。对于中年女性诊断慢性胃炎时,要仔细询问病史,必要时行胆囊 B 超检查,以了解胆囊情况。

4.其他

慢性肝炎和慢性胰腺疾病等,也可出现与慢性胃炎类似症状,在详询病史后,行必要的影像学检查和特异的实验室检查。

七、预后

慢性萎缩性胃炎常合并肠上皮化生。慢性萎缩性胃炎绝大多数预后良好,少数可癌变,其癌变率为 $1\%\sim3\%$。目前认为慢性萎缩性胃炎若早期发现,及时积极治疗,病变部位萎缩的腺体是可以恢复的,其可转化为非萎缩性胃炎或被治愈,改变了以往人们对慢性萎缩性胃炎不可逆转的认识。萎缩性胃炎每年的癌变率为 $0.5\%\sim1\%$,胃镜和病理检查的随访间期定位多长才既提高早期胃癌的诊断率,又方便患者和符合医药经济学要求,这一直是不同地区和不同学者分歧较大的问题。在我国,城市和乡村存在不同胃癌发生率和医疗条件差异。如果单纯从疾病进展和预防角度考虑,一般认为,不伴有肠化生和异型增生的萎缩性胃炎可 $1\sim2$ 年做内镜和病理随访 1 次;活检有中、重度萎缩伴有肠化生的萎缩性胃炎,1 年左右随访 1 次。伴有轻度异型增生并剔除取于癌旁者,根据内镜和临床情况缩短至 $6\sim12$ 个月随访 1 次;而重度异型增生者需立即复查胃镜和病理,必要时手术治疗或内镜下局部治疗。

八、治疗

慢性非萎缩性胃炎的治疗目的是缓解消化不良症状和改善胃黏膜炎症。治疗应尽可能针对病因,遵循个体化原则。消化不良症状的处理与功能性消化不良相同。无症状、Hp 阴性的非萎缩性胃炎无须特殊治疗。

(一)一般治疗

慢性萎缩性胃炎患者,不论其病因如何,均应戒烟、忌酒,避免使用损害胃黏膜的药物如 NSAID 等,避免食用对胃黏膜有刺激性的食物和饮品,如过于酸、甜、咸、辛辣和过热、过冷食物,浓茶、咖啡等,饮食宜规律,少吃油炸、烟熏、腌制食物,不食腐烂变质的食物,多吃新鲜蔬菜和水果,所食食品要新鲜并富于营养,保证有足够的蛋白质、维生素(如维生素 C 和叶酸等)及铁质摄入,精神上乐观,生活要规律。

(二)针对病因或发病机制的治疗

1.根除 Hp

慢性非萎缩性胃炎的主要症状为消化不良,其症状应归属于功能性消化不良范畴。目前,国内外均推荐对 Hp 阳性的功能性消化不良行根除治疗。因此,有消化不良症状的 Hp 阳性慢性非萎缩性胃炎患者,均应根除 Hp。另外,如果伴有胃黏膜糜烂,也应根除 Hp。大量研究结果表明,根除 Hp 可使胃黏膜组织学得到改善;对预防消化性溃疡和胃癌等有重要意义;对改善或消除消化不良症状具有费用-疗效比优势。

2.保护胃黏膜

关于胃黏膜屏障功能的研究由来已久。1964 年,美国密歇根大学 Horace Willard Davenport 博士首次提出"胃黏膜具有阻止 H^+ 自胃腔向黏膜内扩散的屏障作用"。1975 年,美国密歇根州 Upjohn 公司的 A.Robert 博士发现前列腺素可明显防止或减轻 NSAID 和应激等对胃黏膜的损伤,其效果呈剂量依赖性,从而提出细胞保护的概念。1996 年,加拿大的 Wallace 教授较全面阐述了胃黏膜屏障,根据解剖和功能将胃黏膜的防御修复分为 5 个层次——黏液-HCO_3^- 屏障、单层柱状上皮屏障、胃黏膜血流量、免疫细胞-炎症反应和修复重建因子作用等。至关重要的上皮屏障主要包括胃上皮细胞顶膜能抵御高浓度酸、胃上皮细胞之间紧密连接、胃上皮抗原呈递,免疫探及并限制潜在有害物质,并且它们大约每 72 小时完全更新 1 次。这说明它起着关键作用。

近年来,有关前列腺素和胃黏膜血流量等成为胃黏膜保护领域的研究热点。这与 NSAID 的广泛应用带来的不良反应日益引起学者的重视有关。美国加州大学的 Tarnawski 教授的研究显示,前列腺素保护胃黏膜抵抗致溃疡及致坏死因素损害的机制不仅是抑制胃酸分泌。当然表皮生长因子、成纤维生长因子和血管内皮生长因子及热休克蛋白等都是重要的黏膜保护因子,在抵御黏膜损害中起重要作用。

然而,当机体遇到有害因素强烈攻击时,仅依靠自身的防御修复能力是不够的,强化黏膜防卫能力、促进黏膜的修复是治疗胃黏膜损伤的重要环节之一。具有保护和增强胃黏膜防御功能或者防止胃黏膜屏障受到损害的一类药物统称为胃黏膜保护药,包括铝碳酸镁、硫糖铝、胶体铋剂、地诺前列酮、替普瑞酮、吉法酯、谷氨酰胺类、瑞巴派特等药物。另外,吉法酯能增加胃黏膜更新,提高细胞再生能力,增强胃黏膜对胃酸的抵抗能力,达到保护胃黏膜作用。

3.抑制胆汁反流

促动力药如多潘立酮可防止或减少胆汁反流;胃黏膜保护药,特别是有结合胆酸作用的铝碳酸镁制剂,可增强胃黏膜屏障、结合胆酸,从而减轻或消除胆汁反流所致的胃黏膜损害。考来烯胺可络合反流至胃内的胆盐,防止胆汁酸破坏胃黏膜屏障,方法为每次 3～4 g,每天 3～4 次。

(三)对症处理

消化不良症状的治疗由于临床症状与慢性非萎缩性胃炎之间并不存在明确关系,因此症状治疗事实上属于功能性消化不良的经验性治疗。慢性胃炎伴胆汁反流者可应用促动力药(如多潘立酮)和(或)有结合胆酸作用的胃黏膜保护药(如铝碳酸镁制剂)。

(1)有胃黏膜糜烂和(或)以反酸、上腹痛等症状为主者,可根据病情或症状严重程度选用抗酸药、H_2 受体拮抗剂或 PPI。

(2)促动力药如多潘立酮、马来酸曲美布汀、莫沙必利、盐酸伊托必利主要用于上腹饱胀、恶心或呕吐等为主要症状者。

(3)胃黏膜保护药如硫糖铝、瑞巴派特、替普瑞酮、吉法酯、依卡倍特适用于有胆汁反流、胃黏膜损害和(或)症状明显者。

(4)抗抑郁药或抗焦虑治疗:可用于有明显精神因素的慢性胃炎伴消化不良症状患者,同时应予以耐心解释或心理治疗。

(5)助消化治疗:对于伴有腹胀、食欲缺乏等消化不良症状而无明显上述胃灼热、反酸、上腹饥饿症状者,可选用含有胃酶、胰酶和肠酶等复合酶制剂治疗。

(6)其他对症治疗:包括解痉止痛、止吐、改善贫血等。

(7)对于贫血,若为缺铁性贫血,应补充铁剂。巨幼红细胞贫血者根据维生素 B_{12} 或叶酸缺乏情况分别给予补充。

第五节 消化性溃疡

消化性溃疡主要指发生在胃和十二指肠的慢性溃疡,即胃溃疡和十二指肠溃疡,因溃疡形成与胃酸/胃蛋白酶的消化作用有关而得名。溃疡的黏膜缺损超过黏膜肌层,不同于糜烂。

一、流行病学

消化性溃疡是全球性常见病。西方国家资料显示,自 20 世纪 50 年代以后,消化性溃疡发病率呈下降趋势。我国临床统计资料显示,消化性溃疡患病率在近年来亦开始呈下降趋势。本病可发生于任何年龄,但中年最为常见,十二指肠

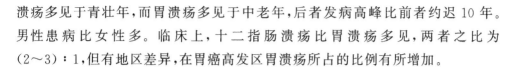

溃疡多见于青壮年,而胃溃疡多见于中老年,后者发病高峰比前者约迟 10 年。男性患病比女性多。临床上,十二指肠溃疡比胃溃疡多见,两者之比为(2～3)：1,但有地区差异,在胃癌高发区胃溃疡所占的比例有所增加。

二、病因和发病机制

在正常生理情况下,胃十二指肠黏膜经常接触有强侵蚀力的胃酸和在酸性环境下被激活、能水解蛋白质的胃蛋白酶。此外,还经常受摄入的各种有害物质的侵袭,但却能抵御这些侵袭因素的损害,维持黏膜的完整性,这是因为胃十二指肠黏膜具有一系列防御和修复机制。目前认为,胃十二指肠黏膜的这一完善而有效的防御和修复机制,足以抵抗胃酸/胃蛋白酶的侵蚀。一般而言,只有当某些因素损害了这一机制才可能发生胃酸/胃蛋白酶侵蚀黏膜而导致溃疡形成。近年来的研究已经明确,Hp 和 NSAID 是损害胃十二指肠黏膜屏障从而导致消化性溃疡发病的最常见病因。少见的特殊情况,当过度胃酸分泌远远超过黏膜的防御和修复作用也可能导致消化性溃疡发生。现将这些病因及其导致溃疡发生的机制分述如下。

（一）Hp

确认 Hp 为消化性溃疡的重要病因主要基于 2 个方面的证据：①消化性溃疡患者的 Hp 检出率显著高于对照组的普通人群,十二指肠溃疡的检出率约为90％,胃溃疡为 70％～80％（Hp 阴性的消化性溃疡患者往往能找到 NSAID 服用史等其他原因）；②大量临床研究肯定,成功根除 Hp 后溃疡复发率明显下降,用常规抑酸治疗后愈合的溃疡年复发率为 50％～70％,而根除 Hp 可使溃疡复发率降至 5％以下,这就表明去除病因后消化性溃疡可获治愈。至于为何在感染 Hp 的人群中仅有少部分人（约 15％）发生消化性溃疡,一般认为,这是 Hp、宿主和环境因素三者相互作用的不同结果。

Hp 感染导致消化性溃疡发病的确切机制尚未阐明。目前比较普遍接受的一种假说试图将 Hp、宿主和环境 3 个因素在十二指肠溃疡发病中的作用统一起来。该假说认为,胆酸对 Hp 生长具有强烈的抑制作用,因此正常情况下 Hp 无法在十二指肠生存,十二指肠球部酸负荷增加是十二指肠溃疡发病的重要环节,因为酸可使结合胆酸沉淀,从而有利于 Hp 在十二指肠球部生长。Hp 只能在胃上皮组织定植,因此在十二指肠球部存活的 Hp 只有当十二指肠球部发生胃上皮化生才能定植下来,因此认为十二指肠球部的胃上皮化生是十二指肠对酸负荷的一种代偿反应。十二指肠球部酸负荷增加的原因,一方面与 Hp 感染引起慢性胃窦炎有关,Hp 感染直接或间接作用于胃窦 D 细胞、G 细胞,削弱了胃酸分泌的负反馈调节,从而导致餐后胃酸分泌增加;另一方面,吸烟、应激和遗传等因素均与胃酸分泌增加有关。定植在十二指肠球部的 Hp 引起十二指肠炎症,炎症削弱了十二指肠黏膜的防御和修复功能,在胃酸/胃蛋白酶的侵蚀下最终导致十二指肠溃疡发生。十二指肠炎症同时导致十二指肠黏膜分泌碳酸氢盐减少,间接增加十二指肠的酸负荷,进一步促进十二指肠溃疡的发生和发展过程。

对 Hp 引起胃溃疡的发病机制研究较少,一般认为是 Hp 感染引起的胃黏膜炎症削弱了胃黏膜的屏障功能,胃溃疡好发于非泌酸区与泌酸区交界处的非泌酸区,反映了胃酸对屏障受损的胃黏膜的侵蚀作用。

(二)NSAID

NSAID 是引起消化性溃疡的另一个常见病因。大量研究资料显示,服用 NSAID 患者发生消化性溃疡及其并发症的危险性显著高于普通人群。临床研究报道,在长期服用 NSAID 患者中 10%～25%可发现胃或十二指肠溃疡,有 1%～4%的患者发生出血、穿孔等溃疡并发症。NSAID 引起的溃疡以胃溃疡较十二指肠溃疡多见。溃疡形成及其并发症发生的危险性除与服用 NSAID 种类、剂量、疗程有关外,尚与高龄、同时服用抗凝血药、糖皮质激素等因素有关。

NSAID 通过削弱黏膜的防御和修复功能而导致消化性溃疡发病,损害作用包括局部作用和系统作用两方面,系统作用是主要致溃疡机制,主要是通过抑制环氧合酶而起作用。环氧合酶是花生四烯酸合成前列腺素的关键限速酶,环氧合酶有两种异构体,即结构型环氧合酶-1 和诱生型环氧合酶-2。环氧合酶-1 在组织细胞中恒量表达,催化生理性前列腺素合成而参与机体生理功能调节;环氧合酶-2 主要在病理情况下由炎症刺激诱导产生,促进炎症部位前列腺素的合成。传统的 NSAID 如阿司匹林、吲哚美辛等可抑制环氧合酶-2 而减轻炎症反应,但特异性差,同时抑制了环氧合酶-1,导致胃肠黏膜生理性前列腺素 E 合成不足。后者通过增加黏液和碳酸氢盐分泌、促进黏膜血流增加、细胞保护等作用在维持黏膜防御和修复功能中起重要作用。

NSAID 和 Hp 是引起消化性溃疡发病的两个独立因素,至于两者是否有协同作用,尚无定论。

(三)胃酸/胃蛋白酶

消化性溃疡的最终形成是由于胃酸/胃蛋白酶对黏膜自身消化所致。因胃蛋白酶活性是 pH 依赖性的,在 pH>4 时便失去活性,因此,在探讨消化性溃疡发病机制和治疗措施时主要考虑胃酸。无酸情况下罕有溃疡发生及抑制胃酸分泌药物能促进溃疡愈合的事实均证明胃酸在溃疡形成过程中的决定性作用,是溃疡形成的直接原因。胃酸的这一损害作用一般只有在正常黏膜防御和修复功能遭受破坏时才能发生。

十二指肠溃疡患者中约有 1/3 存在五肽胃泌素刺激的最大胃酸分泌量增加,其余患者最大胃酸分泌量多在正常高值,十二指肠溃疡患者胃酸分泌增加的可能因素及其在十二指肠溃疡发病中的间接及直接作用已如前述。胃溃疡患者基础胃酸分泌量及最大胃酸分泌量多属正常或偏低。对此,可能解释为胃溃疡患者多伴多灶萎缩性胃炎,因而胃体壁细胞泌酸功能受影响,而十二指肠溃疡患者多为慢性胃窦炎,胃体黏膜未受损或受损轻微因而仍能保持旺盛的泌酸能力。少见的特殊情况如胃泌素瘤患者,极度增加的胃酸分泌的攻击作用远远超过黏膜的防御作用,而成为溃疡形成的起始因素。近年来,非 Hp、非 NSAID(也非胃泌素瘤)相关的消化性溃疡报道有所增加,这类患者病因未明,是否与高酸分泌有关尚有待研究。

(四)其他因素

下列因素与消化性溃疡发病有不同程度的关系。

(1)吸烟:吸烟者消化性溃疡发生率比不吸烟者高,吸烟影响溃疡愈合和促进溃疡复发。吸烟影响溃疡形成和愈合的确切机制未明,可能与吸烟增加胃酸分泌、减少十二指肠及胰腺碳酸氢盐分泌、影响胃十二指肠协调运动、黏膜损害性氧自由基增加等因素有关。

(2)遗传:遗传因素曾一度被认为是消化性溃疡发病的重要因素,但随着 Hp 在消化性溃疡发病中的重要作用得到认识,遗传因素的重要性受到挑战。例如,消化性溃疡的家族史可能是 Hp 感染的家庭聚集现象;O 型血胃上皮细胞表面表达更多黏附受体而有利于 Hp 定植。因此,遗传因素的作用尚有待进一步研究。

(3)急性应激可引起应激性溃疡已是共识。但慢性溃疡患者,情绪应激和心理障碍的致病作用却无定论。临床观察发现长期精神紧张、过劳,确实易使溃疡发作或加重,但这多在慢性溃疡已经存在时发生,因此情绪应激可能主要起诱因作用,可能通过神经内分泌途径影响胃十二指肠分泌、运动和黏膜血流的调节。

(4)胃十二指肠运动异常:研究发现部分十二指肠溃疡患者胃排空增快,这可使十二指肠球部酸负荷增大;部分胃溃疡患者有胃排空延迟,这可增加十二指肠液反流入胃,加重胃黏膜屏障损害。但目前认为,胃肠运动障碍不大可能是原发病因,但可加重 Hp 或 NSAID 对黏膜的损害。

综上所述,消化性溃疡是一种多因素疾病,其中 Hp 感染和服用 NSAID 是已知的主要病因,溃疡发生是黏膜侵袭因素和防御因素失平衡的结果,胃酸在溃疡形成中起关键作用。

三、病理

十二指肠溃疡发生在球部,前壁比较常见;胃溃疡多发生在胃角和胃窦小弯。组织学上,胃溃疡大多发生在幽门腺区(胃窦)与泌酸腺区(胃体)交界处的幽门腺区一侧。幽门腺区黏膜可随年龄增长而扩大[假幽门腺化生和(或)肠化生],使其与泌酸腺区的交界线上移,故老年患者胃溃疡的部位多较高。溃疡一般为单个,也可多个,呈圆形或椭圆形。十二指肠溃疡直径多<10 mm,胃溃疡要比十二指肠溃疡稍大。亦可见到直径>2 cm 的巨大溃疡。溃疡边缘光整、底部洁净,由肉芽组织构成,上面覆盖有灰白色或灰黄色纤维渗出物。活动性溃疡周围黏膜常有炎症水肿。溃疡浅者累及黏膜肌层,深者达肌层甚至浆膜层,溃破血管时引起出血,穿破浆膜层时引起穿孔。溃疡愈合时周围黏膜炎症、水肿消退,边缘上皮细胞增生覆盖溃疡面,其下的肉芽组织纤维转化,变为瘢痕,瘢痕收缩使周围黏膜皱襞向其集中。

四、临床表现

上腹痛是消化性溃疡的主要症状,但部分患者可无症状或症状较轻以致不为患者所注意,而以出血、穿孔等并发症为首发症状。典型的消化性溃疡有如下临床特点:①慢性过程,病史可达数年至数十年;②周期性发作,发作与自发缓解相交替,发作期可为数周或数月,缓解期亦长短不一,短者数周、长者数年;发作常有季节性,多在秋冬或冬春交接之际发病,可因精神情绪不良或过劳而诱发;③发作时上腹痛呈节律性,表现为空腹痛即餐后 2~4 小时或(及)午夜痛,腹痛多为进食或服用抗酸药所缓解,典型节律性表现以十二指肠溃疡多见。

(一)症状

上腹痛为主要症状,性质多为灼痛,亦可为钝痛、胀痛、剧痛或饥饿样不适感。多位于中上腹,可偏右或偏左。一般为轻至中度持续性疼痛。疼痛常有典型的节律性(如上述)。腹痛多在进食或服用抗酸药后缓解。

部分患者无上述典型表现的疼痛,而仅表现为无规律性的上腹隐痛或不适。具有或不具有典型疼痛者均可伴有反酸、嗳气、上腹胀等症状。

(二)体征

溃疡活动时,上腹部可有局限性轻压痛,缓解期无明显体征。

五、特殊类型的消化性溃疡

(一)复合溃疡

复合溃疡指胃和十二指肠同时发生的溃疡。十二指肠溃疡往往先于胃溃疡出现。幽门梗阻发生率较高。

(二)幽门管溃疡

幽门管位于胃远端,与十二指肠交界,长约 2 cm。幽门管溃疡与十二指肠溃疡相似,胃酸分泌一般较高。幽门管溃疡上腹痛的节律性不明显,对药物治疗反应较差,呕吐较多见,较易发生幽门梗阻、出血和穿孔等并发症。

(三)球后溃疡

十二指肠溃疡大多发生在十二指肠球部,发生在球部远段十二指肠的溃疡称球后溃疡。多发生在十二指肠乳头的近端。具有十二指肠溃疡的临床特点,但午夜痛及背部放射痛多见,对药物治疗反应较差,较易并发出血。

(四)巨大溃疡

巨大溃疡指直径>2 cm 的溃疡。对药物治疗反应较差、愈合时间较慢,易发生慢性穿透或穿孔。胃的巨大溃疡注意与恶性溃疡鉴别。

(五)老年人消化性溃疡

近年年,老年人发生消化性溃疡的报道增多。临床表现多不典型,胃溃疡多位于胃体上部甚至胃底部,溃疡常较大,易误诊为胃癌。

(六)无症状性溃疡

约 15%消化性溃疡患者可无症状,而以出血、穿孔等并发症为首发症状。可见于任何年龄,以老年人较多见;NSAID 引起的溃疡近半数无症状。

六、实验室和其他检查

(一)胃镜检查

胃镜检查是确诊消化性溃疡首选的检查方法。胃镜检查不仅可对胃十二指肠黏膜直接观察、摄像,还可在直视下取活组织做病理学检查及 Hp 检测,因此胃镜检查对消化性溃疡的诊断及胃良、恶性溃疡鉴别诊断的准确性高于 X 线钡餐检查。这是因为:在溃疡较小或较浅时钡餐检查有可能漏诊;钡餐检查发现十二指肠球部畸形可有多种解释;活动性上消化道出血是钡餐检查的禁忌证;胃的良、恶性溃疡鉴别必须由活检来确定。

内镜下消化性溃疡多呈圆形或椭圆形,也可呈线形,边缘光整,底部覆有灰黄色或灰白色渗出物,周围黏膜可有充血、水肿,可见皱襞向溃疡集中。内镜下溃疡可分为活动期、愈合期和瘢痕期 3 个病期,其中每个病期又可分为两个阶段。

(二)X 线钡餐检查

X 线钡餐检查适用于对胃镜检查有禁忌或不愿接受胃镜检查者。溃疡的 X 线征象有直接和间接两种:龛影是直接征象,对溃疡有确诊价值;局部压痛、十二指肠球部激惹和球部畸形、胃大弯侧痉挛性切迹均为间接征象,仅提示可能有溃疡。

(三)Hp 检测

Hp 检测应列为消化性溃疡诊断的常规检查项目,因为有无 Hp 感染决定治疗方案的选择。检测方法分为侵入性和非侵入性两大类。前者需通过胃镜检查取胃黏膜活组织进行检测,主要包括快哟塞米素酶试验、组织学检查和 Hp 培养;后者主要有^{13}C或^{14}C尿素呼气试验、粪便 Hp 抗原检测及血清学检查(定性检测血清抗 Hp IgG 抗体)。

快哟塞米素酶试验是侵入性检查的首选方法,操作简便、费用低。组织学检查可直接观察 Hp,与快哟塞米素酶试验结合,可提高诊断准确率。Hp 培养技术要求高,主要用于科研。^{13}C或^{14}C尿素呼气试验检测 Hp 敏感性及特异性高而无须胃镜检查,可作为根除治疗后复查的首选方法。

应注意,近期应用抗生素、PPI、铋剂等药物,因有暂时抑制 Hp 作用,会使上述检查(血清学检查除外)呈假阴性。

(四)胃液分析和血清胃泌素测定

胃液分析和血清胃泌素测定一般仅在怀疑有胃泌素瘤时作为鉴别诊断。

七、诊断和鉴别诊断

慢性病程、周期性发作的节律性上腹疼痛,且上腹痛可为进食或抗酸药所缓解的临床表现是诊断消化性溃疡的重要临床线索。但应注意,一方面,有典型溃疡样上腹痛症状者不一定是消化性溃疡;另一方面,部分消化性溃疡患者症状可不典型甚至无症状。因此,单纯依靠病史难以作出可靠诊断。确诊有赖胃镜检查。X 线钡餐检查发现龛影亦有确诊价值。

鉴别诊断本病主要临床表现为慢性上腹痛,当仅有病史和体检资料时,需与其他有上腹痛症状的疾病,如肝、胆、胰、肠疾病和胃的其他疾病相鉴别。功能性消化不良临床常见且临床表现与消化性溃疡相似,应注意鉴别。如做胃镜检查,可确定有无胃十二指肠溃疡存在。

胃镜检查如见胃十二指肠溃疡,应注意与引起胃十二指肠溃疡的少见特殊病因或以溃疡为主要表现的胃十二指肠肿瘤鉴别。其中,与胃癌、胃泌素瘤的鉴别要点如下。

(一)胃癌

内镜或 X 线检查见到胃的溃疡,必须进行良性溃疡(胃溃疡)与恶性溃疡(胃癌)的鉴别。Ⅲ型(溃疡型)早期胃癌单凭内镜所见与良性溃疡鉴别有困难,放大内镜和染色内镜对鉴别有帮助,但最终必须依靠直视下取活检鉴别。恶性溃疡的内镜特点为:①溃疡形状不规则,一般较大;②底凹凸不平、苔污秽;③边缘呈结节状隆起;④周围皱襞中断;⑤胃壁僵硬、蠕动减弱(X 线钡餐检查亦可见上述相应的 X 线表现)。活检可以确诊,但必须强调,对于怀疑胃癌而 1 次活检阴性者,必须在短期内复查胃镜进行再次活检;即使内镜下诊断为良性溃疡且活检阴性,仍有漏诊胃癌的可能,因此对初诊为胃溃疡者,必须在完成正规治疗的疗程后进行胃镜复查,胃镜复查溃疡缩小或愈合不是鉴别良、恶性溃疡的最终依据,必须重复活检加以证实。

(二)胃泌素瘤

胃泌素瘤是胰腺非 β 细胞瘤分泌大量胃泌素所致。肿瘤往往很小(直径<1 cm),生长缓慢,半数为恶性。大量胃泌素可刺激壁细胞增生,分泌大量胃酸,使上消化道经常处于高酸环境,导致胃十二指肠球部和不典型部位(十二指肠降段、横段或空肠近端)发生多发性溃疡。胃泌素瘤与普通消化性溃疡的鉴别要点是该病溃疡发生于不典型部位,具有难治性特点,有过高胃酸分泌(基础胃酸分泌量和最大胃酸分泌量均明显升高,且基础胃酸分泌量/最大胃酸分泌量>60%)及高空腹血清胃泌素(>200 pg/mL,常>500 pg/mL)。

八、并发症

(一)出血

溃疡侵蚀周围血管可引起出血。出血是消化性溃疡最常见的并发症,也是上消化道大出血最常见的病因(约占所有病因的 50%)。

(二)穿孔

溃疡病灶向深部发展穿透浆膜层则并发穿孔。溃疡穿孔临床上可分为急性、亚急性和慢性 3 种类型,以第一种常见。急性穿孔的溃疡常位于十二指肠前壁或胃前壁,发生穿孔后胃肠的内容物漏入腹腔而引起急性腹膜炎。十二指肠或胃后壁的溃疡深至浆膜层时,已与邻近的组织或器官发生粘连,穿孔时胃肠内容物不流入腹腔,称为慢性穿孔,又称为穿透性溃疡。这种穿透性溃疡改变了腹痛规律,变得顽固而持续,疼痛常放射至背部。邻近后壁的穿孔或游离穿孔较小,只引起局限性腹膜炎时称亚急性穿孔,症状较急性穿孔轻而体征较局限,且易漏诊。

(三)幽门梗阻

幽门梗阻主要是由十二指肠溃疡或幽门管溃疡引起。溃疡急性发作时可因炎症水肿和幽门部痉挛而引起暂时性梗阻,可随炎症的好转而缓解;慢性梗阻主要由于瘢痕收缩而呈持久性。幽门梗阻临床表现为餐后上腹饱胀、上腹疼痛加重,伴有恶心、呕吐,大量呕吐后症状可以改善,呕吐物含发酵酸性宿食。严重呕吐可致失水和低氯低钾性碱中毒。可发生营养不良和体重减轻。体检可见胃型和胃蠕动波,清晨空腹时检查胃内有振水声。进一步做胃镜或 X 线钡剂检查可确诊。

(四)癌变

少数胃溃疡可发生癌变,十二指肠溃疡则不引起癌变。胃溃疡癌变发生于溃疡边缘,据报道癌变率在 1% 左右。长期慢性胃溃疡病史、年龄在 45 岁以上、溃疡顽固不愈者应提高警惕。对可疑癌变者,在胃镜下取多点活检做病理检查;在积极治疗后复查胃镜,直到溃疡完全愈合;必要时定期随访复查。

九、治疗

治疗的目的是消除病因、缓解症状、愈合溃疡、防止复发和防治并发症。针对病因的治疗如根除 Hp,有可能彻底治愈溃疡病,是近年来消化性溃疡治疗的一大进展。

(一)一般治疗

生活要有规律,避免过度劳累和精神紧张。注意饮食规律,戒烟、酒。服用 NSAID 者尽可能停用,即使未用亦要告诫患者今后慎用。

(二)治疗消化性溃疡的药物及其应用

治疗消化性溃疡的药物可分为抑制胃酸分泌药和保护胃黏膜药两大类,主要起缓解症状和促进溃疡愈合的作用,常与根除 Hp 治疗配合使用。现就这些药物的作用机制及临床应用分别简述如下。

1.抑制胃酸药物

溃疡的愈合与抑酸治疗的强度和时间成正比。抗酸药具有中和胃酸作用,可迅速缓解疼痛症状,但一般剂量难以促进溃疡愈合,故目前多作为加强止痛的辅助治疗。H_2 受体拮抗剂可抑制基础及刺激的胃酸分泌,以前一作用为主,而后一作用不如 PPI。使用推荐剂量,各种 H_2 受体拮抗剂溃疡愈合率相近,不良反应发生率均较低。西咪替丁可通过血-脑屏障,偶有精神异常不良反应;与雄激素受体结合而影响性功能;经肝细胞色素 P450 代谢而延长华法林、苯妥英钠、茶碱等药物的肝内代谢。雷尼替丁、法莫替丁和尼扎替丁上述不良反应较少。已证明 H_2 受体拮抗剂全天剂量于睡前顿服的疗效与 1 天 2 次服用相仿。由于该类药物价格较 PPI 便宜,临床上特别适用于根除 Hp 疗程完成后的后续治疗,也可用于某些情况下预防溃疡复发的长程维持治疗。PPI 作用于壁细胞胃酸分泌终末步骤中的关键酶—H^+/K^+-ATP酶,使其不可逆性失活,因此抑酸作用比 H_2 受体拮抗剂更强且作用持久。与 H_2 受体拮抗剂相比,PPI 促进溃疡愈合的速度较快,溃疡愈合率较高,因此特别适用于难治性溃疡或 NSAID 溃疡患者不能停用 NSAID 时的治疗。对根除 Hp 治疗,PPI 与抗生素的协同作用较 H_2 受体拮抗剂好,因此是根除 Hp 治疗方案中最常用的基础药物。使用推荐剂量的各种 PPI,对消化性溃疡的疗效相仿,不良反应均少。

2.保护胃黏膜药物

硫糖铝和胶体铋剂目前已较少用作治疗消化性溃疡的一线药物。枸橼酸铋钾(胶体次枸橼酸铋)因兼有较强抑制 Hp 作用,可作为根除 Hp 联合治疗方案的组分,因其过量蓄积会引起神经毒性,故此药不能长期服用。米索前列醇具有抑制胃酸分泌、增加胃十二指肠黏膜的黏液、增加碳酸氢盐分泌及增加黏膜血流等作用,主要用于 NSAID 溃疡的预防,腹泻是常见不良反应,因会引起子宫收缩,故孕妇忌服。

(三)根除 Hp 治疗

对 Hp 感染引起的消化性溃疡,根除 Hp 不但可促进溃疡愈合,而且可预防溃疡复发,从而彻底治愈溃疡。因此,凡有 Hp 感染的消化性溃疡,无论初发或复发、活动或静止、有无并发症,均应予以根除 Hp 治疗。

1.根除 Hp 的治疗方案

已证明在体内具有杀灭 Hp 作用的抗生素有克拉霉素、阿莫西林、甲硝唑(或替硝唑)、四环素、呋喃唑酮、左氧氟沙星等。PPI 及胶体铋剂体内能抑制 Hp,与上述抗生素有协同杀菌作用。目前尚无单一药物可有效根除 Hp,因此必须联合用药。应选择 Hp 根除率高的治疗方案,力求一次根除。研究证明,以 PPI 或胶体铋剂为基础加上两种抗生素的三联治疗方案有较高根除率。这些方案中,以 PPI 为基础的方案所含 PPI 能通过抑制胃酸分泌提高口服抗生素的抗菌活性,从而提高根除率,而且 PPI 本身具有快速缓解症状和促进溃疡愈合作用,因此是临床中最常用的方案。其中,又以 PPI 加克拉霉素再加阿莫西林或甲硝唑的方案根除率最高。Hp 根除失败的主要原因是患者的服药依从性问题和 Hp 对治疗方案中抗生素的耐药性。因此,在选择治疗方案时,要了解所在地区的耐药情况,近年来世界不少国家和我国一些地区 Hp 对甲硝唑和克拉霉素的耐药率在增加,应引起注意。呋喃唑酮(200 mg/d,分 2 次)耐药性少见、价廉,国内报道用呋喃唑酮代替克拉霉素或甲硝唑的三联疗法亦可取得较高的根除率,但要注意呋喃唑酮引起的周围神经炎和溶血性贫血等不良反应。治疗失败后的再治疗比较困难,可换用另外两种抗生素(阿莫西林原发和继发耐药均极少见,可以不换),如 PPI 加左氧氟沙星(500 mg/d,每天1次)和阿莫西林,或采用 PPI 和胶体铋剂合用再加四环素(1 500 mg/d,每天 2 次)和甲硝唑的四联疗法。

2.根除 Hp 治疗结束后的抗溃疡治疗

在根除 Hp 疗程结束后,继续给予 1 个常规疗程的抗溃疡治疗(如十二指肠溃疡患者给予 PPI 常规剂量,每天 1 次,总疗程 2～4 周,或 H_2 受体拮抗剂常规剂量,疗程4～6 周;胃溃疡患者 PPI 常规剂量,每天1 次,总疗程4～6 周,或 H_2 受体拮抗剂常规剂量,疗程 6～8 周)是最理想的。有并发症或溃疡面积大的患者尤为必要,但对无并发症且根除治疗结束时症状已得到完全缓解者,也可考虑停药以节省药物费用。

3.根除 Hp 治疗后复查

治疗后应常规复查 Hp 是否已被根除,复查应在根除 Hp 治疗结束至少 4 周后进行,且在检查前停用 PPI 或铋剂 2 周,否则会出现假阴性。可采用非侵入性的^{13}C或^{14}C尿素呼气试验,也可通过胃镜在检查溃疡是否愈合的同时,取活检做尿素酶和(或)组织学检查。对未排除胃恶性溃疡或有并发症的消化性溃疡患者,应常规进行胃镜复查。

(四) NSAID 溃疡的治疗、复发预防及初始预防

对服用 NSAID 后出现的溃疡,如情况允许,应立即停用 NSAID;如病情不允许,可换用对黏膜损伤少的 NSAID,如特异性环氧合酶-2 抑制剂(如塞来昔布)。对停用 NSAID 者,可给予常规剂量常规疗程的 H₂ 受体拮抗剂或 PPI 治疗;对不能停用 NSAID 者,应选用 PPI 治疗(H₂ 受体拮抗剂疗效差)。因 Hp 和 NSAID 是引起溃疡的两个独立因素,因此应同时检测 Hp,如有 Hp 感染应同时根除 Hp。溃疡愈合后,如不能停用 NSAID,无论 Hp 阳性还是阴性,都必须继续 PPI 或米索前列醇长程维持治疗以预防溃疡复发。对初始使用 NSAID 的患者,是否应常规给药预防溃疡的发生仍有争论。已明确的是,对于发生 NSAID 溃疡并发症的高危患者,如既往有溃疡病史、高龄、同时应用抗凝血药(包括低剂量的阿司匹林)或糖皮质激素者,应常规给予抗溃疡药物预防,目前认为 PPI 或米索前列醇预防效果较好。

(五) 溃疡复发的预防

有效根除 Hp 及彻底停服 NSAID,可消除消化性溃疡的两大常见病因,因而能大大减少溃疡复发。对溃疡复发同时伴有 Hp 感染复发(再感染或复发)者,可给予根除 Hp 再治疗。下列情况需用长程维持治疗来预防溃疡复发:①不能停用 NSAID 的溃疡患者,无论 Hp 阳性还是阴性(如前述);②Hp 相关溃疡,Hp 感染未能被根除者;③Hp 阴性的溃疡(非 Hp、非 NSAID 溃疡)患者;④Hp 相关溃疡,Hp 虽已被根除,但曾有严重并发症的高龄或有严重伴随病患者。长程维持治疗一般以 H₂ 受体拮抗剂或 PPI 常规剂量的半量维持,而 NSAID 溃疡复发的预防多用 PPI 或米索前列醇,已如前述。

(六) 外科手术指征

由于内科治疗的进展,目前外科手术主要用于少数有并发症者,包括:①大量出血经内科治疗无效者;②急性穿孔者;③瘢痕性幽门梗阻者;④胃溃疡癌变者;⑤严格内科治疗无效的顽固性溃疡者。

十、预后

由于内科有效治疗的发展,预后远较过去为佳,病死率显著下降。死亡主要见于高龄患者,死亡的主要原因是并发症,特别是大出血和急性穿孔。

第四章

肾内科常见病

第一节　急性肾小球肾炎

急性肾小球肾炎是儿童时期较常见的肾脏疾病。本病起病急,以水肿、血尿、高血压为主要症状,临床病情轻重不一,属原发性肾小球疾病。在急性肾小球肾炎中,多数属链球菌感染后肾小球肾炎;少数有上述急性肾小球肾炎综合征的临床表现,但缺少链球菌感染的证据,我们称其为急性非链球菌感染后肾小球肾炎。总的来讲,前者病情较后者为重。本病可发生于各年龄组,但主要发生于儿童及青少年。

一、病因

(一)急性链球菌感染后肾小球肾炎

已知急性链球菌感染后肾小球肾炎与 A 组乙型溶血性链球菌致肾炎菌株有关,包括 M 型 1、2、4、12、18、25、49、55、57 和 60。猩红热、上呼吸道感染、胀疱疮等是本病常见的前驱感染。不同前驱感染到发病的间隔时间不等,上呼吸道感染后 8～14 天发病,而皮肤感染后 3～4 周或更长时间才发病。本病属免疫学发病机制,补体也参与发病。

(二)急性非链球菌感染后肾小球肾炎

(1)金黄色葡萄球菌较为常见,凝固酶阴性的葡萄球菌、革兰氏阴性杆菌亦可成为病因。

(2)乙型肝炎病毒、EB 病毒、巨细胞病毒、水痘病毒、麻疹病毒等。

(3)寄生虫病,包括疟疾、血吸虫病、丝虫病、梅毒螺旋体、囊虫病等。

多数学者认为,急性非链球菌感染后肾小球肾炎也是免疫学发病机制,补体成分也参与肾脏损害。

二、病理表现

(一)光镜检查

本病特点是弥漫性毛细血管内增生性肾小球肾炎,系膜细胞和内皮细胞增生并常有白细胞浸润。病变几乎累及所有肾小球。由于增生和渗出性病变,故肾小球增大,毛细管腔变窄。部分患儿中还可见轻、中度上皮细胞的一到两层节段性增生。如有较多新月体形成,可使肾小囊腔受阻。这种病变随病的严重性而程度不一。用化学染色,于肾小球基膜的上皮侧见到在本病中具有特异性的"驼峰"改变。

(二)电镜检查

除光镜所见增生渗出变化外,能清晰地看到驼峰。此为散在的、圆顶状的电子密度沉积物,位于肾小球基膜的上皮侧,但不与其致密层相连。覆盖驼峰的上皮细胞足突局部融合,但其他处的足突仍正常。驼峰见于疾病早期,一般病后4～8周消退。

(三)免疫荧光检查

急性期沿肾小球毛细血管襻及系膜区有颗粒状的免疫球蛋白 G(IgG)、补体 C_3、补体 C_{1q} 沉着,有时也可见免疫球蛋白 M(IgM)和免疫球蛋白 A(IgA),此外于系膜区或肾小球囊腔内可见纤维蛋白相关抗原。系膜区如补体 C_3 和 IgG 或 IgM 持续较久,常与临床上病情迁延相一致。

三、诊断

(一)临床表现

急性肾小球肾炎临床表现轻重悬殊,轻者无临床症状,仅表现为无症状镜下血尿;重者可呈急进性发展,短期内出现肾功能不全。

典型表现为病前有前驱感染病史,在前驱感染后经 1～3 周无症状的间歇期而急性起病,主要症状为轻至中度水肿、血尿、高血压和程度不等的肾功能受累。50%～70%患儿有肉眼血尿,严重者可伴排尿困难。肉眼血尿持续 1～2 周即转为镜下血尿。蛋白尿程度不等,但多数<3 g/d,有 20%可达肾病的水平,即>3.5 g/d。水肿为非可凹性,一般仅累及眼睑及颜面,偶有重者遍及全身。30%～80%的患者有血压增高,主要因为水钠潴留、血容量增加而致,一般属轻度或中度增高。大部分患儿 2～4 周时自行利尿、消肿,血压也同时恢复。在急性期常可有全身性非特异症状,如疲乏无力、头痛、食欲减退。儿童可有腹痛、恶心、呕吐,成人尚可有腰酸、腰痛。

重症患者可有少尿、明显水肿及血容量过多等相应的临床症状和体征。主要并发症:①水钠潴留、血容量增大致严重循环充血,轻者仅表现为气急、心率快、心尖部收缩期杂音、肺部少许啰音;严重者则明显气急、不能平卧、颈静脉曲张、两肺满布湿啰音、奔马律及肝大压痛;个别患者以急性肺水肿起病。②高血压脑病:指血压(尤其是舒张压)急剧增高时伴发神经系统症状(头痛、呕吐,甚至惊厥)。本症发生于起病1~2周内,起病较急,剧烈头痛、频繁恶心呕吐,继之视力障碍(包括暂时性黑矇)、嗜睡或烦躁,如不及时处理,可发生阵发性惊厥,甚至呈癫痫持续状态,个别患者可出现脑疝征象。惊厥发作后有久暂不一的意识障碍,少数有暂时性偏瘫失语。眼底检查常见视网膜小动脉痉挛,有时还可见视盘水肿,脑脊液压力和蛋白正常或略高。当患儿血压＞18.7/12.0 kPa(140/90 mmHg)伴视力障碍、惊厥、昏迷三项之一时,即可诊断。急性肾小球肾炎高血压脑病一般预后好。血压控制后,便开始利尿,使上述症状迅速缓解而不留后遗症;但个别患者,特别是癫痫持续状态者,可因脑缺氧过久而有后遗症。③急性肾衰竭:急性肾小球肾炎早期时一部分患儿有程度不一的少尿性氮质血症,但真正发展为急性肾衰竭者为少数。患儿尿量减少(少尿甚至无尿),肌酐、血尿素氮增高,高血钾、代谢性酸中毒呈急性肾衰竭。通常少尿持续1周左右,然后尿量增加、病情好转,肾功能也逐渐恢复。

急性肾小球肾炎临床上除上述典型表现外,还可有多种非典型表现,最轻的所谓亚临床患者可全无水肿、高血压,仅于链球菌感染流行时,或做与急性肾小球肾炎有密切接触者过筛检查中发现镜下血尿,可有低补体血症(血清补体C_3降低)、抗链球菌溶血素"O"滴度升高,尿改变轻微(仅有镜下血尿或无异常),如做肾活体组织检查(简称活检),可见典型病变。

肾外症状性肾炎:患儿有高血压和(或)水肿,有时甚至发生高血压脑病或严重循环充血状态,但尿改变轻微或呈一过性轻微改变,尿检可正常。

(二)辅助检查

(1)尿常规:尿蛋白＋~＋＋＋,肉眼血尿(多呈茶色)或镜下血尿,可见红细胞管型和颗粒管型。部分患儿可见少数白细胞和上皮细胞。尿红细胞形态学检查符合肾小球性血尿。

(2)血常规:白细胞总数正常或稍高,部分患者有轻度贫血,部分可有血小板计数偏高。

(3)胸片:肺纹粗重,重症患者呈肺水肿表现;心影正常或丰满。

(4)心电图：多数正常；部分可有 ST-T 改变。

(5)血沉：中度增快。

(6)抗链球菌溶血素"O"滴度：急性肾小球肾炎时抗链球菌溶血素"O"阳性率为 50%～80%，通常于感染后 2～3 周出现，3～5 周时滴度最高，50%患儿于半年内恢复，75%于 1 年时转阴，个别患者持续更久。

(7)血清补体：90%患儿急性期（发病初 2～3 周）血中总补体（CH_{50}）活性及补体 C_3 都明显降低，补体 C_3 常降至正常 50%以下。其后逐渐恢复，6～8 周时多恢复正常。

(8)血清电解质多数正常；少尿患者可有血钾升高、低血钠、低血钙、高血磷等表现。

(9)重症少尿患者可有血尿素氮及血清肌酐升高。

(10)部分患者可有血浆纤维蛋白原升高。

(11)腹部 B 超检查：提示双肾正常或稍增大，回声有不同程度增强。

(三)诊治要求检查以下项目

尿常规＋尿比重（尿十项＋镜检）；血常规（包括血小板计数）；全量血沉；血生化、肝功能和肾功能加蛋白电泳；抗链球菌溶血素"O"；血清补体（CH_{50}、C_3）；循环免疫复合物；尿肾小管系列；心电图；X 线胸片；重症需查血气分析等；腹部 B 超（双肾）；肾活检（必要时，不作为常规检查）；其他：为鉴别诊断做有关检查，如抗核抗体、免疫球蛋白等。

四、鉴别诊断

(1)其他病原体所致的感染后肾炎。

(2)多种原发性肾小球疾病所致急性肾小球肾炎综合征。如特发性急进性肾炎、IgA 肾病、膜增生性肾炎等。

(3)全身性疾病致肾损害，表现为急性肾小球肾炎综合征者，如狼疮肾炎、紫癜肾炎、溶血性尿毒综合征、原发性小血管炎、肺出血-肾炎综合征、肝豆状核变性、胱氨酸病等。

(4)其他原因：①药物诱发血尿；②外伤引起血尿；③尿路感染以血尿为主要表现者；④慢性肾小球肾炎急性发作；⑤家族性肾炎（如 Alport 综合征）；⑥肿瘤引起血尿。

五、治疗

(一)一般治疗

急性期应卧床休息2~3周,直到肉眼血尿消失、水肿减退、血压下降。记出入量,低盐(≤2 g/d)、低蛋白(每天≤0.5 g/kg)饮食。尿少且水肿重者,应限制液体入量。注意保证足够热量和B族维生素、维生素C。待尿量增加、氮质血症消除即应恢复正常蛋白供应。

(二)针对感染灶治疗

(1)一般选用青霉素。如青霉素过敏,选用其他链球菌敏感的抗生素,疗程10~14天。

(2)对病程<6个月的急性肾小球肾炎患者,一般不主张做扁桃体切除术。对病程3~6个月及以上尿仍异常且考虑与扁桃体病灶有关者,可于病情稳定时做扁桃体摘除术。

(三)对症治疗

1.利尿剂

利尿剂用于水肿严重、高血容量者。

(1)呋塞米:每次1 mg/kg,1天2次,可口服或肌内注射。静脉注射时需加10%葡萄糖溶液10~20 mL稀释后缓慢静脉推注或静脉滴注。用于重症患者。

(2)噻嗪类利尿剂:常用氢氯噻嗪口服,剂量是每天1~2 mg/kg,分2~3次。用于轻症患者。

2.降压药

经休息和限盐、水治疗后血压仍高者,应给予降压药物。常用药物如下。

(1)利舍平:首剂按每次0.07 mg/kg(最大剂量≤1 mg/次)肌内注射,每天1~2次。

(2)钙通道阻滞剂。①硝苯地平(心痛定):口服每次5~10 mg,间隔8小时重复给药。②尼群地平:每次5~10 mg,1次/天,口服。③氨氯地平:每次2.5~5 mg,1次/天,晚服。

(3)血管紧张素转化酶抑制剂:常用药有卡托普利(开博通),每次6.25~12.5 mg,2~3次/天,口服。

(四)并发症的治疗

(1)急性循环充血及充血性心力衰竭:①重症监护(包括心电及血压监测)。

②严格限制水盐,记录出入量。③给予强力利尿剂——呋塞米,静脉途径给药。④α受体阻滞剂:酚妥拉明,剂量是每次 0.5～1 mg/kg(最大剂量为 10 mg)溶于 10％葡萄糖溶液 10～20 mL 内静脉滴注,4～8 小时 1 次。⑤洋地黄制剂:患儿出现心力衰竭表现时,应及时给予快速洋地黄制剂,常用毛花苷 C,剂量按 25～30 μg/kg 计算,首剂给予 1/3～1/2 化学剂量,余量 12～24 小时内平均给予,采用 10％葡萄糖液稀释后静脉滴注途径给药。

(2)高血压脑病:具体治疗如下所示。

重症监护(监测血压、心电等)。

限制水盐、保证足够热量和入量。

控制血压:①降压药物联合使用,如利尿剂加转化酶抑制剂,利尿剂加钙通道阻滞剂等。②重症高血压经上述治疗仍不能控制者,可在监测血压的情况下静脉滴注硝普钠,开始时的浓度为 5 mg 溶于 10％葡萄糖溶液内静脉滴注(滴注过程中应用黑色纸或布包裹点滴瓶和管路,以避光保持药效),密切监测血压并使用输液泵调节药液滴注速度。每 6 小时更换 1 次药液,注意降压速度不可过快、降压幅度不可太大,控制血压稳定后,逐渐减量至停用,不可骤停降压药。

镇静剂的应用:选用有效的镇静剂控制惊厥,惊厥时禁用口服镇静剂。常用药物有:①地西泮,每次 0.3～0.5 mg/kg,缓慢静脉注射。②苯巴比妥(鲁米那),每次 5～10 mg/kg,肌内注射。③冬眠Ⅱ号(氯丙嗪加异丙嗪各半),每次 1 mg/kg,稀释后静脉注射或肌内注射。④10％水合氯醛,每次 80～100 mg/kg,溶于生理盐水 10 mL 内灌肠给药。重症患者需用 2～3 种镇静剂才能控制惊厥,必要时间隔 4～8 小时重复给药。用镇静剂后注意保持患者头后仰体位(颈部垫高——"颈枕"),使气道通畅,防止舌根后倒堵塞气道引起窒息。

降颅压:对有惊厥的高血压脑病并发症的患者,除给予镇静、降压治疗外,还应给予降颅压的治疗。常用 20％甘露醇每次 1 g/kg,静脉滴注。必要时 4～8 小时 1 次重复给药。

(五)注意

(1)对高血压脑病患者,应常规进行眼底检查,注意有无视盘水肿及眼底动脉痉挛,以指导治疗和了解疗效。

(2)对惊厥患者,应予以吸氧、吸痰等抢救措施。

(3)用地西泮静脉注射时,速度宜慢,并需密切监测,以防止发生呼吸抑制。

第二节　慢性肾小球肾炎

慢性肾小球肾炎是指以蛋白尿、血尿、水肿、高血压为基本临床表现,起病方式不同,病情进展缓慢,可有不同程度的肾功能减退,最终发展为慢性肾衰竭的一组肾小球疾病。多以中、青年为主,男性多见。

一、病因与发病机制

病因不明,少数有急性肾小球肾炎病史,占 15%～20%,多数由各种肾小球疾病发展而来,如 IgA 或非 IgA 系膜增生性肾炎、系膜毛细血管性肾炎、膜性肾病及局灶节段性肾小球硬化等。

起始因素多为免疫炎症介导。在慢性发病过程中,非免疫非炎症因素占有重要作用:肾脏病变致肾内动脉硬化、缺血,加重了肾小球损害;肾小球内灌注压升高,毛细血管壁对蛋白质的通透性增加,加剧了肾小球结构损害,出现程度不等的肾小球硬化,相应肾单位的肾小管萎缩、肾间质纤维化;疾病晚期肾体积缩小、皮质变薄,病理类型转化为硬化性肾小球肾炎。

二、临床表现

大多数患者起病缓慢、隐袭,病程长,进展慢。少数患者有急性肾小球肾炎病史,病程超过 1 年以上发展至慢性肾小球肾炎,有些患者始发疾病即为慢性肾小球肾炎,临床表现典型。共同的表现如下。

1.水肿

水肿可有可无,一般不严重。水肿程度、持续时间不一,常为眼睑水肿和轻度的下肢凹陷性水肿,缓解期可无水肿。

2.高血压

多数患者血压升高,呈持续性中等程度的升高,血压为 21.3～24.0 kPa/13.3～14.7 kPa(160～180 mmHg/100～110 mmHg)。出现头痛、失眠、记忆力减退,还可有眼底出血、渗出,甚至视盘水肿。如血压控制不好,肾功能恶化较快,预后较差。

3.尿液检查

不同程度的血尿、蛋白尿,尿蛋白定量常为 1～3 g/d。尿沉渣镜检红细胞可增多,可见颗粒管型。

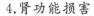

4.肾功能损害

随疾病进展,肾小球滤过率逐渐下降,血肌酐、血尿素氮正常或轻度升高,以后出现夜尿增多、尿比重降低等肾小管功能损害表现。到晚期肾功能逐渐恶化,出现贫血等临床症状,进入尿毒症期。部分患者因感染、劳累呈急性发作,或用肾毒性药物后病情急剧恶化,及时去除诱因和适当治疗后,病情可有一定程度缓解。

5.全身症状

全身症状呈非特异性,可表现为头晕、乏力、食欲缺乏、腰区酸痛、贫血等。

三、诊断与鉴别诊断

尿化验异常,有蛋白尿、血尿、管型尿;水肿、高血压病史超过 1 年以上;B 超示双肾体积缩小;肾功能损害等多考虑本病。慢性肾小球肾炎主要与下列疾病相鉴别。

1.急性肾小球肾炎

详见前述。

2.慢性肾盂肾炎

有慢性尿路感染史,尿蛋白量少(一般<2 g/d),尿沉渣以白细胞增多为主,有白细胞管型。肾小管功能受损,尿 β_2 微球蛋白、溶菌酶等增高,静脉肾盂造影见肾盂、肾盏变形,B 超提示双肾不等大,肾外型凹凸不平等,可资鉴别。

3.隐匿性肾小球肾炎

表现为无症状性蛋白尿和(或)血尿,无水肿、高血压和肾功能损害。病理类型多样,单纯性血尿表现者多为 IgA 肾病。本病多见于青少年,男性多常见,排除生理性蛋白尿、功能性血尿及其他继发性、遗传性肾小球疾病后可确诊本病。治疗上无特殊方案,以保养为主,勿使用肾毒性药物,定期检测血压和尿常规,大多数患者能长期保持肾功能正常,少数患者转归不好,逐渐发展,出现水肿和高血压而转成慢性肾小球肾炎。

4.继发性肾小球肾炎

如狼疮性肾炎、过敏性紫癜肾炎等,依据相应的系统表现和实验室检查,一般不难鉴别。

5.原发性高血压肾损害

良性高血压中老年患者,且有 10 年以上的高血压病史,由于肾小管缺血,远曲小管功能损伤,尿浓缩功能减退,出现夜尿增多,尿 β_2 微球蛋白增高,肾小球滤过率逐渐下降。尿蛋白量少,不超过 1 g/d,早期可有少量蛋白尿,常有高血压的心、脑血管并发症。治疗目标是控制血压在 17.3 kPa/10.7 kPa(130 mmHg/80 mmHg)左右,延缓肾脏损害。恶性高血压导致肾损害表现为血压>24.0 kPa/17.3 kPa(180 mmHg/130 mmHg),视网膜有出血、渗出、视力障碍,常有蛋白尿,甚至大量蛋白尿,血尿常见,肾功能明显减退,最后发展为尿毒症。治疗应积极、合理控制血压,肾功能达尿毒症期时,可行血液透析治疗。

四、治疗

慢性肾小球肾炎的治疗应以防止或延缓肾功能进一步恶化、改善或缓解临床症状及防治严重并发症为主要的目的,可采用以下治疗措施。

(一)一般治疗

有明显水肿、大量尿蛋白、血尿、持续性中度高血压者均应卧床休息。症状轻、病情稳定者可以从事轻体力工作,但应避免劳累、受凉、感染等。

(二)对症治疗

1.积极控制血压

高血压是加速肾小球硬化、促进肾功能恶化的重要因素。要把血压控制在理想水平:尿蛋白≥1 g/d,血压应控制在 16.7 kPa/10.0 kPa(125 mmHg/75 mmHg)以下;尿蛋白<1 g/d,血压可放宽到 17.3 kPa/10.7 kPa(130 mmHg/80 mmHg)以下。首选血管紧张素转化酶抑制剂和血管紧张素 II 受体阻滞剂,如卡托普利 12.5~50 mg,3 次/天;贝那普利 10~20 mg,1 次/天;缬沙坦 80~160 mg,1 次/天;氯沙坦 50~150 mg,1 次/天。必要时可联合用钙通道阻滞剂和 β 受体阻滞剂等降压药。

2.限制蛋白及磷的摄入量

限制食物中蛋白及磷的摄入量。

3.抗凝治疗

长期口服抗血小板聚集药,如双嘧达莫,先由小剂量 25 mg 开始,3 次/天,逐渐增至 100 mg,3 次/天;小剂量阿司匹林 75 mg,1 次/天,能延缓肾功能衰退,但长期观察的研究结果并未证实该疗效。

4.避免肾受损伤的因素

感染、劳累、妊娠及应用肾毒性药物,均能损害肾脏,导致肾功能恶化,应避免。

五、预后

慢性肾小球肾炎病情迁延,病变均为缓慢进展,最终发展至慢性肾衰竭。病变进展速度个体差异较大。预防上呼吸道感染、积极治疗慢性感染病灶、避免使用肾毒性药物等,都可延缓疾病的发展。

第三节　急性间质性肾炎

间质性肾炎指肾脏间质有炎症细胞浸润和水肿或纤维化,因常伴有不同程度的肾小管损伤,故又称为肾小管-间质性肾炎。急性间质性肾炎原指各种感染引起肾脏的形态学特征,现指各种原因引起的一种临床病理综合征,特征是临床急性起病,肾功能急剧恶化,在肾小球滤过率下降的同时,常有肾小管功能不全;病理以肾间质炎性细胞浸润、水肿伴有肾小管上皮细胞退行性变、坏死为病理特征。急性间质性肾炎是急性肾衰竭的重要原因之一,占急性肾衰竭的10％～15％。

一、病因

(一)感染

甲组链球菌、金黄色葡萄球菌、白喉杆菌、布氏杆菌、钩端螺旋体菌、军团菌、弓形体、EB 病毒、肺炎支原体、大肠埃希菌、流行性出血热病毒、麻疹病毒等都可引起急性间质性肾炎。

感染引起间质性肾炎的机制尚不完全清楚,其中有些病原体可直接侵入肾脏,参与间质炎症反应的细胞由产生抗侵入病原体抗体的细胞和参与吞噬有关的细胞组成。侵入肾脏的细菌释放内毒素或外毒素,直接损伤组织,通常为微生物直接侵袭肾脏并在肾脏内繁殖所引起的肾间质化脓性炎症,即肾盂肾炎等。

由系统感染(多为肾外感染)引起的变态反应所致的急性间质性肾炎,其病原体包括细菌、病毒、螺旋体、支原体、原虫及蠕虫等。如由汉坦病毒引起的出血热、由黄疸出血型钩端螺旋体引起的钩端螺旋体病等。

(二)药物

药物变态反应引起的急性间质性肾炎是目前临床上最常见的类型。与急性间质性肾炎强相关的药物有甲氧西林、青霉素类、头孢菌素Ⅰ、非甾体抗炎药

(nonsteroidal anti-inflammatory drug,NSAID)和西咪替丁；可能相关的有羧苄西林、头孢菌素类、苯唑西林、磺胺类、利福平、噻嗪类、呋塞米、白细胞介素、苯茚二酮。弱相关的有苯妥英钠、四环素、丙磺舒、卡托普利、别嘌醇、红霉素、氯霉素和氯贝丁酯。其中由抗生素引起的急性间质性肾炎占大多数。

药物性急性间质性肾炎一般是由变态反应引起的，与直接毒性作用关系不大，因急性间质性肾炎仅在用药的少数患者中发生，与用药剂量无关，肾脏损伤常伴有过敏的全身表现（发热、皮疹、嗜酸性粒细胞增多、关节痛），再次接触同一药物或同类药物时仍可再发生反应，循环中有某些致病药物的抗体，同时有一些体液或细胞免疫介导反应的证据。

(三)代谢性原因

严重的代谢失调，如高血钙、高尿酸血症和低血钾等可导致急性间质性肾炎。

(四)其他原因

有继发于肾小球肾炎、继发于系统性红斑狼疮、继发于肾移植、代谢性原因、特发性急性间质性肾炎等。在各种免疫复合物引起的疾病中，系统性红斑狼疮最常见在肾小管基膜和肾小管周围毛细血管壁有免疫复合物沉积（50%）。60%的患者有单核细胞引起的局灶性或弥漫性间质浸润，伴或不伴中性粒细胞和浆细胞，肾小管有不同程度的损伤。弥漫增殖性较膜性或局灶增殖性狼疮肾炎常见肾小球外免疫沉积物，肾小管间质性肾炎也较为常见。人们早已注意到肾小球肾炎可伴有间质炎症反应，但只是在近年来才重视其机制的研究。该病可继发于移植肾，肾小球外免疫球蛋白的沉积只是促发间质反应的各种因素之一。沿肾小管基膜线状和颗粒状沉积物均有报告，多数都能洗脱出抗肾小管基膜抗体。

(五)特发性急性间质性肾炎

另有一些患者找不到任何致病因素，称为特发性急性间质性肾炎，这类患者唯一共有的特征是可逆的急性肾衰竭、肾间质水肿和单核细胞浸润。

二、发病机制

感染的病毒、细菌及其毒素可直接侵袭肾脏引起间质损伤，一些药物、毒物、物理因素及代谢紊乱亦可直接导致急性间质性肾炎。但是产生急性间质性肾炎的主要原因是免疫反应，包括抗原特异性和非抗原特异性所致的肾间质损伤。研究证实，由细胞介导的免疫反应途径在急性间质性肾炎的发病中起了重要作用。运用单抗免疫组化进行研究，发现肾间质中参与炎症反应的浸润细胞大多为 T 细胞,其中以 CD4 细胞占多数;但在由 NSAID、西咪替丁、抗生素类药物引起的患者中,则以 CD8 细胞略占多数。

经典抗原介导的免疫性间质性肾炎是抗肾小管基膜抗体性间质性肾炎,循环血中可测得抗原特异性 IgG。肾小管基膜上可见 IgG 呈线性沉淀,或颗粒状沉积于某些系统性红斑狼疮和干燥综合征患者的肾小管基膜上,这种表现在其他急性间质性肾炎患者中极为罕见。间质内浸润细胞发病初多为中性粒细胞,2～3 周转为单核细胞。

三、临床表现

(一)全身过敏表现

常见药疹、药物热及外周血嗜酸性粒细胞增多,有时还可见关节痛及淋巴结肿大。但是由 NSAID 引起者常无全身过敏表现。过敏症状可先于肾衰竭1周前发生,也可同时发生。大多数患者(60%～100%)有发热,30%～40%的患者有红斑或斑丘疹样皮损、瘙痒,但关节痛无特异性,较其他症状少见。偶有腰痛,可能与肾被膜紧张有关。1/3 的患者有肉眼血尿。

(二)急性感染的症状

感染引起的急性间质性肾炎主要见于严重感染和有脓毒血症的患者,症状有发热、恶寒、腰痛、虚弱等,血中多形核白细胞增高。急性肾盂肾炎为其典型的表现。

(三)尿化验异常

常出现无菌性白细胞尿、血尿及蛋白尿。蛋白尿多呈轻度,但当 NSAID 引起微小病变性肾小球病时,可见大量蛋白尿,并可由此引起肾病综合征。

感染性急性间质性肾炎尿中以多形核白细胞为主,可见白细胞管型,并有少量红细胞和尿蛋白。过敏性急性间质性肾炎 80% 以上有血尿、蛋白尿和脓尿,90% 有镜下血尿,发现嗜酸性粒细胞尿强烈提示药物过敏引起的急性间质性肾炎。

蛋白尿一般是肾小管性的,很少达肾病综合征的程度,多在 1.2 g/d 以下,但 NSAID 引起的急性间质性肾炎,尿蛋白可达肾病范围,嗜酸性粒细胞尿不如其他常见。

依据临床和无红细胞管型除外急性肾小球肾炎和血管炎后,尿中嗜酸性粒细胞有助于急性肾小管坏死与过敏性间质性肾炎的鉴别,但无嗜酸性粒细胞不具有鉴别价值,这是因为许多急性间质性肾炎患者无嗜酸性粒细胞尿,并且嗜酸性粒细胞尿随时间而异。特发性急性间质性肾炎尿中嗜酸性粒细胞不增加,伴有眼葡萄膜炎的有嗜酸性粒细胞尿。

(四)肾功能损害

1.肾小管功能不全

间质损伤的基本表现即肾小管功能不全。由于肾小管各段的功能不同,肾小管功能不全的类型与损伤部位有关,而损伤的程度决定功能不全的严重性。皮质部位的肾小管间质损伤主要影响近端小管或远端小管,髓质部位的损伤影响髓祥和集合管,从而决定了各自的表现。该病可影响近端小管的病变导致肾性糖尿、氨基酸尿、磷酸盐尿和尿酸尿。肾功能不全患者若见血磷和尿酸盐水平降低,应怀疑有肾小管间质疾病。远端小管受损出现Ⅰ型肾小管性酸中毒、高血钾和失盐。影响髓质和乳头的病变,累及髓祥、集合管和产生及维持髓质高渗所必需的其他髓质结构,导致肾性尿崩症、多尿和夜尿。但临床上所见肾小管受影响并非单一的,在同一患者中可见多种功能异常。

2.急性肾衰竭

患者表现为急性肾衰竭伴或不伴少尿,并常因肾小管功能损害,出现肾性糖尿、低比重尿及低渗尿。急性间质性肾炎引起的肾功能损害,从单纯的肾小管功能不全到急性肾衰竭。据报道,本病引起的急性肾衰竭占急性肾衰竭总数的13%。急性肾衰竭时见少尿或无尿,如初始的症状和体征未察觉而继续用致病性药物时,常见少尿。

(五)继发性急性间质性肾炎的表现

患者表现以原发病为主,继发性急性间质性肾炎的表现无特异性。原发病伴有间质病变时,肾功能损害多加重。但系统性红斑狼疮和肾移植患者在肾小球病变不明显时,突出的间质病变即可导致急性肾衰竭。系统性红斑狼疮患者常发生在有肾外和血清学各种表现时,尽管肾功能恶化,尿液分析却无多少异常。急性尿酸性肾病表现为少尿、结晶尿和血尿。

(六)特发性急性间质性肾炎的表现

这是指少数经肾组织活检证实为急性间质性肾炎,却无如药物、感染及全身疾病等致病因素,除急性肾衰竭外其他临床表现无特异性,无发热和皮疹,伴眼葡萄膜炎的特发性急性间质性肾炎。患者常伴有非少尿型急性肾衰竭,可见于各年龄组男女患者,以中年女性多见。皮疹、嗜酸性粒细胞增多等全身过敏症状少见,大多有高丙种球蛋白血症,血沉增快,近端小管重吸收钠的能力降低,并出现糖尿、氨基酸尿、中等量的蛋白尿。少数患者免疫荧光检查可见肾小管基膜有颗粒样沉积。多数预后较好,有的自然缓解,对皮质激素疗法有的有效,有的无效。眼葡萄膜炎易复发。

(七)肾活检

组织学表现无特异性,对病因学无提示作用,化脓性感染引起的大量嗜中性粒细胞例外。最常见的表现是间质水肿引起的肾小管分离。间质的炎症细胞主要是淋巴细胞、浆细胞或巨噬细胞,各自的比例随类型而异。有些患者可见嗜酸性粒细胞,尤其是药物变态反应引起的间质性肾炎。炎细胞灶是局灶性的,但有时可呈弥漫性实质损害。药物引起的变态反应偶可见巨细胞。肾小管有各种变化,一些患者因间质肿胀而移位。另一些患者可出现肾小管萎缩或其数目明显减少。肾小管常有扩张,内排列低级的上皮细胞,这种情况当有急性肾衰竭时特别常见。有时可见小的坏死区域,常由炎症细胞引起。肾小管管型的数目不一。动脉常不受影响,但老年患者和高血压患者,小动脉可见某种程度的内膜增厚。伴有急性肾衰竭的患者,于直小血管可见有核细胞。大多数患者肾小球无异常,但肾衰竭的患者肾小球囊内排列的细胞具有肾小管细胞的特征。电镜和免疫荧光显微镜检查可见线型或颗粒型免疫沉积物,成分有 IgG、IgM、补体 C_3 和自身抗原等。

四、诊断及鉴别诊断

(一)诊断

根据病史和体格检查,结合临床表现和实验室检查,便可作出诊断。感染引起的急性间质性肾炎发生在严重的肾脏或全身性感染患者,有的在用抗生素期间出现急性间质性炎症,倾向于是药物引起的,但不能排除感染引起的病变。药物引起的急性间质性肾炎发生在开始用药后的3～30天内,有变态反应的全身表现及肾脏方面的表现。继发性的急性间质性肾炎表现以原发病为主,兼有肾小管受损的表现,或伴有肾小管间质损伤后病情恶化加速,偶见以肾小管间质病变为主的肾衰竭。常先有肾小球疾病的临床表现,如蛋白尿、水肿、高血压等,在若干时间之后,突然出现肾小管-间质受损的症状,如多尿、夜尿、低渗尿等。

急性间质性肾炎的典型患者常有:①近期用药史。②全身过敏表现。③尿化验异常。④肾小管及肾小球功能损害。一般认为若有上述表现的前两条,再加上后两条中任何1条,临床急性间质性肾炎即可诊断成立。但非典型患者常无第 2 条,必须依靠肾穿刺病理检查确诊。

(二)鉴别诊断

有急性肾衰竭、血尿和蛋白尿的急性间质性肾炎,需与急性肾小球肾炎及急性肾小管坏死相鉴别。

1.与急性肾小球肾炎鉴别

急性肾小球肾炎患者在用抗生素的当时或用药后的很短时间内即可发生严重的肾衰竭,常见红细胞管型和低补体血症;而在急性间质性肾炎患者,疾病发生在开始治疗后的较长时间,补体正常,嗜酸性粒细胞增多,可见嗜酸性粒细胞尿,无红细胞管型。

2.与急性肾小管坏死鉴别

急性肾小管坏死患者尿中可见游离的肾小管上皮细胞、灰褐色的颗粒管型和上皮细胞管型;有些药物既能引起急性间质性肾炎,也能引起其他肾脏病,如NSAID 可使原有的肾脏病加剧,利福平可导致急性肾小管坏死等,一般可借助于尿液分析进行鉴别诊断。

五、治疗

(1)药物所致的急性间质性肾炎首先停用致敏药物。去除变应原后,多数轻症急性间质性肾炎即可逐渐自行缓解。但有的患者肾功能恢复不完全,功能恢复的程度和速度与肾脏病变的严重性有关。无氮质血症的患者,尿沉渣在几天内可转为正常;肾功能不全的患者则可能需要 2~4 个月的恢复时间。

(2)免疫抑制治疗:重症患者宜服用糖皮质激素,如泼尼松每天 30~40 mg,病情好转后逐渐减量,共服用 2~3 个月,能够加快疾病缓解。激素的使用指征为:①停用药物后肾功能恢复延迟。②肾间质弥漫细胞浸润或肉芽肿形成。③肾功能急剧恶化。④严重肾衰竭透析治疗。为冲击疗法或口服。很少需并用细胞毒药物。

(3)继发性急性间质性肾炎的治疗:积极治疗原发病,如系统性红斑狼疮、干燥综合征等。

(4)特发性急性间质性肾炎的治疗:主要是用糖皮质激素,有的无效。部分患者能自然缓解。

(5)急性肾衰竭的治疗:可用支持疗法,表现为急性肾衰竭时,应及时进行透析治疗。

六、预后与转归

急性间质性肾炎的预后较好,大多数为可逆性,少数患者可遗留肾损害,并发展为终末期肾衰竭。其预后主要与疾病的严重程度、肾功能状况、肾间质浸润的程度、急性肾衰竭的持续时间和年龄等有关。

第四节 肾病综合征

肾病综合征是一组由多种原因引起的肾小球滤过膜通透性增加,导致大量血浆蛋白从尿中丢失而引起的一系列病理生理改变的一个临床综合征,是儿科常见的一种肾小球疾病,发病率有逐年增多趋势。临床具有以下四大特点。①大量蛋白尿:尿蛋白每天≥50 mg/kg。②低蛋白血症:血浆清蛋白<30 g/dL。③高胆固醇血症:血清胆固醇>5.7 mmol/L。④高度水肿。

一、病因

(一)原发性肾病

原发性肾病病因尚不明确。随着肾活检技术的广泛开展,在有病变的肾脏组织中发现了免疫球蛋白及补体的沉积。因此目前认为本病的发病与机体的免疫功能紊乱有关。

(二)继发性肾病

继发性肾病指在诊断明确的原发病基础上出现的肾病综合征,包括感染、药物、中毒,以及全身性疾病、代谢性疾病、遗传性疾病等。小儿临床以系统性红斑狼疮、过敏性紫癜、乙肝病毒感染最常见。

二、发病机制

发病机制尚未阐明,主要有两种学说。

(一)涎酸学说

肾小球滤过膜是由内皮细胞、基膜、上皮细胞组成,上皮细胞表面有一层带阴电荷的涎蛋白,它对保持足突的正常结构和排列起了重要作用,并与血液循环中带阴电荷的蛋白质发生静电排斥。当上皮细胞足突发生肿胀、融合,使原有涎蛋白结构破坏,阴电荷消失,从而使带阴电荷的蛋白质通过滤过膜,形成蛋白尿。

(二)免疫学说

(1)细胞免疫功能紊乱:血液循环中 T 细胞数目减少及功能降低。

(2)体液免疫:免疫复合物、免疫球蛋白异常,抗体生成降低。

(3)补体系统:旁路途径因子不足,补体活力下降。

(三)其他

氧自由基、细胞因子、血小板活化因子等。

三、分型

(一)临床分型

1.单纯性肾病

临床具有肾病的四大特点,以学龄前儿童多见,男性多于女性,对激素治疗多敏感,但易复发。

2.肾炎性肾病

除具有肾病的四大特点外,还同时具有以下表现之一。

(1)反复或持续高血压:学龄前儿童高于 16.0/10.7 kPa(120/80 mmHg),学龄儿童高于17.3/12.0 kPa(130/90 mmHg),除外皮质激素所致。

(2)血尿:离心尿镜检显示红细胞 1 个视野内>10 个(2 周内>3 次)。

(3)氮质血症:血尿素氮>10.7 mmol/L,除外血容量不足引起。

(4)持续低补体血症。

3.先天性肾病

多数在出生或生后 3 个月内发病,有肾病综合征的表现,多数对激素无反应或反应不良,往往在生后 6 个月内因感染、肾衰竭或其他并发症死亡。除具有肾病的临床表现外,多有早产、臀位产、宫内窒息、大胎盘(超过出生体重 25%)病史。

(二)按糖皮质激素反应分类

(1)激素敏感型:泼尼松足量治疗≤8 周尿蛋白转阴者。

(2)激素耐药型:激素治疗 8 周尿蛋白仍阳性者。

(3)激素依赖型:对激素敏感,但减量或停药 1 个月内复发 1 次,重复 2 次以上者。

(三)病理分型

病理分型包括微小病变、局灶节段性肾小球硬化、膜增生性肾小球肾炎、系膜增生性肾小球肾炎、膜性肾病。以往认为小儿原发性肾病80%病理改变为微小病变,但随着肾活检技术的开展,国内多家报道系膜增生性肾小球肾炎多于微小病变。

四、诊断

(一)临床表现

不同临床类型的起病年龄有所差异,单纯型以学龄前发病为高峰,肾炎型则以学龄儿童多见。起病可急可缓,病前可有病毒和细菌感染史,各种感染均可使肾病复发。水肿是肾病最常见的临床表现,多为全身性,首先是眼睑、颜面,以晨起为重,逐渐波及全身,下肢水肿为凹陷性,水肿随体位而变动,严重者可有胸腔积液、腹水、心包积液。男性患儿可见阴囊、阴茎水肿。尿少,肾炎性肾病患儿可有血尿和高血压。还可表现为面色苍白、精神萎靡、乏力、食欲差、腹泻、腹痛等。

(二)辅助检查

(1)尿常规:蛋白定性≥＋＋＋,24小时尿蛋白定量≥50 mg/kg,是主要诊断依据。由于小儿留24小时尿困难,特别是婴幼儿,所以目前有提议用测定尿蛋白/尿肌酐比值代替24小时尿蛋白测定。此方法简便,留取任意1次尿,以清晨第一次为佳,测定尿蛋白和尿肌酐,尿蛋白/尿肌酐≥2为肾病范围的蛋白尿。肾炎性患儿可见红细胞及管型。

(2)血浆蛋白:血浆总蛋白低于正常,清蛋白下降明显,<30 g/L,清蛋白/球蛋白比例倒置,α_2球蛋白增高,γ球蛋白下降。

(3)血清胆固醇增高,血沉增快。

(4)肾功能:一般正常,但尿量少时可出现暂时的氮质血症。

(5)血清补体:肾炎性肾病补体降低。

五、鉴别诊断

(一)急性肾小球肾炎

部分急性肾小球肾炎表现有大量蛋白尿,应监测尿蛋白,必要时做肾穿刺明确诊断,指导治疗。

(二)IgA肾病

以大量蛋白尿或蛋白尿加血尿为主要临床表现的IgA肾病患者,需做肾穿刺鉴别。

(三)狼疮肾炎

不明原因的大量蛋白尿起病的患儿,应做狼疮血清学的检查以明确诊断。

(四)紫癜肾炎

追问有无皮疹史。

(五)乙肝病毒感染相关肾炎

以大量蛋白尿为主要表现的患儿应做乙肝六项检查,乙肝表面抗原阳性者应做肾活检明确诊断。

(六)慢性肾小球肾炎

根据病史、临床表现、实验室检查及肾功能评价即可明确诊断。

六、治疗

(一)一般治疗

1.休息

除高度水肿、高血压外,一般不需绝对卧床休息。要注意预防感染,避免与水痘、麻疹患儿接触。一般不常规使用抗生素。

2.饮食

应给予低盐饮食,高度水肿、高血压者短期内忌盐。蛋白质摄入量为 $1.2\sim1.5$ g/(kg·d),以优质蛋白为主,如鸡、鱼等。同时应补充足够的钙剂及维生素 D 和各种微量元素。

3.对症治疗

(1)利尿:对高度水肿、尿少、高血压患儿,可选择性应用利尿剂,口服氢氯噻嗪和螺内酯每天 $1\sim2$ mg/kg;治疗无效时,可用呋塞米,每次 $1\sim2$ mg/kg;用于右旋糖酐 40 和血浆清蛋白静脉滴注后,效果更佳。用药期间注意不良反应。

(2)清蛋白:可提高胶体渗透压,起到利尿、消肿的作用。多用于血浆清蛋白 <10 g/L、高度水肿、利尿剂利尿效果不佳者,剂量每次为 $0.5\sim1$ g/kg。

(3)右旋糖酐 40:每次 5 mL/kg,静脉输注,改善低血容量,降低血液黏滞性,起到利尿、消肿作用。

(4)输注血浆、人血丙球蛋白等,用于反复感染的患儿。

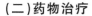

(二)药物治疗

1.糖皮质激素

糖皮质激素是诱导肾病缓解的首选药。由于激素有使感染扩散、血压升高等不良反应,故用药前应做一些准备工作,如控制感染、稳定血压、完成各项化验检查、控制高凝状态;对阳性者,同时服用异烟肼。

(1)短程疗法:适用于对激素敏感的首发患者。泼尼松为 2 mg/(kg·d),最大量≤60 mg/d,4 周获得完全缓解者,改为间歇疗法(原日量隔天顿服),逐渐减至停用,总疗程为 8~12 周。

(2)中-长程疗法:适用于各种类型的肾病患儿。①诱导治疗阶段:足量泼尼松每天 2 mg/kg,疗程至少 4 周,对泼尼松治疗不敏感的患者,延长足量疗程至 8~12 周。②巩固治疗阶段:激素诱导缓解者可改为间歇疗法,即为隔天晨顿服原剂量 4 周,以后每 2 周递减 2.5~5 mg,直至停药,总疗程为 6 个月、1 年或更长。

(3)甲泼尼龙冲击疗法:甲泼尼龙为高效、短作用制剂,有强大的抗炎、抑制免疫、改善肾功能的作用,适用于频复发性肾病,治疗剂量为每次 15~30 mg/kg,溶于 10% 葡萄糖溶液 100 mL 中,1 小时滴入,每天 1 次,3 次为 1 个疗程,间隔 1~2 周可重复第二、第三疗程,使用时注意其不良反应,监测血压、血清电解质。

(4)拖尾巴疗法:在间歇疗法后期采用小剂量 0.25~0.5 mg/kg 隔天服用 1 次,长疗程(至少 3 个月)维持。适用于频复发或激素依赖者。疗效判断如下。①完全缓解:加用激素治疗后消肿,尿蛋白转阴者,为临床缓解。②部分缓解:消肿,尿蛋白减为＋－＋＋,不能转阴者。③无效:对足量激素 8 周治疗尿蛋白仍≥＋＋＋者,为无效。④基本治愈:停用激素治疗 3 年以上,病情维持持续缓解者。⑤治愈:停服激素治疗 5 年以上未复发者。

2.免疫抑制剂

免疫抑制剂适用于激素耐药、频复发、激素依赖及出现严重激素不良反应的肾病综合征,可降低肾病的复发,使缓解期延长,改善患儿对激素的敏感性。

(1)环磷酰胺:是免疫抑制剂中的首选药,分为口服和静脉给药。口服:每天 2~2.5 mg/kg,每天 1 次,晨服,总剂量为 180~200 mg/kg,疗程为 2~3 个月。静脉:每次 0.5 g/m²,溶于 10% 葡萄糖溶液中,静脉滴注,每月 1 次,疗程半年。适用于激素耐药患者,疗效优于口服者。

(2)苯丁酸氮芥,每天 0.1~0.2 mg/kg,口服,总剂量＜10 mg/kg。

(3)雷公藤多苷片:每天 1 mg/kg,总量<40 mg/d。

(4)硫唑嘌呤:每天 1~3 mg/kg,口服,疗程 3~6 个月。

(5)环孢素:每天 3~5 mg/kg,口服,疗程 6 个月,监测血药浓度(谷值 100~200 ng/L)及肝、肾功能。

(6)麦考酚酯(骁悉):15~30 mg/kg,疗程半年,监测肝功能。

3.其他药物

(1)免疫增强剂:用于反复感染的患儿。转移因子:1 支/次,每周 2 次,疗程为 2~3 个月;胸腺素:每次 5 mg,静脉滴注,疗程 2~4 周;静脉注射丙种球蛋白:成人每次 400 mg/kg,每天 1 次,疗程 5 天。

(2)降脂药。

七、并发症及处理

(一)感染

选择有效的、肾毒性小的抗生素,给予足够剂量和足够疗程以控制感染。

(二)低血容量休克

及时治疗,给予静脉输注右旋糖酐 40、生理盐水、等张液。必要时给予静脉滴注氢化可的松。

(三)高凝状态和血栓栓塞并发症

高凝状态是肾病综合征常见并发症,肾静脉血栓可引发肾衰竭,应及时给予抗凝治疗。治疗期间监测凝血酶原时间、血浆纤维蛋白原、血小板计数等。抗凝治疗包括以下几点。

1.抗凝剂

(1)肝素:每天 100 U/kg,溶于生理盐水或 10% 葡萄糖 100 mL,2 小时静脉输入,用药期间监测凝血酶原时间。

(2)低分子肝素:80 U/kg,皮下注射,1 次/天,不良反应小,现临床已广泛采用。

2.纤溶药物

(1)尿激酶:首剂 40 000 U 溶于 10% 葡萄糖或生理盐水 100 mL 中静脉滴注,以后改为 20 000 U/d 维持,期间监测纤维蛋白原。

(2)保肾康:剂量为每天 10~15 mg/kg,分 2~3 次口服。

3.血小板解聚剂

(1)双嘧达莫:每天 3 mg/kg(最大量<150 mg/d),分 2~3 次口服。

(2)阿司匹林:每次 5～10 mg/kg。

(四)肾小管功能紊乱

注意及时纠正水、电解质及酸碱失衡,避免使用肾毒性药物。

(五)蛋白质热量不足性营养不良

合理饮食,以含优质蛋白质食物为主,同时注意补充微量元素、维生素 D 及钙剂。

(六)内分泌紊乱

甲状腺功能低下、生长障碍、肾性骨病可检测甲状腺激素、生长激素等,采取相应的治疗。

第五章

内分泌科常见病

第一节　甲状腺功能亢进症

甲状腺功能亢进症(简称甲亢)是指由于甲状腺本身或甲状腺以外的多种原因引起的甲状腺激素增多,进入循环血中,作用于全身的组织和器官,造成机体的神经、循环、消化等各系统的兴奋性增高和代谢亢进为主要表现的疾病的总称。甲亢是内分泌系统的常见病和多发病。本病可发生于任何年龄,从新生儿到老年人均可能患甲亢,但最多见于中青年女性。

甲亢的病因较复杂,其中以格雷夫斯病最多见,又称毒性弥漫性甲状腺肿,是一种伴甲状腺激素分泌增多的器官特异性自身免疫病,约占所有甲亢患者的85%;其次为亚急性甲状腺炎伴甲亢和结节性甲状腺肿伴甲亢;其他少见的病因有垂体性甲亢、碘甲亢等。本节主要讨论格雷夫斯病。

一、病因及发病机制

格雷夫斯病的发病机制和病因未明,一般认为它是以遗传易感性为背景,在精神创伤、感染等应激因素作用下,诱发体内的免疫系统功能紊乱,"禁忌株"细胞失控,Ts细胞减弱了对Th细胞的抑制,特异B细胞在特异Th细胞辅助下产生异质性免疫球蛋白(自身抗体)而致病。可作为这些自身抗体的组织抗原或抗原成分很多,主要有促甲状腺激素(thyroid-stimulating hormone,TSH)、TSH受体、甲状腺过氧化酶等。

二、病理

(一)甲状腺

甲状腺多呈不同程度的弥漫性、对称性肿大,或伴峡部肿大。质软至韧,包膜表面光滑、透亮,也可不平或呈分叶状。甲状腺内血管增生、充血,使其外观呈鲜牛肉色或猪肝色。滤泡增生明显,呈立方形或高柱状,并可形成乳头状皱褶突入滤泡腔内,腔内胶质常减少或消失。细胞核位于底部,可有分裂象。高尔基体肥大,内质网发育良好,有较多核糖体,线粒体常增多。以上均提示滤泡上皮功能活跃,处于甲状腺激素合成和分泌功能亢进状态。

(二)眼

浸润性突眼者的球后组织中常有脂肪浸润,纤维组织增生,黏多糖和糖胺聚糖沉积,透明质酸增多,淋巴细胞及浆细胞浸润。眼肌纤维增粗、纹理模糊,肌纤维透明变性、断裂及破坏,肌细胞内黏多糖亦增多。

(三)双下肢对称性胫前黏液性水肿

双下肢对称性胫前黏液性水肿少见。病变皮肤切片在光镜下可见黏蛋白样透明质酸沉积,伴多数带颗粒的肥大细胞、吞噬细胞和内质网粗大的成纤维细胞浸润;电镜下可见大量微纤维伴糖蛋白及酸性糖胺聚糖沉积。

(四)其他

骨骼肌、心肌有类似上述眼肌的改变,但较轻。久病者或重度甲亢患者肝内可有脂肪浸润、灶状或弥漫性坏死、萎缩,门静脉周围纤维化甚至肝硬化。颈部、支气管及纵隔淋巴结增大较常见,脾亦可增大。少数患者可有骨质疏松。

三、临床表现

女性多见,男女之比为 1:(4~6),各年龄组均可发病,以 20~40 岁为多。临床表现不一,老年和儿童患者的临床表现常不典型。

(一)甲状腺激素分泌过多综合征

1.高代谢综合征

由于三碘甲状腺原氨酸(T_3)、甲状腺素(T_4)分泌过多和交感神经兴奋性增高,促进物质代谢,氧化加速使产热、散热明显增多,患者常有疲乏无力、怕热多汗、皮肤温暖潮湿、体重锐减、低热(危象时可有高热)等。

2.心血管系统

患者可有心悸、胸闷、气短、心动过速,严重者可导致甲亢性心脏病。查体时可见:①心动过速,常为窦性,休息及熟睡时心率仍快。②心尖区第一心音亢进,常有收缩期杂音,偶在心尖部听到舒张期杂音。③心律失常以期前收缩、心房颤动多见,心房扑动及房室传导阻滞少见。④可有心脏肥大、扩大及心力衰竭。⑤由于收缩压上升、舒张压下降、脉压增大,有时出现水冲脉、毛细血管搏动等周围血管征。

3.精神、神经系统

患者易激动、烦躁、失眠、多言多动、记忆力减退。有时出现幻觉,甚至表现为亚躁狂症或精神分裂症。偶尔表现为寡言、抑郁,以老年人多见。可有双手及舌平伸细震颤,腱反射亢进。

4.消化系统

患者常有食欲亢进、多食消瘦、大便频繁。老年患者可有食欲缺乏、厌食。重者可有肝大及肝功能异常,偶有黄疸。

5.肌肉骨骼系统

部分患者可有甲亢性肌病、肌无力及肌萎缩,多见于肩胛与骨盆带肌群。周期性瘫痪多见于青年男性患者,原因不明。

6.内分泌系统

早期血促肾上腺皮质激素、皮质醇及 24 小时尿 17-羟皮质类固醇升高,继而受过多 T_3、T_4 抑制而下降,皮质醇半衰期缩短。

7.生殖系统

女性常有月经减少或闭经,男性有阳痿,偶有乳腺发育。

8.血液和造血系统

周围血液中,淋巴细胞绝对值和百分比及单核细胞增多,但白细胞总数偏低。血小板寿命缩短。有时可出现皮肤紫癜或贫血。

(二)甲状腺肿

绝大多数患者有程度不等的弥漫性、对称性甲状腺肿大,随吞咽动作上下运动;质软、无压痛,久病者质较韧;肿大程度与甲亢轻重无明显关系;左、右叶上、下极可扪及细震颤,可闻及收缩期吹风样或连续性收缩期增强的血管杂音,为诊断本病的重要体征。极少数无甲状腺肿大或甲状腺位于胸骨后纵隔内。甲状腺肿大压迫气管、食管及喉返神经时,出现气短、进食哽噎及声音嘶哑。

(三)眼征

格雷夫斯病患者中,有 25%～50% 伴有眼征,其中突眼为重要而较特异的体征之一。突眼多与甲亢同时发生,但亦可在甲亢症状出现前或甲亢经药物治疗后出现,少数仅有突眼而缺少其他临床表现。按病变程度可分为单纯性(干性、良性、非浸润性)和浸润性(水肿性、恶性)突眼。

1.非浸润性突眼

非浸润性突眼占大多数,无症状,主要与交感神经兴奋和甲状腺激素的 β 肾上腺素能样作用致眼外肌群和提上睑肌张力增高有关,球后及眶内软组织改变不大,突眼度<18 mm,经治疗常可恢复,预后良好。眼征有以下几种。①Dalrymple征:眼裂增大。②Stellwag征:瞬目减少。③Mobius征:双眼聚合能力欠佳。④von Graefe征:眼向下看时巩膜外露。⑤Joffroy征:眼向上看时前额皮肤不能皱起。

2.非浸润性突眼

非浸润性突眼较少见,症状明显,多发生于成年患者,由于眼球后软组织水肿和浸润所致,预后较差。除上述眼征更明显外,往往伴有眼睑肿胀、肥厚,结膜充血、水肿。患者畏光、复视、视力减退、阅读时易疲劳、异物感、眼胀痛或刺痛、流泪、眼球肌麻痹而致视野缩小、斜视、眼球活动度减少甚至固定。突眼度一般>19 mm,左、右突眼度常不等。由于突眼明显,不能闭合,结膜及角膜经常暴露,尤其是睡眠时易受外界刺激而引起充血、水肿,继而感染。

四、实验室检查

(一)血清甲状腺激素测定

1.血清总三碘甲状腺原氨酸

血清总三碘甲状腺原氨酸(TT_3)浓度常与血总甲状腺素(TT_4)的改变平行,但在甲亢初期与复发早期,TT_3上升往往很快,约4倍于正常;而TT_4上升较缓,仅为正常的2.5倍,故测定TT_3为早期格雷夫斯病、治疗中疗效观察及停药后复发的敏感指标,亦是诊断T_3型甲亢的特异指标。但应注意老年淡漠型甲亢或久病者TT_3可不高。

2.TT_4

TT_4是判定甲状腺功能最基本的筛选指标,在估计患者甲状腺素结合球蛋白正常情况下,TT_4的增高提示甲亢。甲亢患者TT_4升高受甲状腺素结合球蛋白影响,而甲状腺素结合球蛋白又受雌激素、妊娠、病毒性肝炎等影响而升高,受雄激素、低蛋白血症(严重肝病、肾病综合征)、泼尼松等的影响而下降,分析时必须注意。

3.血清游离甲状腺素(FT_4)及游离T_3(FT_3)

不受血甲状腺素结合球蛋白影响,能直接反映甲状腺功能。其敏感性和特异性均明显高于TT_4和TT_3,含量极微,正常值因检查机构而有不同。

4.血清反T_3

血清反T_3(rT_3)无生物活性,是T_4在外周组织的降解产物,其血浓度的变

化与 T_3、T_4 维持一定比例,尤其是与 T_4 的变化一致,可作为了解甲状腺功能的指标。

(二)TSH

甲状腺功能改变时,TSH 的波动较 T_3、T_4 更迅速而显著,故血中 TSH 是反映下丘脑-垂体-甲状腺轴功能的敏感指标。尤其是对亚临床性甲亢和亚临床性甲状腺功能减退症的诊断有重要意义。垂体性甲亢升高,甲状腺性甲亢正常或降低。

(三)甲状腺摄 ^{131}I 率

本法诊断甲亢的符合率达 90%。正常值:3 小时为 5%～25%;24 小时为 20%～45%,高峰出现在24 小时。甲亢患者摄 ^{131}I 率增强,3 小时>25%,24 小时 >45%,且高峰前移。缺碘性甲状腺肿摄 ^{131}I 率也可增高,但一般无高峰前移,可做 T_3 抑制试验鉴别。影响摄 ^{131}I 率的因素如下。①使摄 ^{131}I 率升高的因素:长期服用女性避孕药。②使摄 ^{131}I 率降低的因素:多种食物及含碘药物(包括中药)、抗甲状腺药物、溴剂、利舍平(利血平)、保泰松、对氨基水杨酸、甲苯磺丁脲等。做本测定前应停用上述药物、食物 1～2 个月。孕妇和哺乳期妇女禁用。

(四)促甲状腺激素释放激素兴奋试验

格雷夫斯病时血 T_3、T_4 增高,反馈抑制 TSH,故 TSH 细胞不被促甲状腺激素释放激素兴奋。如静脉注射促甲状腺激素释放激素 200 μg 后 TSH 有升高反应,可排除甲亢;如 TSH 不增高(无反应),则支持甲亢的诊断。本试验因在体外进行测定 TSH,无须将核素引入人体,故不良反应少,对年老有冠状动脉粥样硬化性心脏病(简称冠心病)或甲亢性心脏病者较 T_3 抑制试验安全。

(五)T_3 抑制试验

T_3 抑制试验主要用于鉴别甲状腺肿伴摄 ^{131}I 率增高是由甲亢或是单纯性甲状腺肿所致;也曾用于长期抗甲状腺药物治疗后,预测停药后复发可能性的参考。方法:先测定基础摄 ^{131}I 率后,口服 T_3 20 μg,每天 3 次,连续6 天(或甲状腺片 60 mg,每天 3 次,连服 8 天),然后再测摄 ^{131}I 率。对比两次结果,正常人及单纯性甲状腺肿患者摄 ^{131}I 率下降 50% 以上;甲亢患者不被抑制,故摄 ^{131}I 的下降 <50%。伴有冠心病、甲亢性心脏病或严重甲亢者禁用本项试验,以免诱发心律失常、心绞痛或甲状腺危象。

(六)甲状腺自身抗体测定

未经治疗的格雷夫斯病患者血促甲状腺激素受体刺激性抗体阳性检出率可

达 80％～100％,有早期诊断意义,对判断病情活动、是否复发也有价值;还可以作为治疗后停药的重要指标。50％～90％的格雷夫斯病患者血中可检出甲状腺球蛋白抗体和(或)甲状腺过氧化酶抗体,但滴度较低。如长期持续阳性且滴度较高,提示患者有进展为自身免疫性甲状腺功能减退症的可能。

(七)影像学检查

超声、放射性核素扫描、计算机体层显像(CT)、磁共振检查等可根据需要选用。

五、诊断及鉴别诊断

(一)诊断

根据临床表现及实验室检查,诊断并不困难。但早期轻型、老年人、小儿表现不典型,尤其是淡漠型甲亢应特别注意。

(二)鉴别诊断

1.单纯性甲状腺肿

无甲亢症状。摄[131]I率虽也增高但高峰不前移。T_3 抑制试验可被抑制。T_3 正常或偏高,T_4 正常或偏低,TSH 正常或偏高。促甲状腺激素释放激素兴奋试验正常。血促甲状腺激素受体抗体、甲状腺球蛋白抗体和甲状腺过氧化酶抗体阴性。

2.神经官能症

神经、精神症状相似,但无高代谢症状、突眼及甲状腺肿,甲状腺功能正常。

3.其他疾病

以消瘦、低热为主要表现者,应与结核、恶性肿瘤鉴别;腹泻者应与慢性结肠炎鉴别;心律失常者应与冠心病、风湿性心脏病鉴别;淡漠型甲亢患者应与恶性肿瘤、消耗病鉴别;突眼者应与眶内肿瘤、慢性肺心病等相鉴别。

六、治疗

一般治疗是解除精神紧张和负担,避免情绪波动。确诊后应适当卧床休息并给予对症、支持疗法。忌碘饮食,补充足够热量和营养,如蛋白、糖类及各种维生素。有交感神经兴奋、心动过速者,可用普萘洛尔(心得安)、利舍平等;如失眠可给地西泮(安定)、氯氮䓬(利眠宁)。

甲亢的治疗,常用方法如下。

(一)控制甲亢的基本方法

(1)抗甲状腺药物治疗。

(2)放射性碘治疗。

(3)手术治疗。

(二)抗甲状腺药物治疗

疗效较肯定;一般不引起永久性甲状腺功能减退症;方便、安全,应用最广。

1.常用药物

(1)硫脲类:如甲硫氧嘧啶和丙硫氧嘧啶。

(2)咪唑类:如甲巯咪唑和卡比马唑。

2.作用机制

通过抑制过氧化物酶活性,使无机碘氧化为活性碘而作用于碘化酪氨酸并使其减少,阻止甲状腺激素合成,丙硫氧嘧啶还可以抑制 T_4 在周围组织中转化为 T_3,故首选用于严重或甲状腺危象患者的治疗。

3.适应证

病情轻、甲状腺呈轻至中度肿大者;年龄在 20 岁以下,或孕妇、年迈体弱,或合并严重心、肝、肾疾病等而不宜手术者;术前准备;作为放射性[131]I治疗前、后的辅助治疗;甲状腺次全切除后复发而不宜用[131]I治疗者。

4.剂量用法与疗程

长程治疗分为初治期、减量期及维持期,按病情轻重决定剂量。

(1)初治期:丙硫氧嘧啶或甲硫氧嘧啶 $300\sim450$ mg/d,甲巯咪唑或卡比马唑 $30\sim40$ mg/d,分2~3 次口服。至症状缓解或 T_3、T_4 恢复正常时即可减量。

(2)减量期:每 2~4 周减量 1 次,丙硫氧嘧啶或甲硫氧嘧啶每次减 $50\sim100$ mg/d,甲巯咪唑或卡比马唑每次减 $5\sim10$ mg/d,待症状完全消除、体征明显好转后再减至最小维持量。

(3)维持期:丙硫氧嘧啶或甲硫氧嘧啶 $50\sim100$ mg/d,甲巯咪唑或卡比马唑 $5\sim10$ mg/d,维持1.5~2 年,必要时还可以在停药前将维持量减半。疗程中除非有较严重的反应,一般不宜中断,并定期随访疗效。

5.治疗中注意事项

(1)如经治疗症状缓解但甲状腺肿大及突眼却加重时,抗甲状腺药物应酌情减量,并加用甲状腺片,每天 $30\sim60$ mg。可能由于抗甲状腺药物过量,T_3、T_4减少后对 TSH 反馈抑制减弱,故 TSH 分泌增多促使甲状腺增生、肥大。

(2)注意抗甲状腺药物不良反应:粒细胞减少与药疹甲巯咪唑较丙硫氧嘧啶常见,初治时每周化验白细胞总数、白细胞分类,以后每 2~4 周 1 次。常见于开始服药 2~3 个月。当白细胞计数低于 4×10^9/L 时应注意观察,试用升白细胞药物,如维生素 B_4、利可君、鲨肝醇、脱氧核糖核酸,必要时可用泼尼松。如出现突发的粒细胞缺乏症(对药物的变态反应),常表现为咽痛、发热、乏力、关节酸痛等时,应紧急处理并停药。有些患者用抗甲状腺药物后仅有药疹,一般不必停药,可给予抗组胺药物,必要时可更换抗甲状腺药物种类。目前临床用药中,丙硫氧嘧啶出现药疹者较少,但应该特别警惕出现剥脱性皮炎、中毒性肝炎等,一旦出现应停药抢救。

(3)停药问题:近年来认为完成疗程后尚须观察,促甲状腺激素受体抗体或促甲状腺免疫球蛋白免疫抗体明显下降者方可停药,以免复发。

(三)放射性碘治疗

1.放射性碘治疗甲亢作用机制

利用甲状腺高度摄取和浓集碘的能力及 ^{131}I 释放出 β 射线对甲状腺的毁损效应(β 射线在组织内的射程约为 2 mm,电离辐射仅限于甲状腺局部而不累及毗邻组织),破坏滤泡上皮而减少甲状腺激素分泌。另外,也抑制甲状腺内淋巴细胞的抗体生成,加强了治疗效果。

2.适应证

(1)中度甲亢、年龄在 25 岁以上者。

(2)对抗甲状腺药有过敏等反应而不能继续使用,或长期治疗无效,或治疗后复发者。

(3)合并心、肝、肾等疾病不宜手术,或术后复发,或不愿手术者。

(4)非自身免疫性家族性毒性甲状腺肿者。

(5)某些高功能结节者。

3.禁忌证

(1)妊娠、哺乳期妇女(^{131}I可透过胎盘和进入乳汁)。

(2)年龄在 25 岁以下者。

(3)严重心、肝、肾衰竭或活动性肺结核者。

(4)外周血白细胞计数在 3×10^9/L 以下或中性粒细胞计数低于 1.5×10^9/L 者。

(5)重症浸润性突眼症患者。

(6)甲状腺不能摄碘者。

(7)甲状腺危象患者。

4.方法与剂量

根据甲状腺估计重量和最高摄 ^{131}I 率推算剂量。一般主张每克甲状腺组织

1次给予^{131}I 70~100 μCi(1 Ci=3.7×10^{10}Bq)放射量。甲状腺重量的估计有3种方法:①触诊法;②X线检查;③甲状腺显像。

5.治疗前注意事项

不能机械采用公式计算剂量,应根据病情轻重、过去治疗情况、年龄、甲状腺有无结节、^{131}I在甲状腺的有效半衰期长短等全面考虑;服^{131}I前2~4周应避免用碘剂及其他含碘食物或药物;服^{131}I前如患者病情严重,心率超过120次/分,血清T$_3$、T$_4$明显升高,宜先用抗甲状腺药物及普萘洛尔治疗,待症状减轻方可用放射性^{131}I治疗。最好服抗甲状腺药物直到服^{131}I前2~3天再停,然后做摄^{131}I率测定,接着采用^{131}I治疗。

6.疗效

一般治疗后2~4周症状减轻,甲状腺缩小,体重增加,3~4个月约60%以上的患者可治愈。如半年后仍未缓解,可进行第二次治疗,且于治前先用抗甲状腺药物控制甲亢症状。

7.并发症

(1)甲状腺功能减退症:分暂时性和永久性甲状腺功能减退症两种。早期由于腺体破坏,后期由于自身免疫反应所致。一旦发生均需用甲状腺激素替代治疗。

(2)突眼的变化不一:多数患者的突眼有改善,部分患者无明显变化,极少数患者的突眼恶化。

(3)放射性甲状腺炎:见于治疗后7~10天,个别可诱发危象。故必须在^{131}I治疗前先用抗甲状腺药物治疗。

(4)致癌问题:^{131}I治疗后癌发生率并不高于一般居民的自然发生率。但由于年轻患者对电离辐射敏感,有报道婴儿和儿童时期颈部接受过X线治疗者,甲状腺癌的发生率高,故年龄在25岁以下者应选择其他治疗方法。

(5)遗传效应:经^{131}I治疗后有报道可引起染色体变异,但仍在探讨中,须长期随访观察方能得出结论。为保证下一代及隔代子女的健康,将妊娠期列为^{131}I治疗的禁忌证是合理的。

(四)手术治疗

甲状腺次全切除术的治愈率可达70%以上,但可引起多种并发症,有的患者于术后多年仍可复发,或出现甲状腺功能减退症。

1.适应证

(1)中、重度甲亢,长期服药无效,停药后复发,或不愿长期服药者。

(2)甲状腺巨大,有压迫症状者。

(3)胸骨后甲状腺肿伴甲亢者。

(4)结节性甲状腺肿伴甲亢者。

2.禁忌证

(1)较重或发展较快的浸润性突眼者。

(2)合并较重的心、肝、肾、肺疾病,不能耐受手术者。

(3)妊娠早期(第 3 个月前)及晚期(第 6 个月后)。

(4)轻症可用药物治疗者。

3.术前准备

先抗甲状腺药物治疗达下列指标方可进行术前服药:①症状减轻或消失。②心率恢复到80～90 次/分。③T_3、T_4 恢复正常。④基础代谢率<＋20％。达到上述指标者,即可于术前服用复方碘溶液。服法:3～5 滴/次,每天服 3 次,逐日增加 1 滴直至 10 滴/次,维持 2 周。作用:减轻甲状腺充血、水肿,使甲状腺质地变韧,方便手术并减少出血。近年来,使用普萘洛尔或普萘洛尔与碘化物联合使用作为术前准备,疗效迅速,一般于术前及术后各服 1 周。

4.手术并发症

(1)出血:须警惕引起窒息,严重时须气管切开。

(2)局部伤口感染。

(3)喉上与喉返神经损伤,引起声音嘶哑。

(4)甲状旁腺损伤或切除,引起暂时性或永久性手足抽搐。

(5)突眼加重。

(6)甲状腺功能减退症。

(7)甲状腺危象。

(五)高压氧治疗

1.治疗机制

(1)高压氧治疗可以迅速增加各组织供氧,甲亢患者因 T_4 增多,机体各组织代谢旺盛、耗氧量增加,要求心脏收缩力增强、心率加快,增加心排血量为组织运送更多氧气和营养物质。心率加快、血压升高可增加心肌的耗氧量。患者进行高压氧治疗可以迅速增加各组织的氧气供应,减轻心脏负担;高压氧治疗可以减慢心率,降低心肌耗氧量。

(2)高压氧治疗可以减低机体的免疫能力,减少抗体的产生,减少淋巴细胞的数量。

(3)高压氧治疗可以改善大脑皮质的神经活动,改善自主神经功能,稳定患者情绪。调整机体免疫功能。

(4)有实验证明,高压氧治疗可以调整 T_4 水平,不论 T_4 水平高或低,经高压氧治疗均有恢复正常水平的趋势。

2.治疗方法

(1)治疗压力不宜过高,每次吸氧 60 分钟,每天 1 次,连续 1~2 个疗程。

(2)配合药物治疗。

(3)甲状腺危象患者可在舱内进行高压氧治疗,同时配合药物治疗。

(4)甲状腺手术前行高压氧治疗可减少甲状腺血流量。

七、应急措施

(1)当患者出现明显呼吸困难、发绀、抽搐、昏迷、血压下降、心律失常等情况时,提示有急性呼吸衰竭的可能,立即建立人工气道,行气管插管或气管切开,保持呼吸道通畅,加压给氧,监测生命体征的变化,同时保持静脉液路通畅。

(2)一旦呼吸停止,应立即行人工呼吸、气管插管,调用呼吸机进行合理的机械通气。

八、健康教育

(1)给患者讲述疾病的有关知识,如药物、输血治疗的目的、氧气吸入的重要性,使患者主动配合治疗。

(2)保持良好的情绪,保证充足的休息和睡眠,以促进身体恢复。

(3)康复期注意营养,适当户外活动,提高机体抵抗力。

(4)对恶性肿瘤坚持化疗者和有异常妊娠史再次怀孕者,应特别注意监测弥散性血管内凝血常规检查、血小板计数,注意出血倾向,及时就诊。

第二节　甲状腺功能减退症

甲状腺功能减退症简称甲减,是组织的甲状腺激素作用不足或缺如的一种病理状态,即甲状腺激素合成、分泌或生物效应不足所致的一组内分泌疾病。甲减的发病率有地区及种族的差异。碘缺乏地区的发病率明显较碘供给充分地区高。女性甲减较男性多见,且随年龄增加,其患病率上升。新生儿甲减发生率约为 1/4 000,青春期甲减发病率降低,其患病率随着年龄上升,在年龄>65 岁的人群中,显性甲减的患病率为 2%～5%。甲减为较常见的内分泌疾病,且常首先求治于非专科医师。

一、病因

99%以上的甲减为原发性甲减,仅不足 1%的患者为 TSH 缺乏引起。原发性甲减绝大多数是由自身免疫性甲状腺炎、甲状腺放射性碘治疗或甲状腺手术导致。

二、分类

临床上,按甲减起病时年龄分类,可分下列 3 型。

(1)功能减退始于胎儿期或出生不久的新生儿者,称克汀病。

(2)功能减退始于发育前儿童期者,称幼年甲减,严重时称幼年黏液性水肿。

(3)功能减退始于成人期者,称甲减,严重者称黏液性水肿。

三、发病机制

(一)克汀病

克汀病有地方性及散发性两种。

1.地方性克汀病

地方性克汀病多见于地方性甲状腺肿流行区,因母体缺碘,供应胎儿的碘不足,以致甲状腺发育不全和激素合成不足。此型甲减对迅速生长中的胎儿的神经系统特别是大脑发育危害极大,造成不可逆性的神经系统损害。

2.散发性克汀病

散发性克汀病见于各地,病因不明。母亲既无缺碘,又无甲状腺肿等异常,推测其原因有以下几方面。

(1)甲状腺发育不全或缺如:①患儿甲状腺本身生长发育缺陷;②母体在妊娠期患某种自身免疫性甲状腺病,血清中存在抗甲状腺抗体,经血行通过胎盘而入胎儿破坏胎儿部分或全部甲状腺;③母体妊娠期服用抗甲状腺药物或其他致甲状腺肿物质,阻碍了胎儿甲状腺发育和激素合成。

(2)甲状腺激素合成障碍:常有家族史,激素合成障碍主要有 5 型。①甲状腺摄碘功能障碍:可能由于参与碘进入细胞的"碘泵"发生障碍影响碘的浓集。②碘的有机化过程障碍:又可包括过氧化物酶缺陷,此型甲状腺摄碘力强,但碘化物不能被氧化为活性碘,致不能碘化酪氨酸和碘化酶缺陷。③碘化的酪氨酸不能形成单碘及双碘酪氨酸。碘化酪氨酸耦联缺陷：甲状腺已生成的单碘及双碘酪氨酸发生耦联障碍，以致 T_3、T_4 合成减少。④碘化酪氨酸脱碘缺陷：由于脱碘酶缺乏，游离的单碘及双碘酪氨酸不能脱碘而大量存在于血中不能再被腺体利用，并从尿中大量排出，间接引起碘的丢失过多。甲状腺球蛋白合成与分解异常：酪氨酸残基的碘化及由碘化酪氨酸残基形成 T_3、T_4 的过程，都是在完整的甲状腺球蛋白分子中进行的。⑤甲状腺球蛋白异常，可致 T_3、T_4 合成减少，并可产生不溶于丁醇的球蛋白，影响 T_3、T_4 的生物效能。甲状腺球蛋白的分解异常可使周围血液中无活性的碘蛋白含量增高。

未经治疗的克汀病造成儿童期和青春期的生长迟滞、智力受损和代谢异常，显然，早期诊断和治疗是极为重要的。

(二)幼年甲减

病因与成人患者相同。

(三)成年甲减

病因可分为甲状腺激素缺乏、TSH 缺乏和末梢组织对甲状腺激素抵抗综合征三大类。

1.甲状腺本身病变致甲状腺激素缺乏

由于甲状腺本身病变致甲状腺激素缺乏即为原发性甲减。其中部分患者病因不明，又称特发性甲减，较多发生甲状腺萎缩，约为甲减发病率的 5%。大部分患者有以下比较明确的原因：①甲状腺手术切除或放射性碘/放射线治疗后。②甲状腺炎：与自身免疫有关的慢性淋巴细胞性甲状腺炎后期为多，亚急性甲状腺炎引起者罕见。③伴甲状腺肿或结节的功能减退：慢性淋巴细胞性甲状腺炎多见，偶见于侵袭性纤维性甲状腺炎，可伴有缺碘所致的结节性地方性甲状腺肿和散在性甲状腺肿。④腺内广泛病变：多见于晚期甲状腺癌和转移性肿瘤，较少见于甲状腺结核、淀粉样变、甲状腺淋巴瘤等。⑤药物：抗甲状腺药物治疗过量；摄入碘化物（有机碘或无机碘）过多；使用阻碍碘化物进入甲状腺的药物如过氯酸钾、硫氰酸盐、间苯二酚（雷琐辛）、对氨基水杨酸钠（PAS）、保泰松、碘胺类药物、硝酸钴、碳酸锂等，甲亢患者经外科手术或^{131}I治疗后对碘化物的抑制甲状腺激素合成及释放作用常较敏感，故再服用含碘药物易发生甲减。

2.TSH 不足

由于 TSH 不足引起的甲减可分为垂体性与下丘脑性两种。

(1)由于腺垂体功能减退使 TSH 分泌不足所致，又称为垂体性（或继发性）

甲减。

(2)由于下丘脑疾病使促甲状腺激素释放激素分泌不足所致,又称为下丘脑性(或三发性)甲减。

3.末梢性(周围性)甲减

末梢性甲减是指末梢组织甲状腺激素抵抗综合征。临床上常可见一些明显的甲减的症状,但甲状腺功能检查结果则与之相矛盾。病因有:①由于血中存在甲状腺激素结合抗体,从而导致甲状腺激素不能发挥正常的生物效应。②由于周围组织中的甲状腺激素受体数目减少、受体对甲状腺激素的敏感性减退,导致周围组织对甲状腺激素的效应减少。

甲状腺激素抵抗的主要原因是外周组织对甲状腺激素的敏感性降低。正常情况下,T_3 和 T_4 可抑制性地反馈作用于垂体,具有活性的 T_3 抵达外周组织与甲状腺激素受体结合产生生物效应。甲状腺激素抵抗时,由于垂体对甲状腺激素的敏感性降低,其负反馈受抑,导致 TSH 升高,结果使甲状腺激素分泌增加,作用于外周不敏感的组织出现甲减症状,而抵抗不明显的组织则出现甲亢表现。

四、病理

(一)克汀病

散发性者除激素合成障碍一类甲状腺呈增生肿大外,多数在甲状腺部位或舌根仅有少许滤泡组织,甚至完全缺如。地方性甲状腺肿呈萎缩或肿大,腺体内呈局限性上皮增生及退行性变。腺垂体常较大,部分患者显示蝶鞍扩大,切片中TSH 细胞肥大。此外,可有大脑发育不全、脑萎缩、骨成熟障碍等。

(二)黏液性水肿

原发性者甲状腺呈显著萎缩,腺泡大部分被纤维组织所替代,兼有淋巴细胞浸润,残余腺泡上皮细胞矮小,腺泡内胶质含量极少。放射线治疗后甲状腺的改变与原发性者相似。慢性甲状腺炎者腺体大多有淋巴细胞、浆细胞浸润且增大,后期可纤维化而萎缩,服硫脲类药物者腺体增生、肥大,胶质减少而充血。继发于垂体功能减退者垂体有囊性变或纤维化,甲状腺腺体缩小,腺泡上皮扁平,腔内充满胶质。

甲状腺外组织的病理变化包括皮肤角化,真皮层有黏液性水肿,细胞间液中积聚多量透明质酸、黏多糖、硫酸软骨素和水分,引起非凹陷性水肿。内脏细胞间液中有相似情况,称内脏黏液性水肿。浆膜腔内有黏液性积液。全身肌肉不论骨骼肌、平滑肌或心肌,都可有肌细胞肿大、苍白,肌质纤维断裂且有空泡变性和退行性病灶,心脏常扩大,间质水泡伴心包积液。肾脏可有基膜增厚,从而出现蛋白尿。

五、临床表现

甲减可影响全身各系统,其临床表现并不取决于甲减的病因,而是与甲状腺激素缺乏的程度有关。

(一)克汀病

病因繁多,于出生时常无特异表现,出生后数周内出现症状。共同的表现有皮肤苍白、增厚、多皱褶、多鳞屑,口唇厚,舌大且常外伸,口常张开多流涎,外貌丑陋,面色苍白或呈蜡黄,鼻短且上翘,鼻梁塌陷,前额多皱纹,身材矮小,四肢粗短,手常呈铲形,脐疝多见,心率缓慢,体温偏低,其生长发育均低于同年龄者,当成年后常身材矮小。各型克汀病可有的特殊表现如下。

1.先天性甲状腺发育不全

腺体发育异常的程度决定其症状出现的早晚及轻重。腺体完全缺失者,症状可出现于出生后 1~3 个月且较重,无甲状腺肿。如尚有残留或异位腺体时,多数在 6 个月至 2 岁内出现典型症状,且可伴代偿性甲状腺肿大。

2.先天性甲状腺激素合成障碍

病情因各种酶缺乏的程度而异。一般在新生儿期症状不显,后逐渐出现代偿性甲状腺肿,且多为显著肿大。典型的甲状腺功能低下可出现较晚,可称为甲状腺肿性克汀病,可能为常染色体隐性遗传。在碘有机化障碍过程中,除有甲状腺肿和甲状腺功能低下症状外,常伴有先天性神经性聋哑。这两型多见于散发性克汀病者,其母体不缺碘且甲状腺功能正常,胎儿自身虽不能合成甲状腺激素,但能从母体得到补偿,故不致造成神经系统严重损害。出生后 3 个月以上,母体赋予的甲状腺激素已耗竭殆尽,由于本身甲状腺发育不全或缺如,或由于激素合成障碍,使体内甲状腺激素缺乏处于很低水平,出现显著的甲状腺功能低下症状,但智力影响却较轻。

3.先天性缺碘

先天性缺碘多见于地方性克汀病。因母体患地方性甲状腺肿,造成胎儿期缺碘,在胎儿及母体的甲状腺激素合成均不足的情况下,胎儿神经系统发育所必需的酶(如尿嘧啶核苷二磷酸等)生成受阻或活性降低,造成胎儿神经系统严重且不可逆的损害和出生后永久性的智力缺陷和听力、语言障碍,但出生后患者的甲状腺在供碘好转的情况下,能加强甲状腺激素合成,故甲状腺功能低下症状不明显,这种类型又称为神经型克汀病。

4.母体怀孕期服用致甲状腺肿制剂或食物

母体怀孕期服用致甲状腺肿制剂或食物,如卷心菜、大豆、对氨基水杨酸、硫脲类、间苯二酚、保泰松及碘等,这些食物中致甲状腺肿物质或药物能通过胎盘,影响甲状腺功能,出生后引起一过性甲状腺肿大,甚至伴有甲状腺功能低下,此型临床表现轻微、短暂,常不被发现,如妊娠期口服大量碘剂且历时较长,碘化物通过胎盘可导致新生儿甲状腺肿,甲状腺巨大者可使初生儿窒息死亡,故妊娠妇女不可用大剂量碘化物。哺乳期中碘亦可通过乳汁进入婴儿体内,引起甲状腺肿伴甲减。

(二)幼年黏液性水肿

临床表现随起病年龄而异,幼儿发病者除体格发育迟缓和面容改变不如克汀病显著外,余均和克汀病相似。较大儿童及青春期发病者,大多似成人黏液性水肿,但伴有不同程度的生长阻滞,使青春期延迟。

(三)成人甲减及黏液性水肿

临床表现取决于起病的缓急、激素缺乏的速度及程度,且与个体对甲状腺激素减少的反应差异性有一定关系,故严重的甲状腺激素缺乏有时临床症状也可轻微。轻型者症状较轻或不典型;重型者累及的系统广泛,称黏液性水肿。现今严重甲减患者较以往少见,该术语常用以描述甲减表现的皮肤和皮下组织黏液性水肿这一体征。临床型甲减的诊断标准应具备不同程度的临床表现及血清T_3、T_4的降低,尤其是血清T_4和FT_4的降低为临床型甲减的一项客观实验室指标。临床上无或仅有少许甲减症状,血清FT_3及FT_4正常而TSH水平升高,此种情况称为亚临床甲减,需根据TSH测定和(或)促甲状腺激素释放激素兴奋试验确诊,可进展至临床型甲减,伴有甲状腺抗体阳性和(或)甲状腺肿者进展机会较大。

成人甲减最早症状是出汗减少、怕冷、动作缓慢、精神萎靡、疲乏、嗜睡、智力减退、胃口欠佳、体重增加、大便秘结等。当典型症状出现时,有下列表现。

1.低基础代谢率症状群

疲乏、行动迟缓、嗜睡、记忆力明显减退且注意力不集中,因周围血液循环差和能量产生降低以致异常怕冷、无汗及体温低于正常。

2.黏液性水肿面容

面部表情可描写为"淡漠""愚蠢""假面具样""呆板",甚至"白痴"。面颊及眼睑虚肿,垂体性黏液性水肿有时颜面胖圆,犹如满月。面色苍白、贫血或带黄色或陈旧性象牙色。有时可有颜面皮肤发绀。由于交感神经张力下降对上睑板肌的作用减弱,故眼睑常呈下垂形或眼裂狭窄。部分患者有轻度突眼,可能和眼眶内球后组织有黏液性水肿有关,但对视力无威胁。鼻、唇增厚,舌大而发声不清,言语缓慢,音调低嗄,头发干燥、稀疏、脆弱,睫毛和眉毛脱落(尤以眉梢为甚),男性胡须生长缓慢。

3.皮肤

苍白或因轻度贫血及甲状腺激素缺乏使皮下胡萝卜素变为维生素 A 及维生素 A 生成视黄醛的功能减弱,以致高胡萝卜素血症,加之贫血,因而常使皮肤呈现特殊的蜡黄色,且粗糙少光泽,干而厚、冷、多鳞屑和角化,尤以手、臂、大腿较明显,且可有角化过度的皮肤表现。有非凹陷性黏液性水肿,有时下肢可出现凹陷性水肿。皮下脂肪因水分的积聚而增厚,致体重增加,指甲生长缓慢、厚脆,表面常有裂纹。腋毛和阴毛脱落。

4.精神神经系统

精神迟钝,嗜睡,理解力和记忆力减退。目力、听觉、触觉、嗅觉均迟钝,伴有耳鸣、头晕。有时可呈神经质或可发生妄想、幻觉、抑郁或偏狂。严重者可有精神失常,呈木僵、痴呆、昏睡状。偶有小脑性共济失调。还可有手足麻木、痛觉异常、腱反射异常。脑电图可异常。脑脊液中蛋白质可增加。

5.肌肉和骨骼

肌肉松弛无力,主要累及肩、背部肌肉,也可有肌肉暂时性强直、痉挛、疼痛或出现齿轮样动作,腹背肌及腓肠肌可因痉挛而疼痛,关节也常疼痛,骨质密度可增高。少数患者可有肌肉肥大。发育期间骨龄常延迟。

6.心血管系统

心率降低,心音低弱,心排血量减低,由于组织耗氧量和心排血量的减低相平行,故心肌耗氧量减少,很少发生心绞痛和心力衰竭。一旦发生心力衰竭,因洋地黄在体内的半衰期延长,且由于心肌纤维延长伴有黏液性水肿,故疗效常不佳且易中毒。心电图可见 ST-T 改变等表现。严重甲减者全心扩大,常伴有心包积液。久病者易并发动脉粥样硬化及冠心病,发生心绞痛和心律不齐。如没有合并器质性心脏病,甲减本身的心脏表现可以在甲状腺激素治疗后得到纠正。

7.消化系统

胃纳不振、厌食、腹胀、便秘、鼓肠,甚至发生巨结肠及麻痹性肠梗阻。因有抗胃泌素抗体存在,患者可伴胃酸缺乏。

8.呼吸系统

由于肥胖、黏液性水肿、胸腔积液、贫血及循环系统功能差等综合因素,可导致肺泡通气量不足及二氧化碳麻醉现象。阻塞性睡眠呼吸暂停常见,可以在甲状腺激素治疗后得到纠正。

9.内分泌系统

血皮质醇常正常,尿皮质醇可降低,促肾上腺皮质激素分泌正常或降低,促肾上腺皮质激素兴奋反应延迟,但无肾上腺皮质功能减退的临床表现。长期患本病且病情严重者,可能发生垂体和肾上腺功能降低,在应激或快速甲状腺激素替代治疗时加速产生。长期患原发性甲减者垂体常常增大,可同时出现催乳素增高及溢乳。交感神经的活性降低,可能与血浆环腺苷酸对肾上腺素反应降低有关,肾上腺素的分泌率及血浆浓度正常,而去甲肾上腺素的相应功能增加,β肾上腺素能受体在甲减时可能会减少。胰岛素降解率下降且患者对胰岛素敏感性增强。黄体生成素分泌量及频率峰值均可下降,血浆睾酮和雌二醇水平下降。严重时可致性欲减退和无排卵。

10.泌尿系统及水电解质代谢

肾血流量降低、肾小球基膜增厚可出现少量蛋白尿,水利尿试验差,水利尿作用不能被可的松而能被甲状腺激素所纠正。由于肾脏排水功能受损,导致组织水潴留。Na^+交换增加,可出现低血钠,但K^+的交换常正常。血清Mg^{2+}可增高,但交换的Mg^{2+}和尿Mg^{2+}的排出率降低。血清钙、磷正常,尿钙排泄下降,粪钙排泄正常,粪、尿磷排泄正常。

11.血液系统

甲状腺激素缺乏使造血功能遭到抑制,红细胞生成素减少,胃酸缺乏使铁及维生素B_{12}吸收障碍,加之月经过多以致患者中 2/3 可有轻、中度正常色素或低色素小红细胞性贫血,少数有恶性贫血。血沉可增快。Ⅷ和Ⅸ因子的缺乏导致机体凝血机制减弱,故易有出血倾向。

12.昏迷

昏迷为黏液性水肿最严重的表现,多见于年老长期未获治疗者。大多在冬季寒冷时发病,受寒及感染是最常见的诱因,其他如创伤、手术、麻醉、使用镇静剂等均可促发。昏迷前常有嗜睡病史,昏迷时四肢松弛,反射消失,体温很低(可在 33 ℃以下),呼吸浅慢,心动过缓,心音微弱,血压降低,甚至休克,并可伴发心、肾衰竭,常威胁生命。

六、辅助检查

(一)间接依据

1.基础代谢率降低

基础代谢率常为 45%～35%,有时可达 70%。

2.血脂

常伴高胆固醇血症和高低密度脂蛋白血症。三酰甘油也可增高。

3.心电图检查

心电图检查示低电压、窦性心动过缓、T 波低平或倒置,偶有 PR 间期延长及 QRS 波时限增加。

4.X 线检查

骨龄的检查有助于克汀病的早期诊断。X 线片上骨骼的特征有:成骨中心出现和成长迟缓(骨龄延迟);骨骺与骨干的愈合延迟;成骨中心骨化不均匀呈斑点状(多发性骨化灶)。95%克汀病患者蝶鞍的形态异常。7 岁以上患儿蝶鞍常呈圆形增大,经治疗后蝶鞍可缩小;7 岁以下患儿蝶鞍表现为成熟延迟,呈半圆形,后床突变尖,鞍结节扁平。心影于胸片上常呈弥漫性双侧增大,超声检查示心包积液,治疗后可完全恢复。

5.脑电图检查

某些克汀病者脑电图有弥漫性异常,频率偏低,节律不齐,有阵发性双侧Q 波,无 α 波,表现为脑中枢功能障碍。

(二)直接依据

1.血清 TSH 和 T_3、T_4

血清 TSH 和 T_3、T_4 是最有用的检测项目,测定 TSH 对甲减有极重要的意义,较 T_4、T_3 为大。甲状腺性甲减,TSH 可升高;而垂体性或下丘脑性甲减常偏低,也可在正常范围或轻度升高,可伴有其他腺垂体激素分泌低下。除消耗性甲减及甲状腺激素抵抗外,不管何种类型甲减,血清总 T_4 和 FT_4 均低下。轻症患者血清 T_3 可在正常范围,重症患者可以降低。部分患者血清 T_3 正常而 T_4 降低,这可能是甲状腺在 TSH 刺激下或碘不足情况下合成生物活性较强的 T_3 相对增多,或周围组织中的 T_4 较多转化为 T_3 的缘故。因此 T_4 降低而 T_3 正常可视为较早期诊断甲减的指标之一。亚临床性甲减患者血清 T_3、T_4 可均正常。此外,在患严重疾病且甲状腺功能正常的患者及老年正常人中,血清 T_3 可降低,故 T_4 浓度在诊断上比 T_3 浓度更为重要。由于总 T_3、T_4 可受甲状腺素结合球蛋白的影响,故可测定 FT_3、FT_4 协助诊断。

2.甲状腺吸^{131}碘率

甲状腺吸^{131}碘率明显低于正常,常为低平曲线,而尿中^{131}I 排泄量增加。

3.反 T_3

在甲状腺性及中枢性甲减中降低,在周围性甲减中可能增高。

4.促甲状腺激素兴奋试验

进行 TSH 兴奋试验以了解甲状腺对 TSH 刺激的反应。如用 TSH 后摄碘率不升高,提示病变原发于甲状腺,故对 TSH 刺激不发生反应。

5.促甲状腺激素释放激素兴奋试验

如 TSH 原来正常或偏低,在促甲状腺激素释放激素刺激后引起促甲状腺激素升高,并呈延迟反应,表明病变在下丘脑。如 TSH 为正常低值至降低,正常或略高而促甲状腺激素释放激素刺激后血中 TSH 不升高或呈低(弱)反应,表明病变在垂体或为垂体 TSH 贮备功能降低。如 TSH 原偏高,TSH 刺激后更明显,表示病变在甲状腺。

6.抗体测定

怀疑甲减由自身免疫性甲状腺炎所引起时,可测定甲状腺球蛋白抗体、甲状腺微粒体抗体和甲状腺过氧化酶抗体,其中,以甲状腺过氧化酶抗体的敏感性和特异性较高。

七、诊断

甲减的诊断包括确定功能减退、病变定位及查明病因 3 个步骤。

克汀病的早期诊断和治疗可避免或尽可能减轻永久性智力发育缺陷。婴儿期诊断本病较困难,应细微观察其生长、发育、面貌、皮肤、饮食、睡眠、大便等各方面情况,及时做有关实验室检查。尽可能行新生儿甲状腺功能筛查。黏液性水肿典型表现者诊断不难,但早期轻症及不典型者常与贫血、肥胖、水肿、肾病综合征、月经紊乱等混淆,需做甲状腺功能测定以鉴别。一般来说,TSH 增高伴 FT_4 低于正常即可诊断原发性甲减,T_3 价值不大。下丘脑性和垂体性甲减则靠 FT_4 降低诊断。促甲状腺激素释放激素兴奋试验有助于定位病变在下丘脑还是垂体。中枢性甲减的患者常可合并垂体其他激素分泌缺乏,如促性腺激素及促肾上腺皮质激素缺乏。明确促肾上腺皮质激素缺乏的继发性肾上腺皮质功能减退尤其重要,甲状腺激素替代治疗不可先于可的松替代治疗。

末梢性甲减的诊断有时不易,患者有临床甲减征象而血清 T_4 浓度增高为主要实验室特点,甲状腺摄^{131}I率可增高,用T_4、T_3治疗疗效不显著,提示受体不敏感。部分患者可伴有特征性面容、聋哑、点彩样骨骺,不伴有甲状腺肿大。

八、治疗

(一)克汀病

及时诊断,治疗愈早,疗效愈好。初生期克汀病最初口服T_3 5 μg,每8小时1次,左甲状腺素钠25 μg/d,3天后,左甲状腺素钠增加至37.5 μg/d,6天后T_3改至2.5 μg,每8小时1次。在治疗进程中左甲状腺素钠逐渐增至每天50 μg,而T_3逐渐减量至停用。或单用左甲状腺素钠治疗,首量25 μg/d,以后每周增加25 μg/d,3～4周增至100 μg/d,以后进增缓慢,使血清T_4保持在90～120 μg/L,如临床疗效不满意,可剂量略加大。年龄为9个月至2岁的婴幼儿,每天需要50～150 μg左甲状腺素钠,如果其骨骼生长和成熟没有加快,甲状腺激素应增加。TSH值有助于了解治疗是否适当,从临床症状改善来了解甲减治疗的情况比测定血清T_4更为有效。治疗应持续终身。儿童甲减完全替代左甲状腺素钠剂量可达4 μg/(kg·d)。

(二)幼年黏液性水肿

幼年黏液性水肿治疗与较大的克汀病患儿相同。

(三)成人黏液性水肿

成人黏液性水肿用甲状腺激素替代治疗效果显著,并需终身服用。使用的药物制剂有合成甲状腺激素及从动物甲状腺中获得的含甲状腺激素的粗制剂。

1.左甲状腺素钠

左甲状腺素钠替代治疗的起始剂量及随访间期可因患者的年龄、体重、心脏情况及甲减的病程及程度而不同。一般应从小剂量开始,常用的起始剂量为左甲状腺素钠每天1～2次,每次口服25 μg,之后逐步增加,每次剂量调整后一般应在6～8周检查甲状腺功能以评价剂量是否适当,原发性甲减患者在TSH降至正常范围后6个月复查1次,之后随访间期可延长至每年1次。一般每天维持量为100～150 μg左甲状腺素钠,成人甲减完全替代左甲状腺素钠剂量为1.6～1.8 μg/(kg·d)。甲状腺激素替补尽可能应用左甲状腺素钠,左甲状腺素钠在外周脱碘持续产生T_3,更接近生理状态。

2.干甲状腺片

从每天20～40 mg开始,根据症状缓解情况和甲状腺功能检查结果逐渐增加。因其起效较左甲状腺素钠快，调整剂量的间隔时间可为数天。已用至240 mg而不见效者，应考虑诊断是否正确或为周围型甲减。干甲状腺片由于含量不稳定，故一般不首先推荐。

3.T_3

T_3 20～25 μg 相当于干甲状腺片 60 mg。T_3 每天剂量为 60～100 μg。T_3的作用比左甲状腺素钠和甲状腺片制剂快而强，但作用时间较短。不宜作为甲减的长期治疗，且易发生医源性甲亢，老年患者对 T_3 的有害作用较为敏感。

4.T_4 和 T_3 的混合制剂

T_4 和 T_3 按 4∶1 的比例配成合剂或片剂，其优点是有近甲状腺激素的作用。年龄较轻不伴有心脏疾病者，初次剂量可略偏大，剂量递增也可较快。

由于血清 T_3、T_4 浓度的正常范围较大，甲减患者病情轻重不一，对甲状腺激素的需求及敏感性也不一致，故治疗应个体化。甲状腺激素替补疗法的原则要强调早、适量起始、正确维持、注意调整等。

甲减应早期使用甲状腺激素治疗，包括绝大多数的亚临床期患者。甲状腺功能的纠正有助于改善血脂。对甲减伴有甲状腺肿大者还有助于抑制其肿大。甲状腺激素替补要力求做到正确维持剂量。轻度不足不利于症状完全消除和生化指标的改善；轻度过量可致心、肝、肾、骨骼等靶器官的功能改变。随着甲减病程的延长，甲状腺激素的替补量会有所变化，应及时评估，酌情调整剂量。

腺垂体功能减退且病情较重者，为防止发生肾上腺皮质功能不全，甲状腺激素的治疗应在皮质激素替代治疗后开始。

老年患者剂量应酌情减少。伴有冠心病或其他心脏病史及有精神症状者，甲状腺激素更应从小剂量开始，并应更缓慢递增。如导致心绞痛发作、心律不齐或精神症状，应及时减量。周围型甲减治疗较困难时可试用较大剂量 T_3。

甲减导致心脏症状者除非有充血性心力衰竭，一般不必使用洋地黄，在应用甲状腺制剂后心脏体征及心电图改变等均可逐渐消失。

黏液性水肿患者对胰岛素、镇静剂、麻醉剂很敏感，可诱发昏迷，故使用宜慎重。

对于治疗效果不佳的患者及 18 岁以下、妊娠、伴其他内分泌疾病、伴心血管疾病、伴甲状腺肿大或结节等情况的患者，建议转至内分泌专科治疗。

（四）黏液性水肿昏迷的治疗

（1）甲状腺制剂：由于甲状腺片及 T_4 作用太慢，故必须选用快速作用的 T_3。

开始阶段最好用静脉注射制剂,首次为 40～120 μg,T$_3$ 每6 小时静脉注射 5～15 μg,直至患者清醒改为口服。如无此剂型,可将 T$_3$ 片剂研细加水鼻饲,每 4～6 小时 1 次,每次 20～30 μg。无快作用制剂时可用 T$_4$,首次剂量为 200～500 μg,静脉注射,以后静脉注射 25 μg,每 6 小时 1 次或每天口服 100 μg。也有人主张首次剂量 T$_4$ 200 μg 及 T$_3$ 50 μg 静脉注射,以后每天静脉注射 T$_4$ 100 μg 及 T$_3$ 25 μg。也可用干甲状腺片,每 4～6 小时 1 次,每次 40～60 mg,初生儿剂量可稍大,以后视病情好转递减,有心脏病者,起始宜用较小量,为一般用量的 1/5～1/4。

(2)给氧保持气道通畅:必要时可气管切开或插管,保证充分的气体交换。

(3)保暖:用增加被褥及提高室温等办法保暖,室内气温调节要逐渐递增,以免耗氧骤增对患者不利。

(4)肾上腺皮质激素:每 4～6 小时给予氢化可的松 50～100 mg,清醒后递减或撤去。

(5)积极控制感染。

(6)升压药:经上述处理血压不升者,可用少量升压药,但升压药和甲状腺激素合用易发生心律失常。

(7)补给葡萄糖液及复合维生素 B,但补液量不能过多,以免诱发心力衰竭。

经以上治疗,24 小时左右病情有好转,1 周后可逐渐恢复。如 24 小时后不能逆转,多数不能挽救。

(五)特殊情况处理

1.老年患者

老年甲减患者可无特异性的症状和体征,且症状极轻微或不典型,包括声音嘶哑、耳聋、精神错乱、痴呆、运动失调、抑郁、皮肤干燥或脱发等。60 岁以上女性甲减发生率较高,建议对可疑者常规测定 TSH。

2.妊娠

多数甲减患者在妊娠期需增加左甲状腺素钠剂量。孕期应密切监测以确保 TSH 浓度适当,并根据 TSH 浓度调整左甲状腺素钠用量。分娩后左甲状腺素钠即应恢复至妊娠前水平,并应对其血清 TSH 浓度进行随访。

3.亚临床甲减

对于 TSH＞10 μIU/mL 的患者,宜使用小剂量左甲状腺素钠使 TSH 控制在 0.3～3.0 μIU/mL,TSH 升高但不超过 10 μIU/mL 患者的替代治疗尚存在不同意见,但一般认为对甲状腺自身抗体阳性和(或)甲状腺肿大者也应当治疗。

若不应用左甲状腺素钠,则应定期随访。

九、预防

预防极其重要。地方性甲状腺肿流行区,孕妇应供应足够碘化物。妊娠合并格雷夫斯病用硫脲类药物治疗者,应尽量避免剂量过大。妊娠合并甲亢禁用放射性[131]I 治疗,诊断用的示踪剂避免口服,但可做体外试验。目前在国内地方性甲状腺肿流行区,由于大力开展了碘化食盐及碘油等防治工作,克汀病已非常少见。

第三节　原发性醛固酮增多症

一、概述

原发性醛固酮增多症是指肾上腺皮质发生病变(大多为腺瘤,少数为增生)使醛固酮分泌增多,导致水钠潴留、血容量扩张,从而抑制了肾素-血管紧张素系统,以高血压、低血钾、肌无力、夜尿多为主要临床表现的一种综合征。

原发性醛固酮增多症的主要病理、生理变化为醛固酮分泌增多,肾素活性被抑制,引起高血压、低血钾、肌无力、周期性瘫痪,血钠浓度升高,细胞外液增多,尿钾排出相对过多,二氧化碳结合力升高,尿 pH 为中性或碱性。原发性醛固酮增多症患者之所以醛固酮分泌增多,肾上腺皮质腺瘤是一个主要原因,而且占原发性醛固酮增多症病因的大多数,其次是增生,最后是癌。有学者为 95 例原发性醛固酮增多症患者做手术探查,发现 82 例(86%)为腺瘤和 13 例(14%)为双侧肾上腺皮质增生。

二、诊断要点

(一)临床表现

1.高血压

高血压为最早出现的症状,一般不呈恶性演变,但随病情进展血压逐渐升高,大多数在 22.7/13.3 kPa(170/100 mmHg)左右,高时可达 28.0/17.3 kPa(210/130 mmHg)。

2.神经肌肉功能障碍

(1)肌无力及周期性瘫痪较为常见,一般说来,血钾越低,肌肉受累越重,常见诱因为劳累或服用氯噻嗪、呋塞米等促进排钾的利尿药。瘫痪多累及下肢,严重时累及四肢,也可发生呼吸、吞咽困难。瘫痪时间短者数小时,长者数天或更久;补钾后瘫痪即暂时缓解,但常复发。

(2)肢端麻木、手足抽搐。在低钾严重时,由于神经肌肉应激性降低,手足抽搐可较轻或不出现,而在补钾后,手足抽搐往往明显。

3.肾脏表现

(1)因大量失钾,肾小管上皮细胞空泡变性,浓缩功能减退,伴多尿,尤其是夜尿多,继发口渴、多饮。

(2)常易并发尿路感染。

4.心脏表现

(1)心电图呈低血钾图形:R-T间期延长,T波增宽、降低或倒置,U波明显,T波、U波相连或成驼峰状。

(2)心律失常:较常见者为期前收缩或阵发性室上性心动过速,严重时可发生心房颤动。

(二)实验室检查

1.血、尿生化检查

(1)低血钾:大多数患者血钾低于正常,一般为 2~3 mmol/L,严重者更低。低血钾往往呈持续性,也可为波动性,少数患者血钾正常。

(2)高血钠:血钠一般在正常高值或略高于正常。

(3)碱血症:血 pH 和二氧化碳结合力为正常高值或略高于正常。

(4)尿钾高:在低血钾条件下(低于 3.5 mmol/L),每天尿钾仍在 25 mmol 以上。

(5)尿钠排出量较摄入量为少或接近平衡。

2.尿液检查

(1)尿 pH 为中性或偏碱性。

(2)尿常规检查可有少量蛋白质。

(3)尿比重较为固定或减低,往往在 1.010~1.018,少数患者呈低渗尿。

3.醛固酮测定

(1)尿醛固酮排出量:正常人在普通饮食条件下,均值为 21.4 mmol/24 h,范围为9.4~35.2 nmol/L,在本病中高于正常值。

(2)血浆醛固酮:正常人在普通饮食条件下(含钠 160 mmol/d,钾 60 mmol/d)平衡 7 天后,上午 8 时卧位血浆醛固酮为(413.3±180.3)pmol/L,患者明显

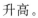

升高。

醛固酮分泌的多少与低血钾程度有关,血钾低时,醛固酮增高常不明显,这是因为低血钾对醛固酮的分泌有抑制作用。另一特征是血浆肾素-血管紧张素活性降低,而且在用利尿剂和直立体位兴奋后也不能显著升高。若为继发性醛固酮增多症,则以肾素-血管紧张素活性高于正常为特征。

4.肾素、血管紧张素Ⅱ测定

患者血肾素、血管紧张素Ⅱ基础值降低,有时在可测范围内。正常参考值前者为(0.55±0.09)pg/(mL·h),后者为(26.0±1.9)pg/mL。经肌内注射呋塞米(0.7 mg/kg体重)并在取立位2小时后,正常人血肾素、血管紧张素Ⅱ较基础值增加数倍,兴奋参考值分别为(3.48±0.52)pg/(mL·h)、(45.0±6.2)pg/mL。原发性醛固酮增多症患者兴奋值较基础值只有轻微增加或无反应。醛固酮腺瘤中肾素、血管紧张素受抑制程度较特发性原发性醛固酮增多症更显著。

5.24小时尿17-酮类固醇及17-羟皮质类固醇

24小时尿17-酮类固醇及17-羟皮质类固醇一般正常。

6.螺内酯试验

螺内酯可拮抗醛固酮对肾小管的作用,每天320~400 mg(微粒型),分3~4次口服,历时1~2周,可使患者的电解质紊乱得到纠正,血压往往有不同程度的下降。如低血钾和高血压是由肾脏疾病所引起者,则螺内酯往往不起作用。此试验有助于证实高血压、低血钾是由于醛固酮过多所致,但不能因此鉴别其为原发性或继发性。

7.低钠、高钠试验

(1)对怀疑有肾脏病的患者,可做低钠试验(每天钠摄入限制在20 mmol),患者在数天内尿钠下降到接近摄入量,同时低血钾、高血压减轻,而肾脏患者因不能有效潴钠,可出现失钠、脱水。低血钾、高血压不易纠正。

(2)对病情轻、血钾降低不明显的疑似本病患者,可做高钠试验,每天摄入钠240 mmol/L。如为症状较轻的原发性醛固酮增多症,则低血钾变得更明显。对血钾已明显降低的患者,不宜行此试验。

三、诊断标准

(一)临床症状

(1)高血压。

(2)低钾血症。

(3)四肢麻痹、手足抽搐、多饮多尿。

(二)检查所见

(1)血浆肾素活性受抑制及下述 A、B 任何 1 项刺激试验无反应。A:呋塞米 40～60 mg 静脉注射,立位 30～120 分钟。B:减盐食(10 mmol/d)4 天,再保持立位 4 小时。

(2)血浆醛固酮浓度或尿醛固酮排泄量增多。

(3)尿 17-羟皮质类固醇及 17-酮类固醇排泄量正常。

(4)肾上腺肿瘤定位诊断:①腹膜后充气造影。②肾上腺静脉造影。③肾上腺扫描。④肾上腺或肾静脉血中醛固酮含量测定。

四、鉴别诊断

对于有高血压、低血钾的患者,除本病外,还要考虑以下一些疾病。

(1)原发性高血压患者因其他原因如服用氯噻嗪、呋塞米或慢性腹泻等而导致低血钾者。

(2)肾缺血而引起的高血压,如急进性原发性高血压、肾动脉狭窄性高血压,患这些疾病的一部分患者可因继发性醛固酮增多而合并低血钾,但患者的血压一般较本病患者更高、进展更快,可伴有明显的视网膜损害。此外,此组高血压患者往往有急进性肾衰竭的临床表现,伴氮质血症、酸中毒等。肾动脉狭窄患者中部分可听到肾区血管杂音,放射性肾图、静脉肾盂造影、分测肾功能显示一侧肾功能减退。这类患者血浆肾素活性高,对鉴别诊断非常重要。

(3)失盐性肾病:通常由于慢性肾盂肾炎所致,往往有高血压、低血钾,患者肾功能损害较明显,尿钠排出量较高,常伴有脱水。血钠不高反而偏低,无碱中毒,往往呈酸中毒。低钠试验显示肾不能保留钠。

(4)分泌肾素的肾小球旁细胞的肿瘤(肾素瘤):分泌大量肾素,可引起高血压、低血钾。但患者的年龄较轻,而高血压严重,血浆肾素活性很高,血管造影可显示肿瘤。

(5)肾上腺其他疾病:皮质醇增多症,尤其是腺癌和异位促肾上腺皮质激素综合征所致者,可伴明显低血钾,临床症状可助鉴别诊断。

(6)先天性 11β 羟类固醇脱氢酶缺陷为近年来确认的一种新病种。临床表现近似原发性醛固酮增多症,包括严重高血压、明显的低血钾性碱中毒,多见于儿童和青年人。由于盐皮质激素增多致高尿钙,可发生抗维生素 D 的佝偻病。此病用螺内酯治疗有效,用地塞米松治疗也可奏效。发病机制为先天性 11β 羟类固醇脱氢酶缺陷。患者 17-羟皮质类固醇及游离皮质醇排量远较正常为低,但血浆皮质醇正常。此外,尿中可的松(皮质素)代谢物/皮质醇代谢物比值降低。

五、诊断提示

(1)因早期症状常表现为单一血压升高而易误诊,此病所致高血压占所有高血压的0.4%~2%,多为轻至中度高血压。它可早于低血钾症状 2~4 年出现。作出原发性高血压诊断应慎重,凡是<40 岁的高血压患者或用一般降压药物治疗效果不佳,或伴有肌无力时,应警惕本病的可能性。应常规检查血钾、24 小时尿钾排泄量、肾上腺 B 超检查。

(2)低钾所致发作性肌无力、肌麻痹易与周期性瘫痪混淆,对于低血钾者,应仔细寻找低钾原因,在确立周期性瘫痪诊断时应慎重。尤其是在补钾过程中出现抗拒现象者,应警惕此病。

(3)原发性醛固酮增多症的定位诊断 CT 准确性更高;B 超强调采用多个切面探查,CT 扫描时则强调薄层增强扫描(3~5 mm),范围应包括整个肾上腺。

六、治疗

原发性醛固酮增多症的治疗分手术治疗及药物治疗两方面。

(一)手术治疗

如为醛固酮腺瘤,单侧腺瘤者术后可使 65%患者完全治愈,其余患者也可获好转。如为双侧肾上腺皮质增生患者,螺内酯(安体舒通)治疗效果不佳,肾上腺全切除或次全切除也不能使血压下降。临床上诊断为特发性醛固酮增多症的,经肾上腺手术后其醛固酮分泌过多可能得到纠正,低肾素活性仍存在,血压可能有所下降,但达不到正常水平。有时高血压仍持续不降。因此不少人主张,这一类型的醛固酮增多症不适合肾上腺外科手术。

(二)药物治疗

对肾上腺皮质增生所致的原发性醛固酮增多症,近年来趋向于用药物治疗。

(1)螺内酯可能是治疗原发性醛固酮增多症患者最有效的药,它作为竞争抑制剂,竞争与醛固酮有关的细胞溶质受体,因此,在靶组织上有对抗盐皮质激素的作用。螺内酯也是一种抗雄激素和孕激素的药物,这可以解释它的许多不良反应,如性欲减退、乳房痛和男子女性型乳房可发生在 50%或更多的男性患者。而月经过多和乳房痛可发生于服药妇女。这样,不良反应将有碍螺内酯的长期使用,特别是年轻的男女,螺内酯的剂量范围从每天 50 mg 1 次到每天 100 mg

2次。

(2)药物如咪吡嗪或氨苯蝶啶也可以对抗醛固酮对肾小管的作用,这些制剂是通过抑制钠的重吸收和钾的排泄,通过对肾小管细胞的直接作用,而不是竞争醛固酮的受体。这可以解释为什么氨苯蝶啶和咪吡嗪比螺内酯的抗高血压作用要小。

(3)钙通道阻滞剂,如硝基吡啶也是醛固酮增多症患者有效的药物,它除了抗高血压作用外,还可减少醛固酮的生成。

(4)氨鲁米特(氨基导眠能)也可抑制醛固酮的合成,治疗原发性醛固酮增多症有一定疗效。

第四节　继发性醛固酮增多症

继发性醛固酮增多症是由于肾上腺外的原因引起肾素-血管紧张素系统兴奋,肾素分泌增加,导致醛固酮继发性的分泌增多,并引起相应的临床症状,如高血压、低血钾和水肿等。

一、病因

(一)有效循环血量下降所致肾素活性增多的继发性醛固酮增多症

(1)各种失盐性肾病:如多种肾小球肾炎、肾小管酸中毒等。

(2)肾病综合征。

(3)肾动脉狭窄性高血压和恶性高血压。

(4)肝硬化合并腹水及其他肝脏疾病。

(5)充血性心力衰竭。

(6)特发性水肿。

(二)肾素原发性分泌增多所致继发性醛固酮增多症

(1)肾小球旁细胞增生。

(2)肾素瘤。

(3)血管周围细胞瘤。

(4)肾母细胞瘤。

二、病理生理特点

(一)肾病综合征、失盐性肾脏疾病

由于缺钠和低蛋白血症,有效循环血量减少,球旁细胞压力下降,使肾素-血管紧张素系统激活,导致肾上腺皮质球状带分泌醛固酮增加。

(二)肾动脉狭窄

肾动脉狭窄时,入球小动脉压力下降,刺激球旁细胞分泌肾素。

(三)醛固酮

85%在肝脏代谢分解,当患有肝硬化时,对醛固酮的清除能力下降,血浆醛固酮半衰期延长,有30分钟延长至60~90分钟。同时由于腹水的存在,刺激球旁细胞肾素分泌增多,两者均可导致患者醛固酮水平明显增高。

(四)特发性水肿

特发性水肿是由于不明原因的水盐代谢紊乱所致,水肿所产生的有效循环血量下降,刺激肾素分泌增多,导致醛固酮水平增高。

(五)心力衰竭

心力衰竭可以使醛固酮的清除能力下降,且有效循环血量不足,均可兴奋肾素-血管紧张素系统,使醛固酮的分泌增加。

(六)巴特综合征

巴特综合征为常染色体显性遗传疾病,是 Batter 于 1969 年首次报道的一组综合征,主要表现为高血浆肾素活性、高血浆醛固酮水平、低血钾、低血压或正常血压、水肿、碱中毒等。病理显示患者的肾小球旁细胞明显增多,主要是肾近曲小管或髓袢升支对 Cl^- 的吸收发生障碍,并伴有镁、钙的吸收障碍,使 Na^+、K^+ 重吸收被抑制,引起体液和 K^+ 丢失,导致肾素分泌增加和继发性醛固酮增多;前列腺素产生过盛;血管壁对血管紧张素Ⅱ反应缺陷;肾源性失钠、失钾;血管活性激素失调。目前临床上将巴特综合征分为 3 型,具体如下。

1.经典型

幼年或儿童期发病,有多尿、烦渴、乏力、遗尿(夜尿增多)、呕吐、脱水、肌无力、肌肉痉挛、手足搐搦、生长发育障碍。不治疗者可出现身材矮小。尿钙正常或增高,肾脏无钙质沉着。

2.新生儿型

新生儿型指多发病于新生儿,也可在出生前被诊断。胎儿羊水过多,胎儿生

长受限,大多婴儿为早产儿。出生后几周可有发热、脱水,严重时可危及生命。部分患儿伴有面部畸形、生长发育障碍、肌无力、癫痫、低血压、多饮、多尿。儿童早期被诊断前通常有严重的电解质紊乱和相应的症状。常因高尿钙早期即有肾脏钙质沉着。

3.变异型

变异型即 Gitelman 综合征。发病年龄较晚,多在青春期后或成年起病,症状轻。有肌无力、肌肉麻木、心悸、手足搐搦。生长发育不受影响。部分患者无症状,可有多饮、多尿症状,但不明显。部分患者有软骨钙质沉积,表现为受累关节肿胀、疼痛。该病是巴特综合征的一个亚型,但目前也有人认为 Gitelman 综合征是一个独立的疾病。

(七)Gitelman **综合征**

1966 年,Gitelman 等报道了 3 例不同于巴特综合征的生化特点的一种疾病,除了有低血钾性代谢性碱中毒外,还伴有低血镁、低尿钙、高尿镁。血清总钙和游离钙正常。尿钙肌酐比(尿钙/尿肌酐)≤0.12,而巴特综合征患者尿钙肌酐比>0.12。Gitelman 综合征患者 100% 有低血镁、尿镁增多,绝大多数前列腺素 E_2 为正常。

(八)**肾素瘤**

肿瘤起源于肾小球旁细胞,也称肾血管周细胞瘤。肿瘤分泌大量肾素,可引起高血压和低血钾。本病的特点:①患者年龄轻,但高血压严重。②有醛固酮增多症的表现,有低血钾。③肾素活性明显增加,尤其是肿瘤一侧肾静脉血中。④血管造影可显示肿瘤。

(九)**药源性醛固酮增多症**

甘草内含有甘草次酸,具有潴钠排钾作用。服用大量甘草者,可并发高血压、低血钾,血浆肾素低,醛固酮的分泌受抑制。

三、临床表现

继发性醛固酮症由多种疾病引起,各有其本身疾病的临床表现,下述为本病相关的表现。

(一)**水肿**

原有疾病无水肿,出现继发性醛固酮增多症时一般不引起水肿,因为有钠代谢"脱逸"现象。原有疾病有水肿(如肝硬化),发生继发性醛固酮增多症可使水肿和钠潴留加重,因为这些患者钠代谢不出现"脱逸"现象。

(二)高血压

因各种原因引起肾缺血,导致肾素-血管紧张素-醛固酮系统激活,使高血压发生。分泌肾素的肿瘤患者,血压高为主要的临床表现。而肾小球旁细胞增生的患者,血压不高为其特征。其他继发性醛固酮增多症患者血压变化不恒定。

(三)低血钾

继发性醛固酮增多症的患者往往都有低血钾。

四、实验室检查与特殊检查

(1)血清钾为 1.0～3.0 mmol/L,血浆肾素活性多数明显增高,在 27.4～45.0 ng/(dL·h)[正常值1.02～1.75 ng/(dL·h)];血浆醛固酮明显增高。

(2)24 小时尿醛固酮增高。

(3)肾上腺动脉造影的目的是了解有无肿瘤压迫情况。

(4)B 超探查对肾上腺增生或肿瘤有价值。

(5)肾上腺 CT 扫描、磁共振检查是目前较先进的方法,以了解肿瘤的部位及大小。

(6)肾穿刺以了解细胞形态,能确定诊断。

五、治疗

(一)手术治疗

手术切除肾素分泌瘤后,可使血浆高肾素活性、醛固酮增多症、高血压和低血钾性碱中毒所致的临床症状恢复正常。

(二)药物治疗

1.维持电解质的稳定

低钾的患者补充钾盐是简单易行的方法,口服或静脉输注或肛内注入。手足抽搐或肌肉痉挛者可补钙、补镁。

2.抗醛固酮药物

螺内酯剂量根据病情调整,一般每天用量为 60～200 mg。螺内酯可以拮抗醛固酮作用,在远曲小管和集合管竞争抑制醛固酮受体,增加水和 Na^+、Cl^- 的排泄,从而减少 K^+、H^+ 的排出。

3.血管紧张素转化酶抑制剂

血管紧张素转化酶抑制剂应用较广,它可有效抑制肾素-血管紧张素-醛固酮系统,阻断血管紧张素Ⅰ向血管紧张素Ⅱ转化,有效抑制血管收缩,减少醛固酮分泌,帮助预防K^+丢失,同时还可降低蛋白尿、降高血压等。

4.非甾体抗炎药

吲哚美辛应用较广,它可抑制前列腺素的排泄,并有效抑制前列腺素导致的肾素增高,保持血压对血管紧张素的反应性。另外,还有改善患儿生长发育的作用。Gitelman 综合征患者因前列腺素 E_2 正常,故吲哚美辛对 Gitelman 综合征无效。

六、预后

巴特综合征和 Gitelman 综合征两者均不可治愈,多数患者预后较好,可正常生活,但需长期服药。

第五节 糖 尿 病

糖尿病是一组由遗传和环境因素相互作用而引起的临床综合征。因胰岛素分泌绝对或相对不足及靶组织细胞对胰岛素敏感性降低,引起糖、蛋白质、脂肪、水和电解质等一系列代谢紊乱。临床以高血糖为主要表现,多数情况下会同时合并脂代谢异常和高血压等,久病可引起多个系统损害。病情严重或应激时可发生急性代谢紊乱,如酮症酸中毒等。

糖尿病患者的心血管危险是普通人群的 4 倍,超过 75% 的糖尿病患者最终死于心血管疾病。

一、分类

(一)胰岛素依赖型糖尿病

该型多发生于青幼年。临床症状较明显,有发生酮症酸中毒的倾向,胰岛素分泌缺乏,需终身用胰岛素治疗。

(二)非胰岛素依赖型糖尿病

非胰岛素依赖型糖尿病多发生于 40 岁以后的中、老年人。临床症状较轻,无酮症酸中毒倾向,胰岛素水平可正常、轻度降低或高于正常,分泌高峰延迟。部分肥胖患者可出现高胰岛素血症,非肥胖者有的胰岛素分泌水平低,需用胰岛素治疗。

(三)其他特殊类型的糖尿病

其他特殊类型的糖尿病包括以下 3 种。

(1)B 细胞遗传性缺陷:①家族有 3 代或更多代的成员在 25 岁以前发病,呈常染色体显性遗传,临床症状较轻,无酮症酸中毒倾向的糖尿病。②线粒体基因突变糖尿病。

(2)内分泌病。

(3)胰腺外分泌疾病等。

(四)妊娠期糖尿病

妊娠期糖尿病指在妊娠期发生的糖尿病。

二、临床表现

(一)代谢紊乱综合征

多尿、多饮、多食、体重减轻(三多一少),部分患者外阴瘙痒、视物模糊。胰岛素依赖型糖尿病起病急,病情较重,症状明显;非胰岛素依赖型糖尿病起病缓慢,病情相对较轻或出现餐后反应性低血糖。反应性低血糖是由于糖尿病患者进食后胰岛素分泌高峰延迟,餐后 3～5 小时血浆胰岛素水平不适当地升高。其所引起的反应性低血糖可成为这些患者的首发表现。患者首先出现多尿,继而出现口渴、多饮、食欲亢进,但体重减轻,形成典型的三多一少表现。患者可有皮肤瘙痒,尤其是外阴瘙痒。高血糖可使眼房水、晶状体渗透压改变而引起屈光改变致视物模糊。患者可出现诸多并发症和伴发病、反应性低血糖等。

(二)糖尿病自然病程

1.胰岛素依赖型糖尿病

胰岛素依赖型糖尿病多于 30 岁以前的青少年期起病,起病急,症状明显,有酮症倾向,患者对胰岛素敏感。在患病初期经胰岛素治疗后,部分患者胰岛功能有不同程度的改善,胰岛素用量可减少甚至停用,称蜜月期。蜜月期一般不超过 1 年。10 年以上长期高血糖患者,可出现慢性并发症。强化治疗可减低或延缓并发症的发生。

2.非胰岛素依赖型糖尿病

非胰岛素依赖型糖尿病多发生于 40 岁以上中、老年人,患者多肥胖,起病缓慢,病情轻,口服降糖药物有效,对胰岛素不敏感;但在长期的病程中,胰岛 β 细胞功能逐渐减退,以致需要胰岛素治疗。

(三)并发症

1.急性并发症

(1)糖尿病酮症酸中毒是糖尿病的急性并发症。多发生于胰岛素依赖型糖尿病患者,也可发生在非胰岛素依赖型糖尿病血糖长期控制不好者。其病因有感染、饮食不当、胰岛素治疗中断或不足、应激情况如创伤、手术、脑血管意外、麻醉、妊娠和分娩等。有时可无明显的诱因,多见于胰岛素的作用下降。患者表现为原有的糖尿病症状加重,尤其是口渴和多尿明显,可有胃肠道症状、乏力、头痛、萎靡、酸中毒深大呼吸、严重脱水、血压下降、心率加快、嗜睡、昏迷。少数患者既往无糖尿病史,还有少数患者有剧烈腹痛、消化道出血等表现。

(2)糖尿病非酮症高渗性昏迷:简称高渗性昏迷,是糖尿病急性代谢紊乱的表现之一,多发生在老年人。可因各种原因导致大量失水,发生高渗状态,病情危重。患者易并发脑血管意外、心肌梗死、心律失常等并发症,病死率高达40%~70%。有些患者发病前无糖尿病史。常见的诱因有感染、急性胃肠炎、胰腺炎、血液或腹膜透析、不合理限制水分、脑血管意外,某些药物如糖皮质激素、利尿、输入大量葡萄糖液或饮用大量含糖饮料等。患者的早期表现为原有糖尿病症状逐渐加重,可有呕吐、腹泻、轻度腹痛、食欲缺乏、恶心、尿量减少、无尿、呼吸加速、表情迟钝、神志淡漠及不同程度的意识障碍;随后可出现嗜睡、木僵、幻觉、定向障碍、昏睡甚至昏迷。患者体重明显下降,皮肤黏膜干燥,皮肤弹性差,眼压低、眼球软,血压正常或下降,脉搏细速,腱反射可减弱。并发脑卒中时,有不同程度的偏瘫、失语、眼球震颤、斜视、癫痫样发作,反射常消失,前庭功能障碍,有时有幻觉。

(3)感染:糖尿病患者常发生疖、痈等皮肤化脓性感染,可反复发生,有时可引起败血症或脓毒血症;尿路感染中以肾盂肾炎和膀胱炎最常见,尤其多见于女性患者,反复发作可转为慢性;皮肤真菌感染,如足癣也常见;真菌性阴道炎和前庭大腺炎是女性糖尿病患者常见并发症,多为白色念珠菌感染所致;糖尿病合并肺结核的发生率较高,易扩展播散形成空洞,下叶病灶较多见。

2.慢性并发症

(1)大血管病变:大、中动脉粥样硬化主要侵犯主动脉、冠状动脉、大脑动脉、肾动脉和肢体外周动脉等,临床上引起冠心病、缺血性或出血性脑血管病、高血压,肢体外周动脉粥样硬化常以下肢动脉病变为主,表现为下肢疼痛、感觉异常和间歇性跛行,严重者可导致肢体坏疽。

(2)糖尿病视网膜病变:是常见的并发症,其发病率随年龄和糖尿病的病程增长而增加,病史超过10年者,半数以上有视网膜病变,是成年人失明的主要原因。此外,糖尿病还可引起白内障、屈光不正、虹膜睫状体炎。

(3)糖尿病肾病:一般患者病史常超过10年以上。胰岛素依赖型糖尿病患者30%～40%发生肾病,是主要死因;非胰岛素依赖型糖尿病患者约20%发生肾病,在死因中列在心、脑血管病变之后。

(4)糖尿病神经病变:糖尿病神经病变常见于40岁以上血糖未能很好控制和病程较长的糖尿病患者。但有时糖尿病神经病变也可以是糖尿病的首发症状,也可在糖尿病初期或经治疗后血糖控制比较满意的情况下发生。

(5)糖尿病足(肢端坏疽):在血管、神经病变的基础上,肢端缺血,在外伤、感染后可发生肢端坏疽。糖尿病患者的截肢率是非糖尿病者的25倍。

三、诊断

(一)辅助检查

1.尿糖测定

尿糖阳性是诊断线索,肾糖阈升高时(并发肾小球硬化)尿糖可阴性。肾糖阈降低时(妊娠),尿糖可阳性。尿糖定性检查和24小时尿糖定量可判断疗效,指导调整降糖药物。

2.血糖测定

血糖测定常用葡萄糖氧化酶法测定。空腹静脉正常血糖为$3.3\sim5.6$ mmol/L(全血)或$3.9\sim6.4$ mmol/L(血浆、血清)。血浆、血清血糖比全血血糖高1.1 mmol/L。

3.葡萄糖耐量试验

葡萄糖耐量试验有口服和静脉注射2种。当血糖高于正常值但未达到诊断糖尿病标准时,须进行口服葡萄糖耐量试验。成人口服葡萄糖75 g,溶于$250\sim300$ mL水中,5分钟内饮完,2小时后再测静脉血中血糖含量。儿童按1.75 g/kg计算。

4.糖化血红蛋白

其量与血糖浓度呈正相关,且为不可逆反应,正常人糖化血红蛋白为3%～6%。病情控制不良的糖尿病患者糖化血红蛋白较高。因红细胞在血液循环中的寿命约为120天,因此糖化血红蛋白测定反映取血前8～12周的血糖状况,是糖尿病患者病情监测的指标。

5.血浆胰岛素和 C-肽测定

血浆胰岛素和 C-肽测定有助于了解胰岛 B 细胞功能和指导治疗。①血胰岛素水平测定:正常人口服葡萄糖后,血浆胰岛素在 30～60 分钟达高峰,为基础值的 5～10 倍,3～4 小时恢复基础水平。②C-肽:正常人基础血浆 C-肽水平约为 0.4 nmol/L。C-肽水平在刺激后则升高5～6 倍。

6.尿酮体测定

尿酮体测定显示新发病者尿酮体阳性,怀疑胰岛素依赖型糖尿病的可能性大。

7.其他

血脂、肾功能、电解质及渗透压、尿蛋白测定等应列入常规检查。

(二)诊断要点

1.糖尿病的诊断标准

首先确定是否患糖尿病,然后对被作出糖尿病诊断者,在排除继发性等特殊类型糖尿病后,作出胰岛素依赖型或非胰岛素依赖型的分型,并对有无并发症及伴发病作出判定。1999 年10月我国糖尿病学会采纳的诊断标准如下。①空腹血糖:空腹血糖低于6.0 mmol/L为正常,空腹血糖不低于 6.1 mmol/L 且低于 7.0 mmol/L为空腹葡萄糖异常,空腹血糖不低于7.0 mmol/L暂时诊断为糖尿病。②服糖后 2 小时血糖水平:服糖后 2 小时血糖水平低于 7.8 mmol/L 为正常,服糖后 2 小时血糖水平不低于7.8 mmol/L且低于 11.1 mmol/L 为糖耐量减低,服糖后 2 小时血糖水平不低于 11.1 mmol/L 暂时诊断为糖尿病。③糖尿病的诊断:标准症状＋随机血糖不低于 11.1 mmol/L,或空腹血糖不低于 7.0 mmol/L,或口服葡萄糖耐量试验中服糖后 2 小时血糖水平不低于 11.1 mmol/L;症状不典型者,需另一天再次证实。

作为糖尿病和正常血糖之间的中间状态,糖尿病前期(中间高血糖)人群本身即是糖尿病的高危人群。及早发现和处置糖尿病和糖尿病前期高危人群的心血管危险,对预防糖尿病和心血管疾病具有双重价值。因此,口服葡萄糖耐量试验应是具有心血管危险因素和已患心血管病个体的必查项目,以便早期发现糖尿病前期和糖尿病,早期进行干预治疗,以减少心血管事件发生。

2.糖尿病酮症酸中毒的诊断条件

(1)尿糖、尿酮体强阳性。

(2)血糖明显升高,多数在 28.9 mmol/L 左右,有的高达 33.3～55.6 mmol/L。

(3)血酮体升高,一般＞4.8 mmol/L,有时高达 28.8 mmol/L。

(4)二氧化碳结合力降低,pH<7.35,碳酸氢盐降低,阴离子间隙增大,碱剩余负值增大。

(5)血钾正常或偏低,血钠、血氯偏低,血尿素氮和肌酐常偏高。血浆渗透压正常或偏高。

(6)白细胞计数升高,如合并感染时则更高。

3.鉴别诊断

(1)其他原因所致的尿糖阳性:肾性糖尿病由肾糖阈降低致尿糖阳性,血糖及口服葡萄糖耐量试验正常。甲亢、胃空肠吻合术后,因碳水化合物在肠道吸收快,餐后0.5~1小时血糖过高,出现糖尿,但空腹血糖和服糖后2小时血糖水平正常;弥漫性肝病,肝糖原合成、储存减少,进食后0.5~1小时血糖高,出现糖尿,但空腹血糖偏低,餐后2~3小时血糖正常或低于正常;急性应激状态时胰岛素对抗激素分泌增加,糖耐量降低,出现一过性血糖升高,尿糖阳性,应激过后可恢复正常;非葡萄糖的糖尿如果糖、乳糖、半乳糖可与班氏试剂中的硫酸铜呈阳性反应,但葡萄糖氧化酶试剂特异性较高,可加以区别;大量维生素C、水杨酸盐、青霉素、丙磺舒也可引起尿糖假阳性反应。

(2)药物对糖耐量的影响:噻嗪类利尿药、呋塞米、糖皮质激素、口服避孕药、阿司匹林、吲哚美辛、三环类抗抑郁药等可抑制胰岛素释放或对抗胰岛素的作用,引起糖耐量降低,血糖升高,尿糖阳性。

(3)继发性糖尿病:肢端肥大症或巨人症、皮质醇增多症、嗜铬细胞瘤分别因生长激素、皮质醇、儿茶酚胺分泌过多,对抗胰岛素而引起继发性糖尿病。久用大量糖皮质激素可引起类固醇糖尿病。通过病史、体检、实验室检查不难鉴别。

(4)除外其他原因所致的酸中毒或昏迷,才能诊断糖尿病酮症酸中毒或高渗性昏迷。

四、治疗

治疗原则为早期、长期、综合、个体化。基本措施为糖尿病教育、饮食治疗、体育锻炼、降糖药物治疗和病情监测。

(一)饮食治疗

饮食治疗是糖尿病治疗的基础疗法,也是糖尿病治疗成功与否的关键。目前主张平衡膳食,掌握好每天进食的总热量、食物成分、规律的餐次安排等,应严格控制和长期执行。饮食治疗的目标是维持标准体重,纠正已发生的代谢紊乱,减轻胰腺负担。饮食控制的方法如下。

1.制订总热量

理想体重(kg)=身高(cm)-105。计算每天所需总热量(成年人),根据休息、轻度、中度、重度体力活动分别给予 104.6～125.52 kJ/kg、125.52～146.44 kJ/kg、146.44～167.36 kJ/kg、不低于 167.36 kJ/kg(40 kcal/kg)的热量。儿童、孕妇、乳母、营养不良、消瘦及伴消耗性疾病者应酌情增加,肥胖者酌减,使患者体重恢复至理想体重的±5%。

2.按食品成分转为食谱三餐分配

根据生活习惯、病情和药物治疗的需要安排。可按每天分配为1/5、2/5、2/5 或 1/3、1/3、1/3;也可按 4 餐分为 1/7、2/7、2/7、2/7。在使用降糖药过程中,按血糖变化再做调整,但不能因降糖药物剂量过大,为防止发生低血糖而增加饮食的总热量。

3.注意事项

(1)糖尿病患者食物选择原则:少食甜食、油腻食品,多食含纤维多的蔬菜、粗粮,在血糖控制好的前提下,可适当进食一些新鲜水果,以补充维生素,但应将热量计算在内。

(2)糖尿病与饮酒:非糖尿病患者长期饮酒易发生神经病变,糖尿病患者长期饮酒可加重神经病变,并可引起肝硬、胰腺炎及多脏器损坏。对戒酒困难者,在血糖控制好和无肝肾病变的前提下,可少量饮酒,一般白酒低于 100 g(2 两),啤酒低于 200 mL。

(二)体育锻炼

运动能促进血液循环,降低非胰岛素依赖型糖尿病患者的体重,提高胰岛素敏感性,改善胰岛素抵抗,改善糖代谢,降低血脂,减少血栓形成,改善心肺功能,促进全身代谢。运动形式有行走、慢跑、爬楼梯、游泳、骑自行车、跳舞、打太极拳等有氧运动,每周 3～5 次,每次 30 分钟以上。胰岛素依赖型糖尿病患者接受胰岛素治疗时,常波动于相对胰岛素不足和胰岛素过多之间。在胰岛素相对不足时进行运动可使肝葡萄糖输出增多,血糖升高,游离脂肪酸和酮体生成增加;在胰岛素相对过多时,运动使肌肉摄取和利用葡萄糖增加,肝葡萄糖生成降低,甚至诱发低血糖。因此对胰岛素依赖型糖尿病患者运动宜在餐后进行,运动量不宜过大。总之,体育锻炼应个体化。

(三)药物治疗

目前临床应用的药物有 6 类,即磺酰脲类、双胍类、α-葡萄糖苷酶抑制药、噻唑烷二酮类、苯甲酸衍生物类、胰岛素。

1.治疗原则

胰岛素依赖型糖尿病一经诊断,则需用胰岛素治疗。非胰岛素依赖型糖尿病患者经饮食控制后如血糖仍高,则需用药物治疗。出现急性并发症者,需急症处理;出现慢性并发症者,在控制血糖的情况下对症处理。

2.磺酰脲类

目前因第一代药物不良反应较大,低血糖发生率高,已较少使用,主要选用第二代药物。

(1)用药方法:一般先从小剂量开始,1~2片/天,根据病情可逐渐增量,最大剂量为6~8片/天。宜在餐前半小时服用。格列本脲作用较强,发生低血糖反应较重,老年人、肾功不全者慎用。格列齐特和格列吡嗪有增强血纤维蛋白溶解活性、降低血液黏稠度等作用,有利于延缓糖尿病血管并发症的发生。格列喹酮的代谢产物由胆汁排入肠道,很少经过肾排泄,适用于糖尿病肾病患者。格列苯脲是新一代磺酰脲类药物,作用可持续 1 天,服用方便,1 次/天,该药不产生低血糖,对心血管系统的影响较小。格列吡嗪控释片(瑞易宁)1 次/天口服,该药可促进胰岛素按需分泌,提高外周组织对胰岛素的敏感性,显著抑制肝糖原的生成,有效降低全天血糖,不增加低血糖的发生率,不增加体重,不干扰脂代谢,不影响脂肪分布;与二甲双胍合用疗效增强。

(2)药物剂量:格列本脲,每片 2.5 mg,2.5~15 mg/d,分 2~3 次服;格列吡嗪,每片 5 mg,5~30 mg/d,分 2~3 次服;格列吡嗪控释片(瑞易宁),每片 5 mg,5~20 mg/d,1 次/天;格列齐特,每片 80 mg,80~240 mg/d,分 2~3 次服;格列喹酮,每片 30 mg,30~180 mg/d,分 2~3 次服;格列苯脲,每片 1 mg,1~4 mg/d,1 次/天。

3.双胍类

(1)常用的药物剂量:肠溶二甲双胍,每片 0.25 g,0.5~1.5 g/d,分 2~3 次口服;二甲双胍,每片 0.5 g,0.85~2.55 g/d,分 1~2 次口服,剂量超过 2.55 g/d 时,最好随三餐分次口服。

(2)用药方法:二甲双胍开始时用小剂量,餐中服,告知患者有可能出现消化道反应,经一段时间有可能减轻、消失;按需逐渐调整剂量,以不超过 2 g/d 肠溶二甲双胍或 2.55 g/d 二甲双胍(格华止)为度;老年人减量。

4.α-葡萄糖苷酶抑制药

用药方法:常用药物如阿卡波糖(拜糖平),开始剂量为 50 mg,3 次/天,

75～300 mg/d;倍欣0.2 mg,3 次/天,与餐同服。合用助消化药、制酸药、胆盐等可削弱效果。

5.胰岛素增敏剂

胰岛素增敏剂包括罗格列酮、吡格列酮等,属于噻唑烷二酮类口服降糖药。

(1)吡格列酮。①用药方法:口服 1 次/天,初始剂量为 15 mg,可根据病情加量直至45 mg/d。肾功能不全者不必调整剂量。②本品不适于胰岛素依赖型糖尿病、糖尿病酮症酸中毒的患者,禁用于对本品过敏者。活动性肝病者不应使用本品。水肿和心功能分级Ⅲ～Ⅳ级患者不宜使用本品。本品不宜用于儿童。用药过程中若谷丙转氨酶水平持续超过 3 倍正常上限或出现黄疸,应停药。联合使用其他降糖药有发生低血糖的危险。③常见不良反应有头痛、背痛、头晕、乏力、恶心、腹泻等,偶有增加体重和肌酸激酶升高的报道。

(2)罗格列酮。①用药方法:起始剂量为 4 mg/d,单次服用;经 12 周治疗后,如需要可加量至8 mg/d,1 次/天或 2 次/天服用。②临床适应证及注意事项同吡格列酮,但本品的肝不良反应少。

6.胰岛素

(1)适应证:胰岛素依赖型糖尿病患者;糖尿病酮症酸中毒、高渗性昏迷和乳酸性酸中毒伴高血糖的患者;合并重症感染、消耗性疾病、视网膜病变、肾病变、神经病变、急性心肌梗死、脑血管意外的患者;因伴发病需外科治疗的围术期患者;妊娠和分娩患者;非胰岛素依赖型糖尿病患者经饮食及口服降糖药治疗未获得良好控制;全胰腺切除引起的继发性糖尿病患者。

(2)临床常用胰岛素制剂:超短效胰岛素、人胰岛素类似物,无免疫原性,低血糖发生率低;短效胰岛素;中效胰岛素;预混胰岛素;长效胰岛素。

五、糖尿病酮症酸中毒

(一)概述

糖尿病酮症酸中毒为最常见的糖尿病急症。酮体包括 β 羟丁酸、乙酰乙酸和丙酮。糖尿病加重时,胰岛素绝对缺乏,三大代谢紊乱,不但血糖明显升高,而且脂肪分解增加,脂肪酸在肝脏经 β 氧化产生大量乙酰辅酶 A,由于糖代谢紊乱,草酰乙酸不足,乙酰辅酶 A 不能进入三羧酸循环氧化供能而缩合成酮体;同时由于蛋白合成减少、分解增加,血中生糖、生酮氨基酸均增加,使血糖、血酮进一步升高。糖尿病酮症酸中毒分为几个阶段:①早期血酮升高称酮血症,尿酮排出增多称酮尿症,统称为酮症。②酮体中 β 羟丁酸和乙酰乙酸为酸性代谢产物,消耗体内储备碱,初期血 pH 正常,属代偿性酮症酸中毒,晚期血 pH 下降,为失代偿性酮症酸中毒。③病情进一步发展,出现神志障碍,称糖尿病酮症酸中毒昏迷。目前本病延误诊断和缺乏合理治疗而造成死亡的情况仍较常见。

1.诱因

胰岛素依赖型糖尿病患者有自发糖尿病酮症酸中毒倾向,胰岛素依赖型糖尿病患者在一定诱因作用下也可发生糖尿病酮症酸中毒。常见诱因有感染、胰岛素治疗中断或不适当减量、饮食不当、各种应激(如创伤、手术、妊娠和分娩等),有时无明显诱因。其中20%～30%无糖尿病病史。

2.病理生理

(1)酸中毒:β羟丁酸、乙酰乙酸及蛋白质分解产生的有机酸增加,循环衰竭、肾脏排出酸性代谢产物减少导致酸中毒。酸中毒可使胰岛素敏感性降低;组织分解增加,K^+从细胞内逸出;抑制组织氧利用和能量代谢。严重酸中毒使微循环功能恶化,降低心肌收缩力,导致低体温和低血压。当血 pH 降至 7.2 以下时,刺激呼吸中枢引起呼吸加深加快;低至 7.1～7.0 时,可抑制呼吸中枢和中枢神经功能,诱发心律失常。

(2)严重失水:严重高血糖、高血酮和各种酸性代谢产物引起渗透压性利尿,大量酮体从肺排出又带走大量水分,厌食、恶心、呕吐使水分大量减少,从而引起细胞外失水;血浆渗透压增加,水从细胞内向细胞外转移引起细胞内失水。

(3)电解质平衡紊乱:渗透性利尿同时使钠、钾、氯、磷等大量丢失,厌食、恶心、呕吐使电解质摄入减少,引起电解质代谢紊乱。胰岛素作用不足,物质分解增加、合成减少,K^+从细胞内逸出导致细胞内失钾。由于血液浓缩、肾功能减退时 K^+ 滞留及 K^+ 从细胞内转移到细胞外,因此血钾浓度可正常或增高,掩盖体内严重缺钾。随着治疗过程中补充血容量(稀释作用),尿量增加、K^+ 排出增加,以及纠正酸中毒、应用胰岛素使 K^+ 转入细胞内,可发生严重低血钾,诱发心律失常,甚至心脏骤停。

(4)携带氧系统失常:红细胞向组织供氧的能力与血红蛋白和氧亲和力有关,可由血氧离解曲线来反映。糖尿病酮症酸中毒时红细胞糖化血红蛋白增加、2,3-二磷酸甘油酸减少,使血红蛋白与氧亲和力增高,血氧离解曲线左移。酸中毒时,血氧离解曲线右移,释放氧增加,起到代偿作用。若纠正酸中毒过快,失去这一代偿作用,而血糖化血红蛋白仍高,2,3-二磷酸甘油酸仍低,可使组织缺氧加重,引起脏器功能紊乱,尤其以脑缺氧加重导致脑水肿最为重要。

(5)周围循环衰竭和肾功能障碍:严重失水、血容量减少和微循环障碍未能及时纠正,可导致低血容量性休克。肾灌注量减少引起少尿或无尿,严重者发生急性肾衰竭。

(6)中枢神经功能障碍:严重酸中毒、失水、缺氧、体循环及微循环障碍可导致脑细胞失水或水肿、中枢神经功能障碍。此外,治疗不当如纠正酸中毒时给予碳酸氢钠不当导致反常性脑脊液酸中毒加重、血糖下降过快或输液过多过快、渗透压不平衡可引起继发性脑水肿并加重中枢神经功能障碍。

(二)临床表现

早期三多一少症状加重;酸中毒失代偿后,病情迅速恶化,疲乏、食欲缺乏、恶心、呕吐,多尿、口干、头痛、嗜睡、呼吸深快,呼气中有烂苹果味(丙酮);后期严重失水,尿量减少、眼眶下陷、皮肤黏膜干燥,血压下降、心率加快,四肢厥冷;晚期可有不同程度意识障碍,反射迟钝、消失,甚至昏迷。感染等诱因引起的临床表现可被糖尿病酮症酸中毒的表现所掩盖。少数患者表现为腹痛,类似急腹症。

(三)诊断

1.辅助检查

(1)尿:尿糖强阳性、尿酮阳性,当肾功能严重损害而肾阈增高时尿糖和尿酮可减少或消失。可有蛋白尿和管型尿。

(2)血:血糖增高,一般为 16.7～33.3 mmol/L,有时可达 55.5 mmol/L 以上。血酮体升高,正常低于 0.6 mmol/L,高于 1.0 mmol/L 为高血酮,高于 3.0 mmol/L 提示酸中毒。血 β 羟丁酸升高。血实际 HCO_3^- 和标准 HCO_3^- 降低,二氧化碳结合力降低,酸中毒失代偿后血 pH 下降;剩余碱负值增大,阴离子间隙增大,与 HCO_3^- 降低大致相等。血钾初期正常或偏低,尿量减少后可偏高,治疗后若补钾不足可严重降低。血钠、血氯降低,血尿素氮和肌酐常偏高。血浆渗透压轻度上升。部分患者即使无胰腺炎存在,也可出现血清淀粉酶和脂肪酶升高,治疗后数天内降至正常。即使无合并感染,也可出现白细胞计数及中性粒细胞比例升高。

2.诊断要点

早期诊断是决定治疗成败的关键,临床上对于原因不明的恶心、呕吐、酸中毒、失水、休克、昏迷的患者,尤其是呼吸有酮味(烂苹果味)、血压低而尿量多者,不论有无糖尿病病史,均应想到本病的可能性。立即查末梢血糖、血酮、尿糖、尿酮,同时抽血查血糖、血酮、β 羟丁酸、血尿素氮、肌酐、电解质、血气分析等以肯定或排除本病。

3.鉴别诊断

(1)其他类型糖尿病昏迷:低血糖昏迷、高血糖高渗状态、乳酸性酸中毒。

(2)其他疾病所致昏迷:脑膜炎、尿毒症、脑血管意外等。部分患者以糖尿病酮症酸中毒作为糖尿病的首发表现,某些患者因其他疾病或诱发因素为主诉,有些患者糖尿病酮症酸中毒与尿毒症或脑卒中共存等使病情更为复杂,应注意辨别。

(四)防治

治疗糖尿病,使病情得到良好控制,及时防治感染等并发症和其他诱因,是主要的预防措施。

对早期酮症患者,仅需给予足量短效胰岛素及口服补充液体,严密观察病情,定期查血糖、血酮,调整胰岛素剂量;对酮症酸中毒甚至昏迷患者,应立即抢救,根据临床情况和末梢血糖、血酮、尿糖、尿酮测定作出初步诊断后即开始治疗,治疗前必须同时抽血送生化检验。

治疗原则:尽快补液以恢复血容量、纠正失水状态,降低血糖,纠正电解质及酸碱平衡失调,同时积极寻找和消除诱因,防治并发症,降低病死率。

1.补液

补液是治疗的关键环节。只有在有效组织灌注改善、恢复后,胰岛素的生物效应才能充分发挥。通常使用生理盐水。输液量和速度的掌握非常重要,糖尿病酮症酸中毒失水量可达体重的10%以上,一般根据患者体重和失水程度估计已失水量,开始时输液速度较快,在 1～2 小时内输入 0.9% 氯化钠 1 000～2 000 mL,前 4 小时输入所计算失水量 1/3 的液体,以便尽快补充血容量,改善周围循环和肾功能。如治疗前已有低血压或休克,快速输液不能有效升高血压,应输入胶体溶液并采用其他抗休克措施。以后根据血压、心率、每小时尿量、末梢循环情况及有无发热、吐泻等决定输液量和速度,老年患者及有心、肾疾病的患者,必要时监测中心静脉压,一般每4～6 小时输液 1 000 mL。24 小时输液量应包括已失水量和部分继续失水量,一般为4 000～6 000 mL,严重失水者可达6 000～8 000 mL。开始治疗时不能给予葡萄糖液,当血糖下降至13.9 mmol/L时,改用5%葡萄糖液,并且每2～4 g 葡萄糖加入1 U 短效胰岛素。有建议配合使用胃管灌注温的0.9%氯化钠或温开水,但不宜用于有呕吐、胃肠胀气或上消化道出血者。

2.胰岛素治疗

目前,均采用小剂量(短效)胰岛素治疗方案,即每小时给予每千克体重0.1 U胰岛素,使血清胰岛素浓度恒定达到 100～200 μU/mL,此方案有抑制脂肪分解和酮体生成的最大效应及相当强的降低血糖效应,而促进 K^+ 运转的作用较弱。通常将短效胰岛素加入生理盐水中持续静脉滴注(应另建输液途径),亦可间歇静脉注射,剂量均为每小时每千克体重 0.1 U。重症患者[指有休克和(或)严重酸中毒和(或)昏迷者]应酌情静脉注射,首次负荷剂量为 10～20 U 胰岛素。血糖下降速度一般以每小时降低 3.9～6.1 mmol/L 为宜,每 1～2 小时复查 1 次血糖,若在补足液量的情况下,2 小时后血糖下降不理想或反而升高,提示患者对胰岛素敏感性较低,胰岛素剂量应加倍。当血糖降至 13.9 mmol/L 时开始输入 5％葡萄糖溶液,并按比例加入胰岛素,此时仍需每 4～6 小时复查 1 次血糖,调节输液中胰岛素的比例及每 4～6 小时皮下注射 1 次胰岛素,1 次 4～6 U,使血糖水平稳定在较安全的范围内。病情稳定后,过渡到胰岛素常规皮下注射。

3.纠正电解质及酸碱平衡失调

本病酸中毒主要由酮体中酸性代谢产物引起,经输液和胰岛素治疗后,酮体水平下降,酸中毒可自行纠正,一般不必补碱。严重酸中毒影响心血管、呼吸和神经系统功能,应给予相应治疗,但补碱不宜过多、过快,补碱指征为血 pH<7.1,HCO_3^-<5 mmol/L。应采用等渗碳酸氢钠(1.25％～1.4％)溶液。给予碳酸氢钠 50 mmol/L,即将 5％碳酸氢钠 84 mL 加注射用水至 300 mL 配成 1.4％等渗溶液,一般仅给 1～2 次。若不能通过输液和应用胰岛素纠正酸中毒,而补碱过多过快,可产生不利影响,包括脑脊液反常性酸中毒加重、组织缺氧加重、血钾下降和反跳性碱中毒等。

糖尿病酮症酸中毒患者有不同程度失钾,失钾总量达为 300～1 000 mmol。如上所述,治疗前的血钾水平不能真实反映体内缺钾程度,补钾应根据血钾和尿量:治疗前血钾低于正常,立即开始补钾,前 2～4 小时通过静脉输液,每小时补钾 13～20 mmol/L(相当于氯化钾 1.0～1.5 g);血钾正常、尿量>40 mL/h,也立即开始补钾;血钾正常、尿量<30 mL/h,暂缓补钾,待尿量增加后再开始补钾;血钾高于正常,暂缓补钾。前 24 小时内可补氯化钾达 6～8 g 或以上,部分稀释后静脉输入,部分口服。治疗过程中定时监测血钾和尿量,调整补钾量和速度。病情恢复后仍应继续口服钾盐数天。

4.处理诱发病和防治并发症

在抢救过程中,要注意治疗措施之间的协调及从一开始就重视防治重要并发症,特别是脑水肿和肾衰竭,维持重要脏器功能。

(1)休克:如休克严重且经快速输液后仍不能纠正,应详细检查并分析原因,例如确定有无合并感染或急性心肌梗死,给予相应措施。

（2）严重感染：是本病常见诱因，亦可继发于本病之后。因糖尿病酮症酸中毒可引起低体温和血白细胞计数升高，故不能以有无发热或血常规改变来判断，应积极处理。

（3）心力衰竭、心律失常：年老或合并冠状动脉病变（尤其是急性心肌梗死）时，补液过多可导致心力衰竭和肺水肿，应注意预防。可根据血压、心率、中心静脉压、尿量等调整输液量和速度，酌情应用利尿药和正性肌力药。血钾过低、过高均可引起严重心律失常，宜用心电监护，及时治疗。

（4）肾衰竭：是本病主要死亡原因之一，与原来有无肾脏病变、失水和休克程度、有无延误治疗等密切相关。强调注意预防，治疗过程中密切观察尿量变化，及时处理。

（5）脑水肿：病死率极高，应着重预防、早期发现和治疗。脑水肿常与脑缺氧、补碱不当、血糖下降过快等有关。如经治疗后，血糖有所下降，酸中毒改善，但昏迷反而加重，或虽然一度清醒，但烦躁、心率快、血压偏高、肌张力增高，应警惕脑水肿的可能。可给予地塞米松（同时观察血糖，必要时加大胰岛素剂量）、呋塞米。在血浆渗透压下降过程中出现的脑水肿可给予清蛋白。慎用甘露醇。

（6）胃肠道表现：因酸中毒引起呕吐或伴有急性胃扩张者，可用 1.25% 碳酸氢钠溶液洗胃，清除残留食物，预防吸入性肺炎。

六、高血糖高渗状态

（一）概述

高血糖高渗状态是糖尿病急性代谢紊乱的另一临床类型，以严重高血糖、高血浆渗透压、脱水为特点，无明显酮症酸中毒患者常有不同程度的意识障碍或昏迷。高血糖高渗状态与高渗性昏迷略有不同，因为部分患者并无昏迷，部分患者可伴有酮症。多见于老年糖尿病患者，原来无糖尿病病史，或仅有轻度症状，用饮食控制或口服降糖药治疗时。

诱因为引起血糖增高和脱水的因素：急性感染、外伤、手术、脑血管意外等应激状态，使用糖皮质激素、免疫抑制剂、利尿剂、甘露醇等药物，水摄入不足或失水，透析治疗，静脉高营养疗法等。有时在病程早期因误诊而输入大量葡萄糖液或因口渴而摄入大量含糖饮料可诱发本病或使病情恶化。

（二）临床表现

本病起病缓慢，最初表现为多尿、多饮，但多食不明显或反而食欲缺乏，以致常被忽视。逐渐出现严重脱水和神经、精神症状，患者反应迟钝、烦躁或淡漠、嗜睡,逐渐陷入昏迷、抽搐,晚期尿少甚至无尿。就诊时呈严重脱水、休克状态,可有神经系统损害的定位体征,但无酸中毒样深大呼吸。与糖尿病酮症酸中毒相比,失水更为严重、神经精神症状更为突出。

(三)诊断

1.辅助检查

实验室检查:血糖达到或超过 33.3 mmol/L(一般为 33.3～66.8 mmol/L),有效血浆渗透压达到或超过 320 mmol/L(一般为 320～430 mmol/L)可诊断本病。血钠正常或增高。尿酮体阴性或弱阳性,一般无明显酸中毒(二氧化碳结合力高于 15 mmol/L),借此与糖尿病酮症酸中毒鉴别,但有时两者可同时存在。[有效血浆渗透压(mmol/L)=2×(Na^+＋K^+)＋血糖(均以 mmol/L 计算)]。

2.诊断要点

本病病情危重、并发症多,病死率高于糖尿病酮症酸中毒,强调早期诊断和治疗。临床上凡遇原因不明的脱水、休克、意识障碍及昏迷,均应想到本病可能性,尤其是血压低而尿量多者,不论有无糖尿病史,均应进行有关检查以肯定或排除本病。

(四)治疗

治疗原则同糖尿病酮症酸中毒。本病失水比糖尿病酮症酸中毒更为严重,可达体重的 10%～15%,输液要更为积极小心,24 小时补液量可达 6 000～10 000 mL。关于补液的种类和浓度,目前多主张治疗开始时用等渗溶液,如 0.9%氯化钠,这是因为大量输入等渗液不会引起溶血,有利于恢复血容量,纠正休克,改善肾血流量,恢复肾脏调节功能。休克患者应额外给予血浆或全血。如无休克或休克已纠正,在输入生理盐水后血浆渗透压高于 350 mmol/L,血钠高于 155 mmol/L,可考虑输入适量低渗溶液,如0.45%或 0.6%氯化钠。视病情可考虑同时给予胃肠道补液。当血糖下降至16.7 mmol/L时,开始输入 5%葡萄糖液,并按每 2～4 g 葡萄糖加入 1 U 胰岛素进行补液。应注意高血糖是维护患者血容量的重要因素,如血糖迅速降低而补液不足,将导致血容量和血压进一步下降。胰岛素治疗方法与糖尿病酮症酸中毒相似,静脉注射胰岛素首次负荷量后,继续以每小时每千克体重0.05～0.1 U的速率静脉滴注胰岛素,一般来说本病患者对胰岛素较敏感,因而胰岛素用量较小。补钾要及时,一般不补碱。应密切观察从脑细胞脱水转为脑水肿的可能,患者可一直处于昏迷状态,或稍有好转后又陷入昏迷,应密切注意病情变化,及早发现和处理。

第六章

公共卫生管理

第一节　公共卫生的任务和职能

一、公共卫生的任务

公共卫生的任务可分为 6 个部分。

(1)预防疾病的发生和传播。

(2)保护环境免受破坏。

(3)预防意外伤害。

(4)促进和鼓励健康行为。

(5)对灾难作出应急反应,并帮助社会从灾难中恢复。

(6)保证卫生服务的有效性和可及性。

二、公共卫生的职能

公共卫生应履行 3 项职能和 10 项必需的服务。

(一)评估职能

公共卫生部门要评估社会卫生状况,了解是否有足够的资源来处理所认定的问题。

(1)监控卫生状况和鉴别社会卫生问题。

(2)诊断和研究社会的卫生问题和卫生危害。

(二)研制职能

公共卫生部门应提供有效的服务。

(1)告知和教育人们有关的卫生问题。

(2)动员社会成员鉴别和解决卫生问题。

(3)制定政策和计划,支持个人和社区的成员为健康而努力。

(三)保障职能

公共卫生部门应提供有效的服务。

(1)执行法律和规章,保护健康,保障安全。

(2)保证提供综合卫生服务。

(3)保障合格的公共卫生和医疗服务的人力资源。

(4)评估个体和群体的卫生服务的效率、可及性和质量。

第二节 公共卫生体系

公共卫生体系是指在一定权限范围内提供必要公共卫生服务的公共、民营和志愿组织的总体。它不仅仅是指卫生部门,更不仅仅是疾病预防和控制机构及卫生监督机构,而是具有不同作用、关系和相互作用的网络,为整个社区和地方公众的健康和幸福服务的各种组织机构。

传统的公共卫生体系应包括政府公共卫生管理部门、公共卫生服务提供机构、公共卫生学术机构及其他主要从事公共卫生服务提供的机构。美国医学会在定义公共卫生系统时将社区、学校、企业、雇主及媒体都列为公共卫生的潜在组成部分,认为这些部分的参与将有效地改善居民的社会经济状况、健康知识和工作环境,这对公共卫生项目的执行及实施的效果和效率都会产生直接的影响。所以,全面来讲,公共卫生体系应该涵盖为整个社区和地方公众健康和福利服务的各种组织。

(1)国家、省、市和地方的公共卫生机构。

(2)卫生保健提供者。

(3)公共安全组织,如警察、消防、医疗急救中心。

(4)环境保护、劳动保护和食品安全机构。

(5)教育、体育促进机构和组织。

(6)娱乐和文艺组织,主要是为社区和在社区居住、工作和娱乐的人们提供物质和精神生活环境。

(7)民政部门、各种慈善组织、社区内与健康有关的部门和组织、志愿者组织及企业等。

第三节　突发公共卫生事件应急管理

一、突发公共卫生事件应急管理的概念

突发公共卫生事件应急管理即通常所说的突发公共卫生事件应对,包括应对准备和应急处理两部分内容。其定义是指在突发公共卫生事件发生前或发生后,采取相应的监测、预警、物资储备等应急准备及现场处置等措施,及时预防引起突发公共卫生事件的潜在因素、控制已发生的突发公共卫生事件,同时对突发公共卫生事件实施紧急的医疗救治,以减少其对社会、政治、经济、人民群众健康和生命安全的危害。

突发公共卫生事件应急管理的目的是有效预防、及时控制和消除突发公共卫生事件及其危害,最大限度地减少突发公共卫生事件对公众健康和安全造成的影响,保障公众身心健康与生命安全。因此,突发公共卫生事件应急管理的范围既包括重大急性传染病、群体性不明原因疾病、重大食物中毒和职业中毒、核辐射损伤等突发公共卫生事件,还包括由自然灾害、事故灾难或社会安全等引起的各种严重影响公众身心健康的突发公共事件。

二、突发公共卫生事件应急管理的原则

(一)预防为主

预防为主是任何突发事件应对都必须首先遵循的原则,提高全社会对突发公共卫生事件的防范意识,落实各项防范措施,做好应急人员、处置技术、物资装备、工作经费等的储备,对各类可能引发突发公共卫生事件的危险因素及时进行分析、预测、预警,做到早发现、早报告、早处置,防患于未然。

(二)报告及时

根据《中华人民共和国突发事件应对法》《中华人民共和国传染病防治法》《突发公共卫生事件应急条例》等法律法规要求,必须按照规定时限和程序进行突发公共卫生事件的报告,认真实施突发公共卫生事件、传染病疫情定期统计分析、报告反馈制度,并要对其他源自媒体、群众举报等非官方途径的突发公共卫生事件相关信息进行主动监测、核实、报告和处置。

(三)协同合作

突发公共卫生事件涉及方方面面,其应对必然是在政府统一领导和指挥下,各有关部门按照预案规定的职责,分工合作,联防联控。同时,突发公共卫生事件的应对也需要进行社会动员、依靠群众,形成群防群控的局面。卫生部门在突发公共卫生事件应急管理中,要主动与有关部门进行沟通联系,建立紧密、高效的协调、联防、信息共享等工作机制。

(四)分类分级管理

根据突发公共卫生事件的范围、性质和危害程度,对其进行分类、分级管理,我国的突发公共卫生事件划分为特别重大(Ⅰ级)、重大(Ⅱ级)、较大(Ⅲ级)和一般(Ⅳ级)。针对不同级别的突发公共卫生事件,应当制定不同的应急管理方案,并对应由中央、省、市、县级政府为主,负责事件的应急处置。

(五)依法科学处置

突发公共卫生事件应急处置必须按照《中华人民共和国传染病防治法》《突发公共卫生应急条例》及各级各类应急预案的规定依法实施,而不是凭个人经验、主观意志进行处理。同时,突发公共卫生事件应急处置中要充分发挥专业技术机构的作用,重视开展相关科研工作,为突发公共卫生事件的应急处理提供重要的技术支撑。

三、突发公共卫生事件应急管理的内容

根据突发公共卫生事件发生、发展过程的不同阶段(潜伏、暴发、蔓延、稳定、下降、恢复)特征,突发公共卫生事件的应急管理可对应分为预防准备、监测预警、信息报告、应急反应、善后处理5大功能体系。

(一)预防准备

《中华人民共和国突发事件应对法》明确规定,突发事件应对工作实行预防为主、预防与应急相结合的原则,预防准备是突发公共卫生事件应急管理最为重要的内容。预防准备工作主要包括编制应急预案和技术方案,从组织队伍、人员培训、应急演练、通信装备、器材、检测仪器、交通工具等方面有效落实应急防备的各项组织措施和技术措施。一旦发生各类突发公共卫生事件,能迅速组织力量,有效开展处置,最大限度地减少事件带来的危害性。

(二)监测预警

应用统一、规范的监测预警网络系统,对突发公共卫生事件的潜在危险因素、事件发生后的现场处置信息、事件发展的影响因素开展连续、系统、完整的收集、分析和报告，对监测发现的异常信号发出警告，提前制定和落实应急措施，以减少突发公共卫生事件发生的频次和降低事件造成的危害。各级卫生行政部门根据疾病预防控制机构、卫生监督机构、医疗机构提供的监测信息，按照事件发生、发展的规律和特点，及时组织专家分析、判断事件对公众身心健康的危害程度、可能的发展趋势，及时作出相应级别的预警，一般可以分为特别重大、重大、较大和一般 4 种级别，依次用红、橙、黄、蓝 4 种颜色代表。

（三）信息报告

任何单位和个人都有权向国务院卫生行政部门和地方各级政府及其卫生主管部门报告突发公共卫生事件相关信息，也有权向上级政府部门举报不履行或者不按照规定履行突发公共卫生事件应急处置职责的部门、单位和个人。报告的程序和时限、报告的内容、报告的方式根据《中华人民共和国传染病防治法》《突发公共卫生事件应急条例》《国家突发公共卫生事件相关信息报告管理工作规范（试行）》等相关法律法规执行。

（四）应急反应

应急反应是要在初步判断事件性质、级别后，立即组织人员实施应急响应措施，尽可能及早干预，降低事件危害程度，并随着事件调查处置的深入，不断调整完善应急措施。需要强调的是，突发公共卫生事件的应急处理必须做到统一领导、统一方案、统一发布信息，以免在紧急状况下出现行动和信息口径的混乱，对整体应急处理造成不利影响。

（五）善后处理

突发公共卫生事件结束后，应开展事后评估、奖惩、责任追究、抚恤、补助等善后处理工作，总结防控的经验教训，防止今后类似突发公共卫生的发生或在事件发生时手足无措。

第四节　突发公共卫生事件应急预案编制

应急预案是突发事件应急准备工作的核心内容，是及时、有序、有效地开展事件应急处置的重要保障。我国目前已初步形成了由总体预案、专项预案、部门预案、单项预案、地方预案和单位预案等组成的突发事件应急预案体系。

一、突发公共卫生事件应急预案体系和预案框架

我国目前的突发公共卫生事件应急预案体系是在《国家突发公共事件总体应急预案》的指导下，以《国家突发公共卫生事件应急预案》和《国家突发公共事件医疗卫生救援应急预案》两个专项预案为主体，多个单项预案、部门预案组成的预案体系，是国家突发公共事件应急预案体系的重要组成部分。各级地方人民政府及其有关部门在上级应急预案的指导下也制定了本辖区的突发公共卫生事件应急预案、部门预案和单项预案。为进一步指导和规范突发公共卫生事件应急处理，提高应急预案的操作性，可为应急预案，特别是各单项预案，制定与之配套的应急技术方案或操作手册。目前，国家已制定了人禽流行性感冒等多个单项应急预案的技术方案。

应急预案的框架一般包含总则（编制目的、编制依据、事件分类分级、适用范围、工作原则）、组织体系（领导机构、办事机构、工作机构、地方机构、专家组）、运行机制（监测预警、应急处置、恢复重建、信息发布）、应急保障（人力资源、财力保障、物资保障、基本生活保障、医疗卫生保障、交通运输保障、治安维护、人员防护、通信保障、科技支撑、公共设施等）、监督管理（预案演练、宣传培训、责任奖惩）和附则（预案管理说明、发布实施日期）等部分。

二、预案制定的指导思想和基本原则

预案的编制是依据国家有关法律、法规、规章中关于应急预案的条文，上级政府和有关部门的应急预案及本地区的实际情况进行的。不论是哪一级或哪一部门制定的预案，都必须坚持预防为主的方针，并遵循以下指导思想和基本原则。

(一)以人为本，减少危害

"以人为本"是科学发展观的本质和核心，预案编制的目的就是为了最大限度地减少人员伤亡和健康危害，保障人民群众的身体健康和生命安全，维护社会稳定，贯彻"以人为本，科学发展"的理念和要求。

(二)居安思危，预防为主

预案应着重于平时的常态管理与非常态下应急处置的有机结合，实现预防为主、平战结合、常备不懈的目标。

(三)统一领导，分级负责

建立统一领导、条块结合、分类管理、分级负责、属地管理为主的应急管理体

制,实行党委领导下的行政负责制,充分发挥专业应急机构的作用。

(四)依法规范,加强管理

明确预案的法律地位,赋予其一定的法律效力,使应对突发事件的工作规范化、制度化、法制化,依法加强管理,更好地维护公众的合法权益。

(五)快速反应,协同应对

加强以属地管理为主的应急处置队伍建设,建立联动协调制度,充分动员和发挥乡镇、社区、社会团体和志愿者队伍的作用,依靠公众力量,形成统一指挥、反应灵敏、功能齐全、协调有序、运转高效的应急管理机制。

(六)依靠科技,提高素质

加强公共安全科研和技术开发,采用先进的监测、预测、预警、预防和应急处置技术及设施;充分发挥专家队伍和专业人员的作用,提高应对突发公共事件的科技水平和指挥能力,避免发生次生、衍生危害事件;加强宣传和培训教育,提高公众自救、互救和应对各类突发公共事件的综合素质。

三、应急预案编制中应注意的问题

(一)预案的适用性

(1)依据事件性质要有针对性。

(2)仅适用于直接管辖的层面,既要考虑与上级预案相衔接,又要针对本地管理实际,有较强的实际适应性。

(3)预案适用于应急处置,大量的工作是应急防备,应明确应急防备的要求。

(二)预案编制前的准备工作

在预案编制前应收集相关的背景资料进行风险分析或脆弱性评估,应对的策略措施与关键环节、可用的资源、法律法规的要求等要充分研究,并使预案链与事件链相匹配,根据应急目的提出相应的任务。

(三)编制预案

编制预案的过程中应特别关注应急组织体系与各自的职责,明确职责任务的分解,既要避免重叠交叉,又要避免留有空当。明确应急各阶段的工作程序和评估程序,使每个组织和人员明确应急各阶段做什么、为什么做、谁去做、什么时间做、什么地点做、如何做的问题。其中,关于如何做的问题应制定对应的操作手册,明确规范的操作方法和应达到的标准。

除按照《中华人民共和国突发事件应对法》有关应急预案编制的要求与框架,主要从应急管理层面进行预案设计外,在应急现场实践中,还应考虑编制与预案匹配的现场技术处置方案、与处置原理或技术相关的操作手册,这在单项预案的编制中尤为重要。

第五节　突发公共卫生事件应急工作机制

我国目前卫生应急工作主要围绕应急预案、法制、体制和机制的"一案三制"建设展开,突发公共卫生事件应急机制,建设也是卫生应急工作的核心之一。所谓应急机制,就是应急管理制度和方法的具体运行流程、各工作要素间的相互作用和关系。作为政府部门和公共卫生专业机构,建立"统一指挥、反应灵敏、协调有序、运转高效"的突发公共卫生事件应急工作机制,是提高应急水平和效率的重要基础。

一、预防与应急准备机制

在上级预案的指导下,根据本辖区内突发公共卫生事件的特点和工作实际情况编制本级、本单位的突发公共卫生事件、救灾防病、实验室生物安全等应急预案,以及各种单项应急预案及其配套的技术方案。加强应急小分队的日常管理,组织开展预案、技术方案、应急处置技术的培训和演练、拉练。开展卫生应急知识的社会宣传,提高群众在突发公共卫生事件应急处置中的参与性、协作性和自我防护意识。

二、监测预警机制

通过开展疫情网络直报、突发公共卫生事件相关信息监测报告、各类专病监测等方式,收集、整理、分析突发公共卫生事件相关信息资料,评估事件发展趋势和危害程度,在事件发生之前或早期发出警报,以便相关部门和事件影响的目标人群及时作出反应,预防或减少事件的危害。

三、应急决策与处置机制

通过信息收集、专家咨询等方式来为制订工作方案提供参谋,科学果断作出应急决策,并综合协调好应急处置的各项工作措施,以最小的代价有效处置突发事件。应急决策与处置机制中,应急响应与组织协调方面还应建立更明确、更具体的机制,明确单位内部各有关部门的职责和工作程序,突发公共卫生事件的分级响应程序和相应措施,做到各个处置环节无缝衔接,既不留有空白,也不重叠交叉。

四、信息发布与舆论引导机制

根据权限,在第一时间主动、及时、准确的向公众发布预警和有关突发事件及应急管理方面的信息,宣传避免或减轻危害的常识,提高主动引导和把握舆论的能力,增强信息透明度,把握舆论主动权,引导与提高公众自我保护能力。

五、社会动员机制

在日常和紧急情况下,动员社会力量进行自救、互救或参与政府应急管理行动。在应急处置过程中,对民众善意疏导、正确激励、有序组织,提高全社会的安全意识和应急能力。

六、善后恢复与重建机制

积极稳妥的开展生产自救,做好善后处置工作,把损失降到最低,让受灾地区和灾区民众尽快恢复正常的生产、生活和工作秩序,实现常态管理与非常态管理的有机转换。

七、调查评估机制

遵循公平、公开、公正的原则,自评或引入第三方评估机制,开展应急管理过程评估、灾后损失和需求评估,以查找和发现工作中存在的问题和薄弱环节,提出改进措施,不断完善应急管理工作。

八、应急保障机制

建立完善的突发公共卫生事件应急管理制度、技术、物资、经费、通信、交通、基本生活等保障措施。制定应急所需人、财、物等资源清单,明确资源的调用、分配、使用过程追踪等程序,规范应急资源在常态和非常态下分类和分布、生产和储备、运输和配送等的管理,实现应急资源供给和需求的综合协调与配置。

第六节　突发公共卫生事件的应急处置

一、突发公共卫生事件的应急响应

医疗卫生机构不仅要做好传染病暴发流行、食物中毒、职业中毒、群体性不明原因疾病等突发公共卫生事件的应急处理工作,而且也承担着自然灾害、事故灾难、社会安全事件等突发事件发生后所导致健康安全问题的应急处置。各级、各类医疗卫生机构应在当地政府的统一领导指挥下,依据国家有关法律法规和当地应急预案(突发公共卫生事件应急预案、突发公共事件医疗卫生救援应急预案、各种单项预案)的规定,分级启动应急响应。

(一)医疗机构

立即启动紧急医学救援领导小组,组织专家组和医护应急小分队对患者及时进行救治,并腾出必要的病房、床位、医疗抢救设备用于突发公共卫生事件中患者的救治。同时,医疗机构应做好突发公共卫生事件和相关传染病患者报告、患者标本采集和检测送样、重症和特殊患者的转诊、组织医疗力量支援和指导基层、每天向卫生行政部门上报患者伤情和治疗进展情况等应急工作措施。

(二)疾病预防控制机构

根据事件情况和上级指令,立即组织应急小分队队员赴现场开展突发公共卫生事件的现场流行病学调查、采样检测,迅速查明事件原因,同时采取有效防控措施,防止事件的进一步发展,按照国家突发公共卫生事件报告的有关要求,及时进行网络直报事件的初次报告、进程报告和结案报告。

(三)卫生监督机构

卫生监督机构主要负责突发公共卫生事件应急处理过程中,各有关单位和人员应急措施落实和法定职责义务履行的监督执法。

突发公共卫生事件应急处理完成后,所有患者均得到有效救治、疫情得到消除或有效控制,经本级政府或突发公共卫生事件应急指挥机构,或卫生行政部门批准同意,各级医疗卫生机构可终止对事件的应急响应。

二、医疗卫生机构突发公共卫生事件应急处理的组织体系

(一)疾病预防控制机构

疾病预防控制机构是突发公共卫生事件监测预警和现场应急处置的主要专业力量,必须建立完善的应急组织体系,提高应对各类突发公共卫生事件的指挥协调能力。通常设立由本单位主要领导任组长的应急处置领导小组,在领导小组下设立专家咨询、宣传报道(风险沟通)、疫情分析、现场处置、检验检测、后勤保障等工作小组,并成立专门科室(应急办公室)或在挂靠科室设立专门岗位负责应急处置综合协调和日常管理工作,遵循统一领导、明确职责、协同共进的原则,有效开展突发公共卫生事件的应急处置工作。

1.领导小组

全面领导本单位的应急处置工作,组织、指挥、协调各项应急措施的落实,根据上级部门、领导和专家的意见,及时作出应急处置决策。

2.应急办公室(综合协调组)

在日常工作中负责预案编制和修订、疫情的监测预警、应急物资储备、应急队伍培训和演练等应急管理工作。在发生突发公共卫生事件时,及时向领导小组报告事件情况和事件的发展态势,提出应急措施建议,并根据领导小组的决定,综合协调各工作小组开展应急处置工作,实施人、财、物等应急资源的调配。

3.专家咨询组

做好疾病预防控制应急处置的技术参谋工作,为领导小组正确判断突发事件发展态势、制定应对策略提供专家建议;解决应急处置中的技术疑难问题,开展现场流行病学调查和实验室检测的应用性研究;及时对应急处置工作进行总结分析和开展效果评估。

4.宣传报道(风险沟通)组

及时收集各工作小组应急处置工作信息,及时编发工作快讯、简报、新闻稿件等报道工作进展情况;开展卫生应急知识的科普宣传工作,制作各类健康教育图文资料,负责应急处置期间群众电话热线咨询的答复工作;对媒体、公众及时发布事件处置进展相关信息,开展风险沟通工作;负责应急处置工作现场摄像摄影,并做好影像资料的整理归档工作。

5.疫情分析组

负责传染病疫情和突发公共卫生事件的应急监测,及时进行分析和预警,随时为领导小组、上级部门和领导提供各类疫情分析材料。

6.现场处置组

按照传染病与生物恐怖、食物安全事故、突发中毒和化学恐怖、核和辐射事故、自然灾害等分类方式,从对应科室抽调相关专业人员组成若干支应急小分队,分别负责不同性质突发公共卫生事件的现场调查处置工作。

7.检验检测组

负责应急标本的实验室检测和开展相关科学研究。

8.后勤保障组

确保应急处置交通运输工具和通信设备正常运行,及时采购、运送和发放应急处置所需物品,落实应急处置所需经费和解决应急处置人员的食宿和交通等保障问题。

(二)医疗机构

医疗机构也可参考疾病预防控制机构应急处置组织体系的框架,成立由医院主要领导任组长的领导小组和有关工作小组,分工负责医疗救治、临床化验等辅助诊断、专家会诊、后勤保障、院感控制、疫情报告和分析、信息收集和宣传报道、患者转运和科研攻关等工作。

参考文献

[1] 李欣吉,郭小庆,宋洁,等.实用内科疾病诊疗常规[M].青岛:中国海洋大学出版社,2020.

[2] 李姗姗.临床内科疾病诊疗[M].北京:科学技术文献出版社,2019.

[3] 杨佳丽.新编消化内科疾病诊疗精要[M].长春:吉林科学技术出版社,2018.

[4] 范从华.突发公共卫生事件理论与实践[M].昆明:云南科技出版社,2020.

[5] 杜秀华.实用内科疾病诊疗[M].北京:科学技术文献出版社,2019.

[6] 王雪涛.新编心内科疾病诊疗技术[M].汕头:汕头大学出版社,2018.

[7] 孔令建.消化内科疾病诊疗理论与实践[M].北京:中国纺织出版社,2018.

[8] 张传江.现代内科疾病诊疗学[M].昆明:云南科技出版社,2017.

[9] 岳亮,于群.实用临床内科疾病诊疗学[M].长春:吉林科学技术出版社,2019.

[10] 姜旭,李二娟,李连朝.综合内科疾病诊疗实践[M].长春:吉林科学技术出版社,2017.

[11] 王书伟,姜强,胡延旭.内科疾病诊疗[M].天津:天津科学技术出版社,2018.

[12] 吴俊芳.内科疾病诊疗与临床实践[M].北京:科学技术文献出版社,2017.

[13] 欧阳雁玲.公共卫生服务[M].北京:国家开放大学出版社,2020.

[14] 袁良东.内科疾病诊疗学[M].天津:天津科学技术出版社,2018.

[15] 牟肖莉.临床内科疾病诊疗[M].天津:天津科学技术出版社,2019.

[16] 秦玉芬,陈刚,马天罡.临床内科疾病诊疗[M].北京:科学技术文献出版社,2018.

[17] 玄进,边振,孙权.现代内科临床诊疗实践[M].北京:中国纺织出版社,2020.

[18] 赵靓.内科疾病诊疗学[M].长春:吉林科学技术出版社,2018.

[19] 姜靖.实用内科疾病诊疗[M].长沙:中南大学出版社,2018.

[20] 于飞.实用消化内科疾病诊疗新进展[M].天津:天津科技翻译出版公司,2018.

［21］刘琳.内科疾病诊疗指南［M］.长春:吉林科学技术出版社,2018.

［22］刘宏.实用内科疾病诊疗实践［M］.北京:科学技术文献出版社,2017.

［23］沈斌,吕玲梅,刘琴.内科疾病诊疗与新进展［M］.南昌:江西科学技术出版社,2018.

［24］葛长鹏.现代临床内科疾病诊疗［M］.昆明:云南科技出版社,2017.

［25］陈爱梅.现代预防医学与公共卫生［M］.乌鲁木齐:新疆人民卫生出版社,2020.

［26］董桂茜.现在内科疾病诊疗学［M］.天津:天津科学技术出版社,2018.

［27］慕春舟.实用呼吸内科疾病诊疗［M］.长春:吉林大学出版社,2018.

［28］杨静.临床内科疾病诊疗精粹［M］.北京:科学技术文献出版社,2018.

［29］李雅慧.实用临床内科诊疗［M］.北京:科学技术文献出版社,2020.

［30］张风香.现代内科疾病诊疗学［M］.昆明:云南科技出版社,2018.

［31］李卉.临床内科疾病诊疗精粹［M］.天津:天津科学技术出版社,2017.

［32］安松涛.内科疾病诊疗与临床实践［M］.西安:西安交通大学出版社,2018.

［33］王海洋.现代内科疾病诊疗学［M］.天津:天津科学技术出版社,2018.

［34］刘志强.现代内科疾病诊疗技术［M］.昆明:云南科技出版社,2018.

［35］魏彩虹.呼吸内科疾病诊疗学［M］.长春:吉林科学技术出版社,2017.

［36］马健.无痛胃镜诊疗术在消化内科疾病患者中的临床诊疗效果［J］.世界最新医学信息文摘,2021,21(73):(145-146).

［37］卢红华.老年甲状腺功能亢进的诊疗现状及研究进展［J］.世界最新医学信息文摘,2019,19(58):36-37.

［38］杜侠,王伟,张延玲,等.老年重症肺炎诊疗进展［J］中国医刊,2021,56(9):942-946.

［39］刘璠.特殊类型肺栓塞的诊疗［J］.中国实用内科杂志,2021,41(6):512-514.

［40］刘新军.急诊内科重症心力衰竭的临床分析及诊疗［J］.临床医药文献电子杂志,2018,5(82):58-59.